高等卫生院校课程改革创新教材

供医学检验技术等相关专业使用

血液学检验

（第 2 版）

主　审　曾小菁

主　编　杨　芳

副主编　闫晓华　吴　俊

编　委　（按姓氏汉语拼音排序）

　　　　李若淳　贵阳康养职业大学
　　　　孟德娣　安徽医学高等专科学校
　　　　聂　微　贵州医科大学附属医院
　　　　吴　俊　北京积水潭医院
　　　　闫晓华　山东医学高等专科学校
　　　　杨　芳　贵州医科大学附属医院
　　　　赵　岩　滨州职业学院

科学出版社

北　京

内 容 简 介

血液学检验是医学检验技术专业的主干课程之一，经过几十年的教学实践和改革，已初步形成了课程的特色和优势。为了遵循教材编写的指导思想，围绕医学检验技术人才培养的目标，本教材在编写上力求体现最新的教育教学理念和教学思想，体现医学检验技术专业特点。本教材分为绪论、造血基础与理论、红细胞检查、白细胞检验临床应用、血栓与止血及其检验五部分。教材内容依据医学检验技术人才培养目标，坚持融传授知识、培养能力、提高素质为一体的原则，整合、补充和删减了部分教材内容，注重体现新知识、新技术、新方法，反映学科的发展趋势，注重培养学生的应用能力和创新能力，为可持续教育奠定基础。

本教材可供医学检验技术等相关专业教学使用，也可供临床医师和检验人员参考。

图书在版编目（CIP）数据

血液学检验 / 杨芳主编 . —2 版 . —北京：科学出版社，2023.6
高等卫生院校课程改革创新教材
ISBN 978-7-03-074875-1

Ⅰ. ①血⋯ Ⅱ. ①杨⋯ Ⅲ. ①血液检查 - 高等职业教育 - 教材
Ⅳ. ① R446.11

中国国家版本馆 CIP 数据核字（2023）第 026007 号

责任编辑：谷雨擎 ／ 责任校对：周思梦
责任印制：李 彤 ／ 封面设计：涿州锦晖

版权所有，违者必究。未经本社许可，数字图书馆不得使用

科 学 出 版 社 出版
北京东黄城根北街16号
邮政编码：100717
http://www.sciencep.com

北京建宏印刷有限公司 印刷
科学出版社发行 各地新华书店经销

*

2016年1月第 一 版　开本：850×1168　1/16
2023年6月第 二 版　印张：15 1/4
2023年6月第九次印刷　字数：463 000
定价：89.80元
（如有印装质量问题，我社负责调换）

前 言

党的二十大报告对新时代新征程上推进健康中国建设作出了新的战略部署，提出"把保障人民健康放在优先发展的战略位置"。这凸显了以人民为中心的发展思想，是推进中国式现代化的重要内涵。这对医药卫生事业提出了更高要求。贯彻落实党的二十大决策部署，积极推动健康事业发展，离不开人才队伍建设。"培养造就大批德才兼备的高素质人才，是国家和民族长远发展大计。"教材是教学内容的重要载体，是教学的重要依据、培养人才的重要保障。本次教材修订旨在贯彻党的二十大报告精神，坚持为党育人、为国育才。

科学出版社于今年初组织开展了《全国医药院校高职高专规划教材（检验技术专业）》的修订工作。结合当前高职高专培养目标和人才培养特点。我们邀请了全国部分从事医学检验教学和临床工作的专家编写了本教材。

本教材以培养技能型、实用型人才为目标，按照贴近职业、贴近岗位、贴近学生，体现工学结合的原则，对内容进行了剪裁和组织。全书分为四篇，第一篇为造血基础与理论，着重介绍了造血理论基本知识、正常骨髓细胞形态学特点、常用细胞化学染色方法及应用。第二篇至第四篇分别介绍了红细胞疾病及其检验、白细胞疾病及其检验、血栓与止血检验及其应用。

本教材与第 1 版相比，具有以下特点。

1. 内容更加精练，部分内容进行了重新排序调整。更新和增加了部分新内容，特别是白血病分型、骨髓增生异常综合征、血栓止血理论和实验方法。

2. 全书坚持高职高专教育的理念，每章在介绍基本理论知识后，便接着介绍相关的检验项目和方法及临床应用，知识更加连贯，便于在实验实训中消化掌握。

3. 本教材每一种疾病均附有典型细胞形态的彩色图谱，图文并茂，便于学生对照学习，从而更好地理解理论知识及掌握细胞形态特点。

4. 为了增加教材的可读性，在每章还安排了思政建设，为学生成长打好精神底色。

为编写本教材，编者们付出了艰辛的劳动，多次讨论、研究、修改编写大纲和编写内容，对教材中的不足之处，敬请各位专家和读者批评指正，以便今后再版修改，让本教材质量不断提高，渐成精品。在编写过程中承蒙各参编院校和全国血液学专家同行的支持与帮助，同时也得到了科学出版社的大力协助，在此一并致以衷心感谢！

编 者

2023 年 2 月

配 套 资 源

欢迎登录"中科云教育"平台，**免费**数字化课程等你来！

"中科云教育"平台数字化课程登录路径

电脑端

- 第一步：打开网址 http://www.coursegate.cn/short/BW2FO.action
- 第二步：注册、登录
- 第三步：点击上方导航栏"课程"，在右侧搜索栏搜索对应课程，开始学习

手机端

- 第一步：打开微信"扫一扫"，扫描下方二维码

- 第二步：注册、登录
- 第三步：用微信扫描上方二维码，进入课程，开始学习

PPT 课件：请在数字化课程各章节里下载！

目 录

绪 论

第1节 临床血液学与检验概述 ………… 1
第2节 血液学发展简史 ……………… 1
第3节 血液学与临床的关系 …………… 3

第1篇 造血基础与理论

第1章 造血检验基础理论 ………………… 7
第1节 造血器官与造血微环境 ………… 7
第2节 造血干（祖）细胞及骨髓间充
质干细胞 ……………………… 9
第3节 造血微环境与造血调控 ………… 11
第4节 血细胞的生长发育 ……………… 15

第2章 骨髓细胞形态学 …………………… 18
第1节 骨髓细胞的正常形态 …………… 18
第2节 骨髓细胞形态学检查 …………… 31

第3章 血细胞化学染色检验 ……………… 44

第2篇 红细胞检查

第4章 贫血概述 …………………………… 61
第1节 贫血的定义和分类 ……………… 61
第2节 贫血的诊断 ……………………… 64

第5章 缺铁性贫血 ………………………… 67
第1节 铁代谢 …………………………… 67
第2节 缺铁性贫血概述 ………………… 71

第6章 巨幼细胞贫血 ……………………… 75
第1节 叶酸和维生素 B12 代谢及检验 … 75
第2节 巨幼细胞贫血概述 ……………… 77

第7章 再生障碍性贫血 …………………… 84

第8章 铁粒幼细胞贫血 …………………… 89

第9章 溶血性贫血 ………………………… 92
第1节 概述 ……………………………… 92
第2节 溶血性贫血的诊断 ……………… 94
第3节 溶血性贫血过筛试验 …………… 97
第4节 红细胞膜缺陷检验及疾病 ……… 98
第5节 红细胞酶缺陷检验及疾病 ……… 101
第6节 珠蛋白合成异常检验及疾病 … 103
第7节 免疫性溶血性贫血检验及
疾病 …………………………… 109

第10章 继发性贫血 ……………………… 112
第1节 慢性系统性疾病贫血 ………… 112
第2节 慢性感染所致贫血 …………… 113
第3节 骨髓病性贫血 ………………… 113

第3篇 白细胞检验临床应用

第11章 急性白血病 ……………………… 117
第1节 白血病概述 …………………… 117
第2节 急性白血病分型及疗效判断
标准 …………………………… 120
第3节 急性淋巴细胞白血病 ………… 126
第4节 急性髓系白血病 ……………… 130

第12章 慢性髓细胞性白血病 …………… 146

第13章 慢性淋巴细胞白血病 …………… 150

第14章 淋巴瘤 …………………………… 153
第1节 霍奇金淋巴瘤 ………………… 153
第2节 非霍奇金淋巴瘤 ……………… 155

第15章 骨髓增生异常综合征 …………… 159

第16章 浆细胞病 ………………………… 165

第 17 章　其他白细胞疾病与检验 …………… 170
　第 1 节　白细胞减少症和粒细胞缺乏症 ………………………………… 170
　第 2 节　传染性单核细胞增多症 ……… 171

第 4 篇　血栓与止血及其检验

第 18 章　血栓与止血机制 …………… 179
　第 1 节　血管壁的止血作用 …………… 179
　第 2 节　血小板的止血作用 …………… 180
　第 3 节　血液凝固 ……………………… 185
　第 4 节　抗凝系统 ……………………… 190
　第 5 节　纤溶系统 ……………………… 193
　第 6 节　血栓形成 ……………………… 197

第 19 章　血栓与止血检验的基本方法 … 199
　第 1 节　血栓与止血的筛查试验 ……… 199
　第 2 节　血管内皮细胞的检验 ………… 204
　第 3 节　血小板检验 …………………… 206
　第 4 节　凝血因子检查 ………………… 208
　第 5 节　抗凝物质检查 ………………… 209
　第 6 节　纤溶活性检验 ………………… 213
　第 7 节　血栓与止血筛选试验的临床应用 ……………………………… 214

第 20 章　出血性疾病 ………………… 218
　第 1 节　出血性疾病的分类 …………… 218
　第 2 节　出血性疾病的临床表现 ……… 219
　第 3 节　出血性疾病的诊断 …………… 220
　第 4 节　出血性疾病的治疗 …………… 221
　第 5 节　血友病 ………………………… 221
　第 6 节　免疫性血小板减少症 ………… 223
　第 7 节　弥散性血管内凝血 …………… 227

第 21 章　易栓症 ……………………… 232
　第 1 节　易栓症概述 …………………… 232
　第 2 节　易栓症临床表现及实验室检查 ………………………………… 233
　第 3 节　易栓症的诊断及治疗 ………… 234

参考文献 ……………………………………… 236
参考答案 ……………………………………… 237

绪 论

> 🎯 **学习目标**
> 1. 掌握：临床血液学与血液学检验的概念。
> 2. 熟悉：血液学与检验的关系。
> 3. 了解：血液学的发展史。

第1节 临床血液学与检验概述

血液学（hematology）是医学科学的一个独立分支，主要研究对象是造血组织和血液。根据其研究内容和范围又分为多个分支，包括血细胞形态学，研究血液中有形成分的形态；血细胞生理学，研究细胞的来源、增生、分化和功能；血液生化学，研究血细胞的组成、结构、代谢和血浆成分；血液免疫学，研究血细胞的细胞免疫和体液免疫；血液遗传学，研究血液病的遗传和信息传递方式；血液流变学，研究血液的流动性和血细胞的变形性；实验血液学，研究血液学实验技术和实验方法的建立等。近年来，随着基础学科的飞速发展，实验技术的突飞猛进，血液学的研究内容和范畴不断深入和扩大，开辟了许多新的领域，如血细胞生物学和血液分子生物学等。总体上血液学可分为临床血液学、基础血液学、实验血液学和血液学检验。

临床血液学（clinical hematology）是以疾病为研究对象，基础理论与临床实践紧密结合的综合性临床学科，主要包括来源于造血组织的原发性血液病及非血液病所导致的继发性血液病。重点研究各种血液病（如贫血、白血病、血栓与止血性疾病等）的致病原因、发病机制、临床表现和诊疗措施等，也研究其他疾病（如肝病、肾病、脑血管病、冠心病、糖尿病、传染病、恶性肿瘤、免疫性疾病、遗传性疾病），以及外科手术、严重创伤、药物治疗等所致的血液学异常。近年来，利用分子标志物对白血病进行免疫学分型和对血栓前状态进行精确诊断也取得了极大的进展，使血液病的诊疗水平和预防措施不断提高和发展。

血液学检验（practical laboratory hematology）是以血液学理论为基础，以检验实验方法为手段，以血液病为研究对象，创建理论、检验、疾病相互结合且紧密联系的临床分支学科，研究和分析血液及造血组织的病理变化，阐述血液病的发生机制，协助进行诊断、疗效观察和预后判断的一门学科。它既属于血液学（hematology）范畴，又属于检验医学（laboratory medicine）的分支。近20年来，分子生物学技术的发展，促使了血细胞的分子、结构及其在疾病发生、发展过程中作用机制的研究，加深了对血液病理论和实践的认识，将血液学研究提高到崭新的分子血液学水平。

第2节 血液学发展简史

血液学和血液学检验的发展是随着科学技术的进步和临床医学的发展不断前进的。血液学检验从最原始的手工法发展到目前的全自动分析方法，从细胞学水平发展到分子生物学水平，其间经历了几个世纪。早在公元前3～4世纪就有关于血液名字的记载，我国在《黄帝内经》中也有关于血液的记载。随着显微镜的发明和改进，人们于1673年、1749年和1842年先后用显微镜发现并命名了血液中的红细胞（RBC）、白细胞（WBC）和血小板（PLT），使血液中的有形成分成为血液学工作者的主要研究对象。19世纪中后期，随着血细胞计数方法的发明和改进、血细胞来源于骨髓组织的认识及血细胞染色方法的建立等，血液学的研究进入到细胞形态学阶段。1900年红细胞ABO血型系统的发现和确立，开创了输血领域的新时代。1929年骨髓穿刺针的发明，使骨髓细胞检查成为血细胞形态研究的重要内容。1945年库姆斯（Coombs）建立了抗人球蛋白试验，为免疫血液学的研究做出了重要贡献。1949年，镰状细胞贫血是由于血红蛋白（Hb）结构异常所致得到了证实，由此，"分子病"的概念被提出，人们对疾病的认识进入分子水平。20世纪初，血细胞的生成、造血干细胞及造血调控成为血液学研究的焦点。

一、对血细胞的认识

血细胞的研究已有300余年的历史。随着血细胞检验技术的不断改进，光学显微镜精密度的不断提高和染色技术的不断发展，细胞形态更容易辨认和鉴别。暗视野显微镜、相差显微镜、偏光显微镜及电子显微镜的发明和应用，使得血细胞形态学的研究更加充实。1953年美国的库尔特（Coulter）研制出世界上第一台自动血细胞计数仪，成功用于血细胞计数，目前已有多种半自动化和全自动化血细胞计数分析仪不断问世，并在世界范围内被广泛应用，大大推动了血细胞计数和分类计数的发展。19世纪60年代，人们开始了解到血细胞是产生于骨髓的，骨髓中有幼稚血细胞，这些幼稚细胞成熟后释放入血液。

（一）对红细胞的认识

1658年荷兰学者Jan Swammerdam第一次观察到血液中的红细胞，后由他的同事描绘了其大小和形状。1871~1876年，人们发现红细胞具有携带氧和参与组织呼吸的作用。1935年，研究者发现了红细胞内存在碳酸酐酶，明确了红细胞具有运输氧和二氧化碳的能力，并明确了红细胞与血液酸碱平衡有密切关系。20世纪40年代，血库的建立以及人体内红细胞的寿命为120天左右（1946年）被学界肯定，为人类安全输血提供了依据。1959年以后，红细胞糖代谢、红细胞内2,3-二磷酸甘油醛作用于脱氧血红蛋白等的机制陆续被发现，使人们对红细胞有了更深入的了解。如今，人们已经逐步明确了红细胞的结构及其与脂肪和蛋白质的关系，并揭示了其与红细胞疾病的关系。

（二）对白细胞的认识

1. 对粒细胞的认识 1892~1930年，人们逐渐认识到中性粒细胞有趋化、吞噬和杀灭细菌的作用。1949年，研究者发现嗜酸性颗粒可转变成夏科-莱登结晶，还发现嗜酸性粒细胞含有的阳离子蛋白，能杀死微小生物。对于嗜碱性粒细胞，研究者发现其内的嗜碱性颗粒含有组胺、5-羟色胺等成分，可参与机体超敏反应。

2. 对单核细胞的认识 在1910年才有关于单核细胞功能的报道。单核细胞不仅能吞噬一般细菌和较难杀灭的特殊细菌（如结核杆菌、麻风杆菌），也能吞噬较大的真菌和单细胞寄生虫，故曾被称为"打扫战场的清道夫"。1976年后，阿绍夫（Aschoff）提出的"网状内皮系统"被更名为"单核-巨噬细胞系统"。单核细胞在血液中停留12~32h后，进入组织转变为组织细胞，若吞噬其他异物，被称为吞噬细胞。

3. 对淋巴细胞的认识 1959年以来，人们发现淋巴细胞并非淋巴系统中最末的一代，淋巴细胞受丝裂原和抗原刺激后可转化为免疫母细胞，并进行有丝分裂和增殖。淋巴细胞虽然形态相似，但具有不同功能，可分为不同的类型。B细胞经过抗原刺激，转变为浆细胞，分泌免疫球蛋白，参与体液免疫。T细胞能产生细胞因子，与免疫调节有关，参与细胞免疫。

（三）对血小板的认识

虽然血小板在1842年就被发现了，但直至1882年，人们才知道它有止血和修复血管的作用。1923年，人们发现血小板具有黏附和聚集功能。后来又发现血小板功能受到体内多种物质的影响，如凝血酶、肾上腺素、胶原和前列腺素等。近年来发现，血小板的活化能以出芽的方式形成囊泡，或以伪足断裂的方式形成血小板颗粒（platelet microparticle，PMP），并且血小板激活后可以释放P-选择素，因此可以通过检测血液中的PMP和P-选择素了解血小板的激活情况。血小板的发现和功能的研究，为血栓与止血障碍性疾病的预防、诊断和治疗提供了理论基础。

二、对血栓与止血的认识

人们对血栓与止血的认识开始于出血问题，在2000年以前便已有血友病的相关记载。20世纪50年代后，人们对凝血机制有了深入地认识，"瀑布学说"成为公认的凝血机制。60年代末，各种先天性凝血因子缺乏症等疾病的发现，证实了凝血因子参与止血过程。70年代，随着人们对凝血因子结构与功能研究的不断深入，新的凝血与纤溶相关因子被发现，如α$_2$纤溶酶抑制物和蛋白C等。80年代，人们对止血与血栓的研究进入到分子阶段。

三、对造血与造血调控的认识

1896年，细胞生物学家威尔逊（Wilson）首次提出了干细胞的概念，20世纪初，形态学家提出造血干细胞（hematopoietic stem cell，HSC）的概念。但直到1961年，蒂尔（Till）等用致死量放射线照射实验小鼠，然后进行骨髓移植，并成功地在小鼠脾脏形成结节，人们才首次发现了HSC的存在。

> **链接** 血液学新进展
>
> 近年来，随着免疫学、细胞遗传学及分子生物学等基础学科的进步，血液学也发生了突飞猛进的进展。一是临床上应用骨髓、脐带血及外周血中的造血干细胞移植治疗急性白血病已取得成功，目前已能提取并纯化造血干细胞和开展体外造血干细胞培养扩增技术；二是单克隆抗体广泛应用于红细胞及其相关抗原研究、HLA抗原系统的研究，以及血液病的诊断与治疗；三是白血病化疗新药和靶向药物不断问世，造血干细胞移植、诱导分化治疗和靶点治疗都取得了很大进展；四是癌基因与白血病的研究越来越深入，发现白血病的发生是由于某些癌基因被活化的结果，几乎所有的白血病患者均有 *c-myc* 或 *Ha-ras* 基因表达，急性髓系白血病亦可表达 *N-ras*，在疾病活动期表达增高。

第3节　血液学与临床的关系

血液不断循环于全身各组织、器官，因此全身各系统疾病可以表现为血液异常，血液系统疾病也可表现为其他组织和器官的功能变化。

某些血液病可累及其他脏器出现特异性表现，如轻型血友病患者，因关节出血首先就诊于骨科；巨幼细胞贫血患者，因神经系统和消化系统症状就诊于神经科和消化科；白血病和粒细胞缺乏症患者常因伴严重的喉头感染和水肿急诊入五官科；多发性骨髓瘤患者可因骨痛或神经症状就诊于骨科或神经科，也可因肾衰竭就诊于肾内科；皮肤性淋巴瘤患者，如塞扎里综合征（Sézary syndrome，SS）和蕈样肉芽肿（MF），多因瘙痒性、浸润性或剥脱性皮损等首先就诊于皮肤科；有经验的眼科医师可发现巨球蛋白血症典型的眼底变化（视网膜扩张呈结节状"腊肠样"）。许多遗传性血液病常因其他疾病就诊或住院时被发现。

许多非血液系统疾病也可引起血液系统的表现，如消化系统疾病、慢性肝炎、肾病综合征、自身免疫性疾病及恶性肿瘤等可诱发贫血；呼吸系统疾病或某些肿瘤可引起红细胞水平显著增高；绝大多数的细菌感染可引起白细胞水平增高，甚至出现"类白血病反应"；某些病毒和革兰氏阴性杆菌感染可引起白细胞减少，显著减少见于应用某些药物（如抗癌药物、解热镇痛药或抗过敏药物等）；慢性肝病、肾衰竭等可伴有出血表现；外科手术、产科意外及严重感染等可出现弥散性血管内凝血。

许多非血液系统疾病可同时存在血液系统疾病，如脾切除后血小板水平显著增高；妊娠可伴有自身免疫性血小板减少性紫癜。

目标检测

简答题
1. 血液学检验的定义是什么？
2. 血液学检验与临床的关系是什么？

（闫晓华）

第1篇

造血基础与理论

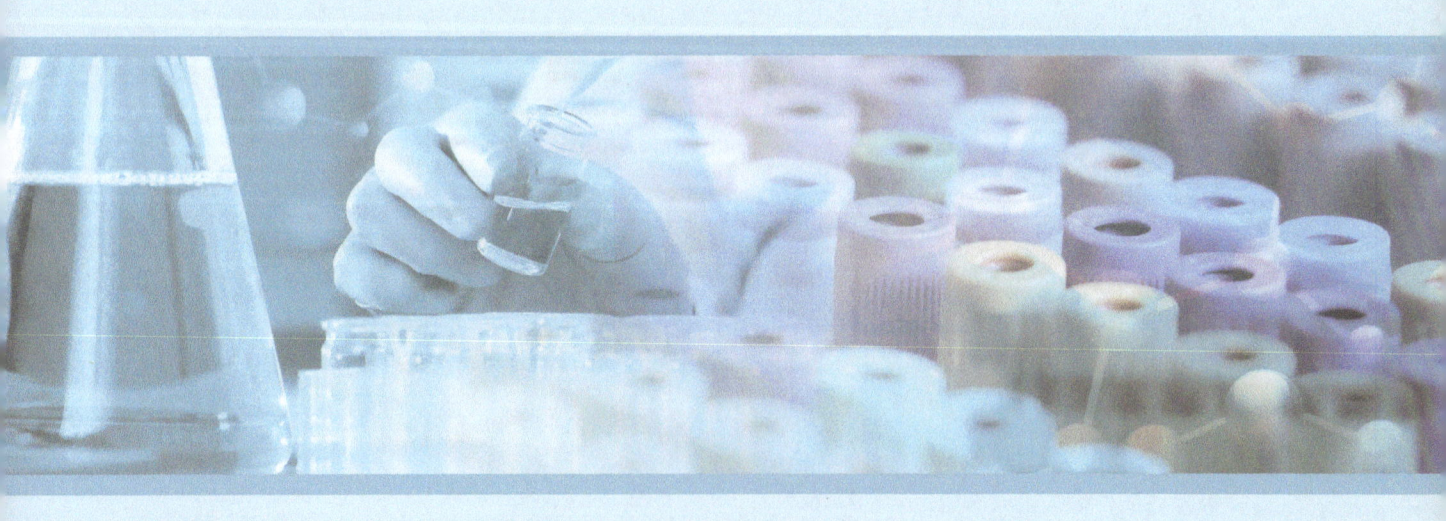

第1章 造血检验基础理论

> **学习目标**
> 1. 掌握：骨髓造血、造血干/祖细胞、血细胞的发育与成熟的一般规律。
> 2. 熟悉：出生前后的造血器官、骨髓造血微环境的概念。
> 3. 了解：造血的调控。

第1节 造血器官与造血微环境

造血器官（hematopoietic organ）是能生成各种血细胞的器官。人胚胎时期的卵黄囊、肝、脾、胸腺和骨髓先后造血，出生后红骨髓为主要造血器官。人体的造血器官起源于中胚层的原始间叶细胞。

造血器官生成各种血细胞的过程称为造血（hematopoiesis）。人体的造血过程可分为胚胎期造血及出生后造血。不同的造血时期主要的造血器官各不相同。

一、胚胎期造血

根据胚胎发育过程中造血中心的迁移，胚胎期造血可分为中胚层造血、肝脏造血和骨髓造血。

（一）中胚层造血期（卵黄囊造血期）

大约从人胚发育第2周末开始，到第9周止。胚外中胚层的间质细胞在内胚层细胞的诱导下开始分化，这些具有自我更新能力的细胞，在卵黄囊壁上形成了聚集的细胞团，称为血岛（blood island）。血岛是人类最初的造血中心，是血管和原始造血发生的原基。最初的血岛是实心的细胞团，血岛周边部分的间质细胞分化成为扁平的内皮细胞，逐渐发育形成原始的血管壁；血岛中央部分的细胞逐渐游离下来，形成最早的造血干细胞（hematopoietic stem cell，HSC）。最初的原始血细胞为原红样细胞，其分化能力有限，仅仅能够产生类似于巨幼样的原始红细胞，且不能分化为成熟的红细胞，细胞内含有一种Hb-Gower1，称为第一代巨幼红细胞。约在第7周，红细胞形态才趋于正常，还可相继产生Hb-Gower2和Hb-Portland，血岛内不含有粒细胞和巨核细胞。至胚胎第6周，卵黄囊的造血功能逐渐退化，由肝脏和脾脏取代其继续进行造血。

（二）肝脏造血期

肝脏造血的发生，是由卵黄囊血岛产生的造血干细胞随血流迁移到肝脏后种植而引起的。在胚胎第6周初，由胚胎干细胞分化而来的造血干细胞随血流迁入肝原基，在肝内增殖形成造血组织灶。胚胎3~6个月，肝是主要的造血场所。此期肝造血的特点主要以生成红细胞为主，约90%的血细胞为有核红细胞，仍然为巨幼型，但形态很快趋于正常。不再合成Hb-Gower1和Hb-Gower2，主要合成的血红蛋白是胎儿血红蛋白F（HbF），此为第二代幼红细胞。胚胎第4个月以后的胎肝才有粒细胞生成，肝不生成淋巴细胞。

在肝造血的同时，造血干细胞经血流也进入胸腺、脾和淋巴结，在这些器官相继发生造血。

脾造血的发生约始于胚胎第5周，胚胎肝的造血干细胞经血流入脾，在此增殖、分化和发育。此时主要产生红细胞和粒细胞。第5个月后，又产生淋巴细胞和单核细胞，以后红细胞和粒细胞生成明显减少，至出生后，脾仅产生淋巴细胞。

胸腺造血的发生约始于胚胎第6周，在胚胎期产生淋巴细胞、少量的红细胞和粒细胞，胚胎后期，胸腺成为诱导和分化T淋巴细胞的器官。

淋巴结造血的发生始于胚胎第7~8周，淋巴结产生红细胞的时间很短，自胚胎第4个月由肝脏、胸腺和骨髓发育成熟的T、B淋巴细胞迁入其中，使其终身只产生淋巴细胞和浆细胞。

在胚胎肝造血最旺盛的第4个月，骨髓已具有初步的造血功能，以后逐渐取代肝造血，胚胎第5个月肝造血逐渐减弱，到出生时停止。

（三）骨髓造血期

骨髓的造血细胞大部分来源于肝，少部分来源于脾。自胚胎第14周，骨髓开始造血，第5个月以后骨髓造血已高度发育，髓腔中呈现密集的造血细胞灶且各系造血细胞均可见到，这时骨髓成为造血中心。从此肝、脾造血功能减退，骨髓造血功能迅速增强。骨髓造血为第三代造血，此时，红细胞中的血红蛋白除血红蛋白F（HbF）外，已产生了少量的血红蛋白A（HbA）和少量的血红蛋白A_2（HbA_2）。骨髓是产生红细胞、粒细胞和巨核细胞的主要场所。同时骨髓也产生淋巴细胞和单核细胞，因此骨髓不仅是造血器官，还是一个中枢淋巴器官。

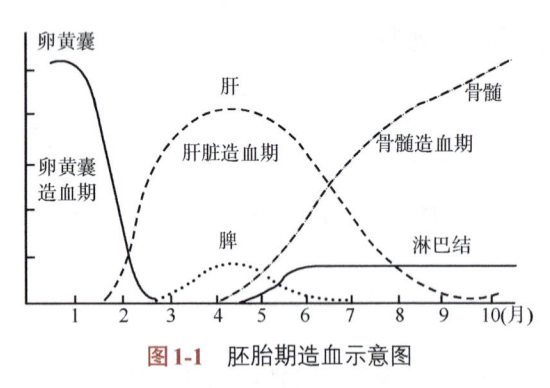

胚胎三个造血阶段不是截然分开的，而是互相交替此消彼长的（图1-1）。各类血细胞形成的顺序分别是红细胞、粒细胞、巨核细胞、淋巴细胞和单核细胞。

图1-1 胚胎期造血示意图

二、出生后造血

出生后造血分为骨髓造血和淋巴器官造血。人体主要的造血器官包括骨髓、胸腺、脾和淋巴结。骨髓是正常情况下唯一产生红系、粒系和巨核系三系细胞的场所，同时也能生成淋巴细胞和单核细胞。而其他的造血器官包括胸腺、脾、淋巴结等淋巴组织成为终生生成淋巴细胞的器官。

（一）骨髓造血

骨髓位于骨松质的腔隙中，肉眼观是一种海绵样、胶状的组织，封闭在坚硬的骨髓腔内，健康成人骨髓组织重量为1600~3700g，平均2800g，占体重的3.4%~5.9%。骨髓按其组成和功能分为红骨髓（主要由造血细胞组成）和黄骨髓（主要由脂肪细胞组成），各自约占骨髓总量的50%。

1. 红骨髓 是参与造血的骨髓，有着活跃的造血功能。不同年龄的人群红骨髓的分布是不同的，5岁以下的儿童全身的骨髓腔内均为红骨髓，5~7岁后骨髓中开始出现脂肪细胞。随着年龄的增长，红骨髓由远心端向近心端逐渐开始脂肪化，至18岁时，红骨髓仅存在于扁平骨、短骨及长管状骨的近心端，如颅骨、胸骨、脊椎骨、肋骨、髂骨及肱骨和股骨的近心端。红骨髓主要由结缔组织、血管、神经及造血实质细胞组成，骨髓内有丰富的血管系统，其中血窦是最突出的结构。血窦内是成熟的血细胞，血窦间是各种造血细胞。在骨髓中，造血细胞的分布是有一定区域性的。红细胞和粒细胞常呈岛状分布，形成红细胞造血岛和粒细胞造血岛。红细胞造血岛位于血窦附近；粒细胞造血岛远离血窦，位于造血索中央；巨核细胞伸出伪足，紧贴在血窦壁上，巨核细胞胞质的伪足伸入血窦内，血小板从巨核细胞的胞质分离后即可直接被释放进入血流；单核细胞散在于造血细胞之间；淋巴细胞、组织细胞和浆细胞等组成的淋巴小结，往往散在分布于造血索中。

2. 黄骨髓 骨髓中的造血细胞被脂肪细胞替代，成为脂肪化的骨髓，称为黄骨髓。黄骨髓在正常情况下不再参与造血，但其中仍保留少量的造血细胞，当机体需要时，又可重新变为红骨髓，恢复造血功能，是潜在的造血组织。因此正常情况下，骨髓造血具有较强的代偿能力。

（二）淋巴器官造血

淋巴器官可分为中枢淋巴器官和周围淋巴器官，中枢淋巴器官包括骨髓和胸腺，是淋巴细胞产生、增殖、分化和成熟的场所；周围淋巴器官包括脾、淋巴结和弥散的黏膜淋巴组织（如扁桃体），是淋巴细胞聚集和免疫应答发生的场所。在骨髓内，造血干细胞分化形成淋巴干细胞，淋巴干细胞再分化成T、B淋巴祖细胞。B淋巴祖细胞在骨髓内发育；T淋巴祖细胞随血流迁移至胸腺、脾和淋巴结内发育成熟。

1. 胸腺 位于胸骨后，是中枢淋巴器官。胚胎后期及初出生时，胸腺重10～15g，胸腺发育至青春期时重约30g，青春期后胸腺逐渐退化，被脂肪组织取代。胸腺的主要功能是产生淋巴细胞和分泌胸腺素。来自于骨髓的造血干细胞在胸腺皮质内增殖并在胸腺素的作用下，被诱导分化为免疫活性细胞，然后进入髓质，释放入血并迁移到周围淋巴器官的胸腺依赖区，成为胸腺依赖淋巴细胞即T淋巴细胞（简称T细胞）。T细胞成熟后可进入血液，也可在周围淋巴器官中定居、增殖并参与细胞免疫应答。

2. 脾 是周围淋巴器官，在胚胎期已参与造血。脾实质部分由红髓、白髓和边缘区组成。脾切面大部分呈红色，称红髓，其间散布着的灰白色结节，称白髓。红髓由脾窦和脾索构成。脾窦即脾血窦，是一种静脉性血窦，窦壁由一层长杆状的内皮细胞平行排列而成。内皮细胞之间常有不完整的基膜及环形网状纤维围绕，故血窦壁如同一种多孔隙的栅栏状结构，形成许多2～5μm宽的间隙，脾索内的血细胞可经此穿越进入血窦。脾索由网状结缔组织构成支架，网中充满各种细胞，包括巨噬细胞、淋巴细胞、粒细胞、红细胞和少量浆细胞。白髓由脾动脉周围淋巴鞘和脾小结构成，淋巴鞘沿中央动脉分布，包围在中央动脉周围，是脾的胸腺依赖区，区内主要是T细胞。脾小结位于脾动脉周围淋巴鞘内一侧，内有生发中心，主要含B淋巴细胞（简称B细胞），是脾B细胞依赖区。边缘区是白髓和红髓之间副皮质的一部分，内有T、B淋巴细胞及较多巨噬细胞。

正常情况下，出生后脾除制造淋巴细胞外，不再参与制造其他细胞。脾是T细胞、B细胞分化成熟的主要场所之一，脾不仅有造血功能，还有免疫、清除、储血、滤血等多种功能。

3. 淋巴结 是周围淋巴器官，在胚胎期已参与造血。淋巴结由被膜、皮质和髓质组成。B细胞在淋巴结皮质区的生发中心增殖、发育，皮质深层和滤泡间隙为副皮质区，主要是由胸腺迁移而来的T细胞聚集的场所，因此又称胸腺依赖区。髓质在淋巴结中央，由髓索和髓窦组成，髓索主要含B细胞和浆细胞，以及巨噬细胞、肥大细胞、嗜酸性粒细胞等。髓窦中则有许多巨噬细胞和网状细胞，对淋巴液起滤过作用。出生后淋巴结只产生淋巴细胞和浆细胞，淋巴细胞可以经血流向组织、淋巴器官迁移，再返回血流，不断地进行淋巴细胞再循环。

（三）髓外造血

正常情况下，胎儿出生后2个月，骨髓外的组织如肝、脾、淋巴结等将不再制造红细胞、粒细胞和血小板，但是在某些病理情况下，如骨髓纤维化、骨髓增生性疾病及某些恶性贫血时，这些组织又可重新恢复造血功能，称为髓外造血（extramedullary hematopoiesis）。

髓外造血是机体对血细胞需求明显增高或对骨髓造血障碍的一种代偿，常见于儿童，这种代偿作用有限且不完善。

第2节 造血干（祖）细胞及骨髓间充质干细胞

人体从受精卵到成体的发育过程中，在胚胎和成熟组织中均存在一些具有高度的自我更新和多向分化潜能，但尚未分化的干细胞。根据其发育阶段，干细胞可分为胚胎干细胞和成体干细胞。按分化潜能的大小，干细胞可分为三类：全能干细胞、多能干细胞、专能干细胞。

在骨髓中存在两类干细胞，即造血干细胞（hematopoietic stem cell，HSC）和骨髓间充质干细胞（bone marrow mesenchymal stem cell，BMMSC）。造血干细胞是具有高度自我更新能力和多向分化能力，在造血组织中含量极少，形态难以辨认的类似小淋巴细胞样的一群异质性细胞群体。骨髓间充质干细胞是骨髓基质细胞的祖细胞，进一步形成的骨髓基质细胞是造血微环境的重要组成成分，其在造血调控中起十分重要的作用。

一、造血干细胞

造血干细胞由胚胎干细胞发育而来，它是所有血细胞最原始的起源细胞。在体内，造血干细胞多数处于G_0期，即静止期，可以增殖分化为髓系干细胞和淋巴干细胞。研究认为，造血干细胞具有以下一般特征：①高度的自我更新能力，也称自我维持。一般认为正常造血干细胞只进行不对称有丝分裂，一个干细胞进行分裂所产生的两个子细胞，只有一个分化为早期造血祖细胞，而另一个则保持干细胞的全部特性不变，这种不对称性分裂使造血干细胞的数量始终维持在一定水平。因此，造血干细胞是机体维持高度正常造血功能的主要原因；②多向分化能力。在体内多种调控因子的作用下，造血干细胞可分化形成红细胞、粒细胞、单核细胞、血小板和淋巴细胞等多种细胞的祖细胞。③具有不均一性，即多态性。造血干细胞只有少数向下分化，分化中的造血干细胞可能处于不同的分化阶段，其形态、生物物理特征及表面标志不同，具有异质性和等级性，形成造血干细胞的多态性。

在$CD34^+$细胞群中，同时有99%表达$CD38^-$，CD38抗原是造血干细胞向多系定向分化抗原，随分化进程其表达水平增高。造血干细胞的表面标志是$CD34^+$、$CD38^-$、$Thy-1^+$（$CD90^+$）、Lin^-等，其中最重要的是CD34抗原。成人骨髓中$CD34^+$细胞占有核细胞的1%～3%。

> **链接**
>
> 正常人的造血干细胞通过静脉输注到患者体内，通过重建患者的造血功能和免疫功能，达到治疗某些疾病的目的，此过程为造血干细胞移植。造血干细胞可用于治疗肿瘤性疾病如白血病、再生障碍性贫血、重症联合免疫缺陷病、急性放射病、珠蛋白生成障碍性贫血等。

二、造血祖细胞

造血祖细胞（hematopoietic progenitor cell，HPC）是指一类由造血干细胞分化而来，但部分或全部失去了自我更新能力的过渡性、增殖性细胞群，也称为定向干细胞（committed stem cell）。

早期的造血祖细胞保留了部分造血干细胞的自我更新能力，具有较强的增殖能力和一定的分化能力，但与造血干细胞相比其分化方向比较局限，可以向有限的几个方向或一个方向分化和增殖。根据其分化能力，造血祖细胞可分为多向祖细胞及单向祖细胞，多向祖细胞则可以进一步分化成为单向祖细胞。造血祖细胞的分化方向一般可分为淋巴系祖细胞（CFU-L），包括T细胞祖细胞（CFU-TL）和B细胞祖细胞（CFU-BL）；红细胞祖细胞（CFU-E）；粒、单系祖细胞（CFU-GM），包括粒细胞系祖细胞和单核细胞系祖细胞；巨核细胞系祖细胞（CFU-Meg）；嗜酸性粒细胞祖细胞（CFU-Eos）；嗜碱性粒细胞祖细胞（CFU-Bas）。这些较成熟的造血祖细胞失去了自我更新能力，但具有增殖和单向分化的能力。

与造血干细胞不同，造血祖细胞表达CD34抗原较弱，可能表达CD38抗原，也可能低表达一些血细胞系列特异性抗原（如Lin抗原）。根据这一特性，可采用流式细胞技术或其他免疫学技术将造血干、祖细胞区别开来，造血祖细胞进行对称性有丝分裂，其自我更新和自我维持的能力下降，细胞边增殖边分化。由于造血干细胞高度的自我更新和自我维持能力，而造血祖细胞有高度的增殖能力，部分甚至全部丧失了自我更新和自我维持能力，所以造血干细胞在体内能长期地重建造血，而早期造血祖细胞只能短期重建造血，晚期则完全丧失重建造血的能力。目前对于造血干（祖）细胞的认识主要依据其体内、外生物学特性及其细胞表面标志，更严格意义上地区分造血干细胞与早期造血祖细胞还十分困难。

造血干（祖）细胞在维持一生的造血中起着非常重要的作用，任何原因引起造血干（祖）细胞发生异常增生或抑制，在临床上都可能导致血液系统疾病，给人类健康带来严重的危害。

三、骨髓间充质干细胞

骨髓间充质干细胞（BMMSC）是一种成体干细胞，具有干细胞的共性，即具有多向分化潜能和高度自我更新能力，可在不同环境中分化成不同种类的细胞，如成骨细胞、脂肪细胞、心肌细胞和血管内皮细胞等。目前临床治疗应用的骨髓单个核细胞，是包含骨髓间质干细胞在内的一组混合细胞群。

由于BMMSC具有向骨、软骨、脂肪、肌肉及肌腱等组织分化的潜能，因而利用它进行组织工程学研究有如下优势：①取材方便且对机体无害，间充质干细胞可取自自体骨髓，简单的骨髓穿刺即可获得；②由于间充质干细胞取自自体，由它诱导而来的组织在进行移植时不存在组织配型及免疫排斥等问题；③由间充质干细胞分化的组织类型广泛，理论上能分化为所有的间质组织类型，将它分化为骨、软骨或肌肉、肌腱，在治疗创伤性疾病中具有应用价值。将它分化为心肌组织，则有可能构建人工心脏。将它分化为真皮组织，则在烧伤治疗中有不可限量的应用前景。

> **课堂思政** 中国造血干细胞之父
>
> 吴祖泽，中国造血干细胞研究的奠基人、中国实验血液学研究的先驱、中国人民解放军军事医学科学院研究员、中国科学院院士。他完成了世界上首例胎肝造血干细胞移植，用于治疗急性重度骨髓型放射病患者，被誉为"中国造血干细胞之父"。20世纪，一位技术员误入正在照射的放射性钴源室，大剂量辐射破坏了他的造血系统，病情迅速恶化。主治医生首先想到的是骨髓移植，然而，该技术员没有兄弟姊妹，骨髓移植的成功率很低。医学专家想到了吴祖泽和他的胎肝造血干细胞移植技术。在此之前，此技术一直停留在实验室阶段。但是，在挽救生命面前，吴祖泽坚持认为自己必须接受这个挑战，并做好了为一切可能出现的结果担责的准备。经过输注含有造血干细胞的胎肝细胞悬液，生命垂危的技术员得救了。吴祖泽开创了中国实验血液学的一个时代，并使中国造血干细胞的研究享有了世界声誉。

第3节 造血微环境与造血调控

一、造血微环境

造血微环境（hematopoietic microenvironment，HIM）由骨髓基质细胞、微血管、神经和基质细胞分泌的细胞因子等构成，是造血干细胞赖以生存的场所。造血微环境直接和造血细胞相接触，对造血干细胞的自我更新、定向分化、增殖及造血细胞的增殖、分化、成熟调控等起重要作用。

（一）骨髓微血管系统

骨髓中有着丰富的微血管系统，由营养血管、动脉、小动脉和毛细血管等构成，是造血微环境的主要组成部分。骨髓的营养动脉不断分支形成微血管、毛细血管，毛细血管再注入管腔膨大的骨髓血窦，然后注入中心静脉。血窦密布于整个骨髓腔，彼此相连构成复杂的网状系统，血窦内是成熟的血细胞，血窦间是骨髓实质，即造血索。

血窦壁极薄，完整的血窦壁由内皮细胞、颗粒状基底膜和外皮细胞构成，但只有内皮细胞层是完整的。绝大部分血窦壁仅由一层内皮细胞构成，平时窦壁无孔，当血细胞通过时，可形成一个临时通道。造血活跃时，窦壁孔隙增多。用扫描电镜观察，血窦内的成熟细胞和血窦外的造血岛之间往往只有单层内皮细胞相隔，这有利于发育成熟的血细胞释放入血。内皮细胞转运细胞的孔道常达2～3μm，最大直径为6μm，因此，穿越的血细胞必须具有变形性。成熟的白细胞穿过时必须重排成线状才能进入血窦内；而幼红细胞的核坚固，不能变形，被阻滞在血窦壁外，正常情况下，红细胞系只有网织红细胞和成熟红细胞才能进入外周血循环。巨核细胞只有胞质能穿过窦壁向血窦内释放血小板。血细胞通过后窦壁可立即修复，窦壁细胞一方面起到造血细胞的支架作用，另一方面也能调节造血组织的容量。处于不同功能状态的骨髓其微血管的结构不同，造血旺盛的骨髓血窦很丰富，造血功能低下的骨髓血窦减少，无造血功能的黄骨髓血窦呈毛细血管状。

（二）骨髓神经

骨髓神经来自脊神经，伴骨髓动脉走行，其神经束分支沿着动脉壁呈网状分布，神经纤维终止于动脉平滑肌。但有很细的无鞘神经纤维与毛细血管的某些部位接触，或在造血细胞之间终止。骨髓静脉神经分布较动脉少，另外，还有无数的无鞘神经纤维分布在骨髓表面或骨内膜。骨髓神经调节血管的扩张或收缩，从而影响血流速度和压力，调节着血细胞的释放。骨髓神经可能对造血的调节作用也体现在：骨髓血管内皮细胞中有P物质的神经激肽（neurokinin）受体，可受无鞘神经纤维末端含有的神经介质P物质作用，以刺激造血祖细胞的生长。

（三）骨髓基质细胞及其分泌因子

1. 骨髓基质细胞 由基质干细胞、成纤维细胞、内皮细胞、脂肪细胞、巨噬细胞等多种细胞成分构成，是骨髓造血微环境的重要成分，是能够黏附造血干细胞并支持和调控血细胞定居、分化、增殖、成熟的内环境。骨髓基质细胞通过与造血细胞的密切接触而营养造血细胞并支持其增殖和分化。骨髓基质细胞表面的黏附结构是调节造血干细胞、祖细胞回髓定位和信息传递的分子学基础。骨髓基质细胞除分泌造血因子外也产生大量细胞黏附分子。黏附分子可调节造血细胞的增殖和分化，协助造血细胞寻找特定的区域，选择性地将一些造血生长因子与带有相应受体的干、祖细胞黏附于基质细胞表面，在造血干、祖细胞生长发育和归巢中起重要作用。

2. 骨髓基质细胞分泌的细胞因子 在造血微环境中骨髓基质细胞分泌的细胞因子（cytokine），如粒细胞-巨噬细胞集落刺激因子（granulocyte-macrophage colony stimulating factor，GM-CSF）、干细胞因子（stem cell factor，SCF）、白细胞介素（interleukin，IL）、白血病抑制因子（leukemia inhibitory factor，LIF）、转化生长因子β（transforming growth factor β，TGF-β）等对造血干、祖细胞的增殖、分化和发育起重要的正、负调控作用。基质细胞分泌的细胞因子不但直接作用于造血干、祖细胞，也作用于基质细胞，改变后者的增殖分泌状态，诱导其他细胞因子生成。上述各种因素互相影响，共同调节HSC归巢、增殖和分化。参与造血调控的细胞因子可分为两类，一类是促进造血细胞增殖、分化的因子，也称造血生长因子（hematopoietic growth factor，HGF），主要包括SCF、集落刺激因子（colony stimulating factors，CSF）、白细胞介素1～18（IL-1～IL-18）、红细胞生成素（erythropoietin，EPO）、血小板生成素（thrombopoietin，TPO）等。另一类是抑制造血的因子，主要包括TGF-β、肿瘤坏死因子α（tumor necrosis factor-α，TNF-α）、γ干扰素（interferon gamma，IFN-γ）等。

二、造血的调控

造血细胞的增殖、分化与成熟的调控是一个涉及多因素、多水平的复杂调控，包括基因调控和细胞因子调控等，它们以不同的调节方式共同调控造血细胞的增殖、分化、迁移、归巢和凋亡全过程，以达到调控造血、维持正常造血平衡的目的。

在上述调控因素中，细胞因子的调控占重要地位。尽管细胞因子对造血的调控机制目前还不是很清楚，但已经明确的影响造血的生长因子和抑制因子至少有50余种，由于造血生长因子和抑制因子的作用，体内的造血调控实际上包括造血的正向调控和负向调控，两者共同维持造血活动的动态平衡，它们之间的协同作用引发了细胞内部的一系列生化反应，最终决定了造血细胞的增殖、分化、成熟、释放及衰老、凋亡等生理活动。

（一）基因调控

造血干、祖细胞增殖分化的各个环节都受到复杂的多基因调控。该调控的完成主要是通过细胞内、外的一些信号传递启动或关闭一系列相关基因，正、负调节基因表达产物参与对造血的正向和负向调控。从胚胎期到成人的造血过程一直都存在着造血调控基因按限定顺序开、关的表达，其中原癌基因（proto-oncogene）和抑癌基因（tumor suppressor gene）表达产物及信号转导（signal transduction）途径参与的调控作用是公认的。细胞增殖分化过程受正、负信号调节。原癌基因为正信号、显性；抑癌基因为负信号、隐性。

1. 原癌基因的调控　原癌基因如 *c-myc* 基因、*ras* 相关基因、*c-abl* 基因、*bcl-2* 基因、*c-kit* 基因等是细胞基因组的正常成员。正常时原癌基因不表达或低表达，不引起恶变。原癌基因编码的产物可分为细胞因子、细胞因子受体、细胞内蛋白激酶、细胞内信号传递分子及转录因子等。各种产物以不同的方式参与 DNA 复制和特定基因的表达，促进造血细胞的增殖和调节细胞的发育。原癌基因在化学、物理、生物等因素作用下，通过点突变、染色体重排、基因扩增等途径引起结构改变可转化为癌基因，导致细胞增殖失控和分化停滞。

2. 抑癌基因的调控　抑癌基因如 *p53* 基因、*WT1* 基因、*NF1* 基因、*PRB* 基因、*DCC* 基因、*Rb* 基因等产物对细胞生长、增殖起负调控作用，并能抑制潜在的细胞恶变。抑癌基因编码的蛋白质产物可以是正常细胞增殖的负调节因子，抑制细胞增殖，诱导分化，维持基因稳定，调节生长及负性生长因子的信号转导，诱导细胞凋亡（apoptosis）等。

3. 信号转导的调控　造血调控实际上受转录调控的调节。基因转录是细胞生命活动的一种重要调控方式，基因转录由一类被称为基因编码的蛋白质调节，这些蛋白质称为转录因子。转录因子将各种细胞外信号向细胞内传递，并引起细胞反应的过程就是信号转导。原癌基因编码一些转录因子如 Ets 等参与细胞内信号的转导。体内有多条细胞信号转导途径，它们形成复杂的信号网络，并与转录因子相互作用、相互协调，使细胞在特定信号作用下，基因转导作出专一性表达，来诱导或抑制细胞增殖与分化。

（二）体液调控

造血细胞的增殖、分化、成熟、凋亡等过程受到许多因素的调节，其中各类细胞因子对造血的体液调控显得尤为重要。造血体液调控因子一般可分为两大类：造血生长因子（hematopoietic growth factor，HGF）和造血抑制因子。

1. 造血的正向调控因子　造血生长因子是一组低分子量糖蛋白，在体内外均可促进造血细胞的生长和分化。人们把参与造血正向调控的因子分为两类：①主要作用于早期造血干细胞的早期造血因子（early-acting factor），包括 SCF 和 FLT-3 配体等；②作用于后阶段的晚期造血因子（late-acting lineage-special factor），包括巨噬细胞集落刺激因子（M-CSF）、GM-CSF、EPO、TPO 等。

（1）干细胞因子（stem cell factor，SCF）　由基质细胞、成纤维细胞、癌细胞、纤维肉瘤细胞及肝细胞产生。目前已生产出 SCF 的重组产品，SCF 可与多种造血因子发挥协同作用，如 IL-3、IL-2、IL-7、EPO、粒细胞集落刺激因子（G-CSF）、IL-6 等。SCF 将成为一种外周血干/祖细胞动员剂，在脐血干/祖细胞扩增、促进骨髓移植或化疗后骨髓恢复及再生障碍性贫血治疗等方面有广泛的应用。

（2）FLT-3 配体（FLT-3 ligand，FL）　是一种早期造血调节因子，由基质细胞合成，FL 主要与 IL-3、G-CSF、GM-CSF、SCF 和 IL-6 协同促进骨髓及脐血 $CD34^+$ 细胞形成粒-单核细胞集落、粒细胞集落或单核细胞集落，一般认为 FL 主要调节最早期的造血干（祖）细胞的增殖和分化。

（3）集落刺激因子　在半固体琼脂细胞培养中能促进造血细胞集落形成。四种主要的集落刺激因子是GM-CSF、G-CSF、M-CSF、多系集落刺激因子（multi-CSF）[又称白细胞介素-3（interleukin-3，IL-3）]。

1）GM-CSF：是一种能刺激红系、粒系、单核系、巨核系及嗜酸性粒细胞祖细胞增殖、分化并形成集落的多集落造血生长因子。其造血调控作用主要是：可以刺激骨髓细胞生成由粒系和单核-巨噬细胞组成的集落，促进中性粒细胞和单核细胞祖细胞增殖、分化和成熟。

2）G-CSF：是一种刺激粒细胞集落形成的系列特异性生长因子。G-CSF的造血调控作用主要包括：①促进粒系祖细胞的增殖和分化形成集落；②诱导早期造血干/祖细胞从G_0期进入G_1～S期；③与IL-3、GM-CSF及其他因子协同促进造血细胞的增殖与分化；④诱导某些白血病细胞的细胞株分化成熟。G-CSF的体内作用表现在剂量依赖性中性粒细胞的增加，同时伴有单核细胞、淋巴细胞及血小板的增加。

3）M-CSF：又称CSF-1。它的造血调控作用主要有：①促进单核-巨噬细胞的增殖和分化；②在骨髓细胞体外琼脂培养中可以诱导生成巨噬细胞集落。

（4）促红细胞生成素（erythropoietin，EPO） 是一种糖蛋白，分子质量18～32kDa，由肾、胎儿肝脏产生，现已能通过基因工程人工制备。EPO的造血调控作用主要包括：①能刺激造血干细胞生成红系祖细胞及以后各阶段细胞，在干细胞培养基中加入了EPO后可以获得两种集落：红系爆式集落形成单位（BFU-E）和CFU-E集落。BFU-E的集落很大，在一定时候爆散成许多小的集落，即CFU-E集落，因此BFU-E被认为是较幼稚且更接近于造血干细胞的细胞，而CFU-E是介于BFU-E和原始红细胞间的细胞。实验证实CFU-E较BFU-E有更多的EPO受体，EPO作用的靶细胞在CFU-E水平上。②能促进幼红细胞分化和成熟，缩短红细胞产生的时间，促进幼红细胞脱核，提早进入血液。③促进幼红细胞合成血红蛋白。④减低红系祖细胞凋亡比例。重组人EPO在临床上主要用于治疗各种贫血。

（5）白细胞介素（interleukin，IL） 又称淋巴因子，与其他细胞因子一样均属于分子量<80 000的糖蛋白或多肽；存在自分泌和旁分泌两种形式；它们主要是对T、B细胞的成熟、活化及其生物学功能的调节起作用；白细胞介素与其他造血因子构成复杂的网络，在造血及免疫调节中起协同或互相促进的作用。

（6）白血病抑制因子（leukemia inhibitory factor，LIF） 分子质量为32～45kDa，基因位于22q12，由反应性T细胞、膀胱癌细胞、单核细胞、白血病细胞等产生，主要作用是：①单独或与IL-6、GM-CSF、G-CSF联合抑制人白血病细胞HL60和U937集落的形成；②刺激巨核细胞祖细胞的增殖与分化；③促进胚胎干细胞的增殖。

（7）巨核细胞集落刺激因子和血小板生成素 巨核细胞集落刺激因子（megakaryocyte colony stimulating factor，Meg-CSF）是一种促进巨核细胞集落形成的因子，并能促进巨核细胞生成血小板，这一过程需要TPO的参与。TPO是作用于巨核细胞的特异性因子，能促进巨核系细胞的增殖与分化，促进血小板的产生。

（8）其他细胞因子 除上述因子外，还有一些细胞因子也参与造血调控，包括胰岛素类生长因子（insulin-like growth factor，IGF）Ⅰ和Ⅱ，能刺激红系和粒系祖细胞的生长；肝细胞生长因子（hepatocyte growth factor，HGF）与其他因子协同促进祖细胞生长；血小板衍生生长因子（platelet derived growth factor，PDGF）可直接作用于红系和粒系祖细胞，间接作用于早期多系造血干细胞。

2. 造血的负向调控因子 造血的负向调控主要是通过一些造血抑制因子的调控作用来完成的。这些因子如TGF-β、TNF-α等被称为造血负调控因子，它们对于不同分化程度的造血干、祖细胞有不同程度的调控作用。

（1）转化生长因子β（TGF-β） 主要作用是参与造血的负向调控，在体内造血活跃的部位均有TGF-β的产生。TGF-β对血细胞生长的抑制作用包括：①阻止细胞进入S期；②对多能造血干细胞有直接的抑制作用；③对造血祖细胞的增殖具有高度的选择性抑制作用；④具有抑制多种IL或其他细胞因子产生正向调控信号的作用。

（2）肿瘤坏死因子（TNF） 包括TNF-α和TNF-β，能与其他因子协同抑制造血，能抑制髓系多向造血祖细胞（CFU-GEMM）、CFU-GM、BFU-E和CFU-E的生长，引起红细胞生成减少和破坏增加。

（3）干扰素　是一组具有抗病毒，影响细胞生长、分化和调节免疫功能等活性的蛋白质，是造血生成过程的主要负向调控因子。

（4）趋化因子　参与炎症与免疫反应的趋化因子是造血负调控因子的主要成员，可抑制造血干细胞进入细胞周期，使其处于G_0期。主要有巨噬细胞炎症蛋白-1α（MIP-1α）、血小板第4因子（PF4）、中性粒激活蛋白-2（NAP-2）、白细胞介素-8（IL-8）、单核细胞趋化蛋白-1（MCP-1）、γ干扰素诱导蛋白-10（IP-10）、CCF18等。

（5）其他抑制因子　其他抑制因子还包括前列环素（PGI_2），抑制单核系祖细胞（CFU-M）、CFU-GM和粒系祖细胞（CFU-G）；乳铁蛋白（lactoferrin），抑制单核细胞释放CSF和IL-1，从而抑制CFU-GM；H-subunit-铁蛋白，抑制BFU-E、CFU-GM、CFU-GEMM等。

第4节　血细胞的生长发育

造血干细胞在造血微环境及细胞因子等的诱导下，分化成为各系祖细胞。祖细胞向下分化，成为形态可辨认的各种原始细胞，进一步发育形成具有特定功能的终末细胞。

一、血细胞的发育

血细胞的发育是连续的，包括血细胞的增殖、分化、成熟和释放等过程。血细胞的增殖是指血细胞通过分裂而使其数量增加的现象。血细胞主要是通过有丝分裂方式增殖，在血细胞增殖过程中，母细胞有丝分裂后形成的子细胞，同时都趋向分化成熟。子细胞还可进一步增殖，每增殖一次就趋向于进一步分化。一般情况下，一个原始细胞到成熟细胞可经过4～5次有丝分裂，一个原始红细胞经4～5次增殖后，可产生32个或64个成熟红细胞。由一个原始细胞经过数代的有丝分裂，形成一大堆成熟细胞，这种血细胞的增殖称为"对称性增殖"。

巨核细胞的增殖与其他系统增殖不同，是以连续双倍增殖DNA的方式，即细胞核成倍增殖，每增殖一次，核即增大一倍，而胞质并不分裂，因此巨核细胞体积巨大，属多倍体细胞。

1. 分化　血细胞的分化是指分裂后产生新的子细胞，在生物学性状上产生了新的特点。即通过特定基因的表达合成了特定的蛋白质，与原来的细胞有了质的不同，这种分化过程是不可逆的，是血细胞失去某些潜能同时又获得新功能的过程。

2. 成熟　血细胞的成熟是指细胞定向分化后通过增殖和演变，由原始细胞经幼稚细胞到成熟细胞的全过程。成熟包含在整个细胞发育过程中，一般来讲细胞的每一次有丝分裂和分化都伴有细胞的成熟。血细胞越成熟，其形态特征越明显，功能也越完善。

3. 释放　血细胞的"释放"是终末细胞通过骨髓屏障进入外周血循环的过程。骨髓造血是血管外造血，成熟的血细胞需要通过骨髓-血屏障进入外周血循环，未成熟的幼稚细胞不能随意进入外周血循环。

二、血细胞发育成熟的一般规律

（一）血细胞的命名

骨髓造血细胞按所属系列分为六大系统，即红系、粒系、淋巴系、单核系、浆系和巨核系，各系依其发育水平分为原始、幼稚及成熟三个阶段；红系和粒系的幼稚阶段又分为早幼、中幼和晚幼三个时期，粒细胞根据胞质所含颗粒特点的不同，又分为中性、嗜酸性和嗜碱性粒细胞。

（二）血细胞发育成熟的一般规律

血细胞的发育成熟实际上是一个连续的过程，为了观察和识别方便，人为地将细胞划分为各个阶段，在细胞分类中，处于发育中间阶段的细胞一般可划入下一阶段。血细胞发育过程中的形态演变规律见图1-2和表1-1。

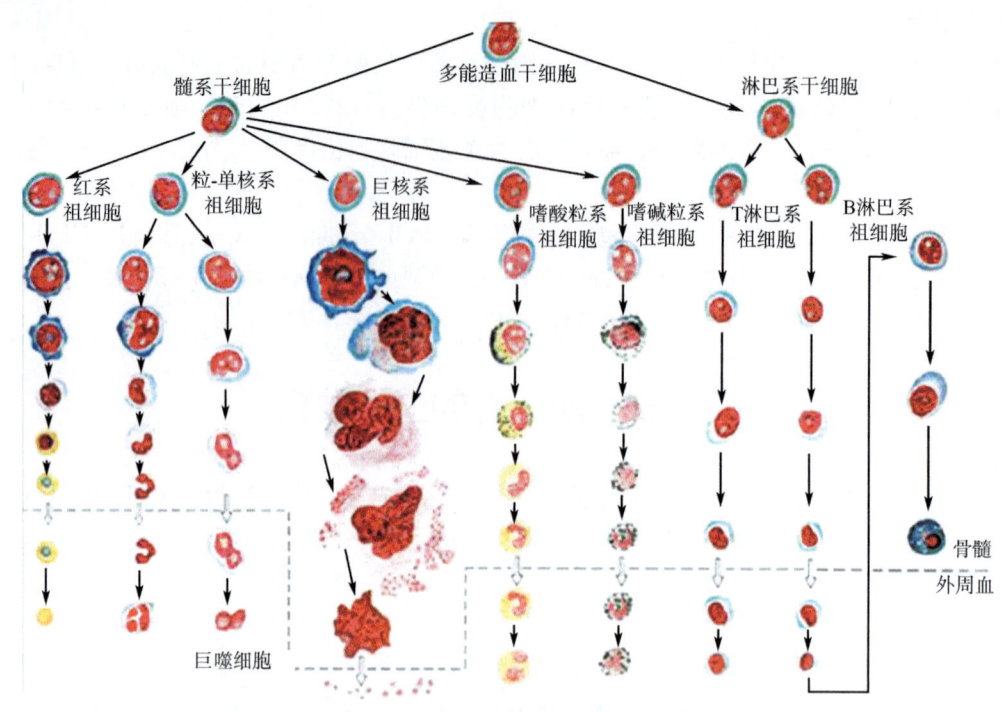

图1-2 血细胞发育形态演变规律图

表1-1 血细胞成熟过程中形态演变一般规律

项目	原始→成熟	备注
细胞大小	大→小	巨核细胞由小变大，早幼粒细胞比原始粒细胞大
核质比例	大→小	淋巴系细胞（大淋巴细胞除外）核质比例均较大
核大小	大→小	巨核细胞的细胞核从小到大，红细胞的细胞核消失
核形状	圆→凹陷→分叶	红系、淋巴系和浆系的细胞核多呈圆形
染色质结构	细致疏松→粗糙紧密	—
染色质受色	淡紫色→深紫色	—
核膜	不明显→明显	—
核仁	有→无	—
胞质量	少→多	淋巴系、浆系的胞质量变化常不大
胞质颜色	蓝→浅蓝→红	淋巴细胞淡蓝色、浆细胞深蓝色、单核细胞灰蓝色
胞质颗粒	无→有，非特异性→特异性	红系细胞无颗粒

考点：血细胞成熟过程中形态演变一般规律

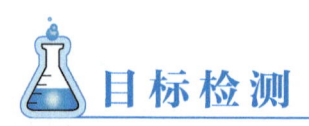

目标检测

A₁/A₂型题

1. 人体最早的造血器官是（　　）
   A. 肝　　　B. 脾　　　C. 骨髓
   D. 卵黄囊　E. 胸腺

2. 人体内具有多向分化能力的最早的造血细胞是（　　）
   A. 红系祖细胞　　　B. 巨核系祖细胞
   C. 造血干细胞　　　D. 粒系祖细胞
   E. T淋巴系祖细胞

3. 人体出生后的造血器官主要是（　　）
   A. 胸腺　　B. 肝　　C. 脾
   D. 骨髓　　E. 卵黄囊
4. 不具有丝分裂能力的细胞是（　　）
   A. 中幼粒细胞　　B. 早幼粒细胞
   C. 原始粒细胞　　D. 晚幼粒细胞
   E. 粒系祖细胞
5. 成人在正常情况下，产生红细胞、粒细胞和血小板的唯一场所是（　　）
   A. 肝　　B. 脾　　C. 淋巴结
   D. 骨髓　　E. 边缘池
6. 下列哪项是干细胞和早期细胞的分化抗原（　　）
   A. CD34　　B. CD3　　C. CD13
   D. CD41　　E. CD38
7. 出生后正常情况下人主要的造血器官是（　　）
   A. 肝　　B. 脾　　C. 淋巴结
   D. 骨髓　　E. 卵黄囊
8. 3~6个月胚胎的主要造血器官是（　　）
   A. 肝　　B. 脾　　C. 卵黄囊
   D. 骨髓　　E. 胸腺
9. 人胚第3~9周主要造血器官是（　　）
   A. 肝　　B. 脾　　C. 淋巴结
   D. 骨髓　　E. 卵黄囊血岛
10. 骨髓的造血干细胞主要来源于（　　）
    A. 肝　　B. 脾　　C. 淋巴结
    D. 骨髓　　E. 卵黄囊血岛
11. 造血微环境的主要组成部分是（　　）
    A. 小动脉　　B. 微动脉　　C. 骨髓和微血管系统
    D. 内皮细胞　　E. 静脉窦
12. 骨髓造血微环境的重要部分是（　　）
    A. 骨髓基质细胞　　B. 纤维细胞
    C. 内皮细胞　　D. 巨噬细胞
    E. 微血管
13. 下面哪项说法不符合髓外造血的病理生理（　　）
    A. 多见于儿童
    B. 是机体对血细胞的需求明显增高的一种代偿
    C. 是机体正常反应，不属于病理改变
    D. 造血部位可以累及到胸腺
    E. 可导致相应器官的肿大
14. 下列哪项叙述符合骨髓生理（　　）
    A. 黄骨髓具有造血的潜能
    B. 红骨髓主要由脂肪细胞组成
    C. 黄骨髓主要由造血细胞组成
    D. 白骨髓主要为支架细胞
    E. 分为黄骨髓、红骨髓和白骨髓

（闫晓华）

第2章

骨髓细胞形态学

> **学习目标**
> 1. 掌握：正常骨髓中粒细胞系、红细胞系、淋巴细胞系、单核细胞系、浆细胞系、巨核细胞系各阶段细胞形态学特征，并掌握骨髓细胞形态学检查的方法、正常骨髓象特点。
> 2. 熟悉：正常骨髓中相似细胞的鉴别；骨髓细胞形态学检查的适应证和禁忌证。
> 3. 了解：正常骨髓中其他细胞如肥大细胞、成骨细胞、破骨细胞等名称及形态；骨髓穿刺的方法。

第1节 骨髓细胞的正常形态

案例 1-2-1

张某，女，16岁，"因胃部不适，休息后缓解"就诊。体格检查：右股内侧有出血点，浅表淋巴结未触及肿大。胸骨无压痛，双肺呼吸音粗，未闻及明显干湿啰音。心界不大，律齐，各瓣膜听诊区未闻及病理性杂音。实验室检查：血常规示 WBC $2.1×10^9$/L，Hb 73g/L，PLT $7×10^9$/L，中性粒细胞绝对值 $0.37×10^9$/L；涂片见大量幼稚细胞，胞体增大，核不均，胞质内可见紫红色非特异性颗粒，多数细胞内含奥氏小体（Auer小体），符合异常早幼粒细胞。血小板极少见。骨髓细胞学检查：骨髓增生极度活跃，异常早幼粒细胞占87%，该类细胞胞体呈圆形、椭圆形或不规则形，多数细胞可见大而明显的核仁，胞质丰富，胞质内充满粗细不等的紫红色颗粒，可见内外胞质，部分细胞可见数量不等的Auer小体。

问题：1. 血常规结果是否正常？各指标的临床意义是什么？
2. 早幼粒细胞形态特征有哪些？
3. 骨髓中有哪些骨髓细胞系统？其形态特征是什么？

骨髓涂片染色常用瑞氏染色或瑞氏-吉姆萨染色，下面介绍普通光学显微镜观察瑞氏染色各系统各阶段的细胞形态特点。

一、粒细胞系统

粒细胞系统简称粒系，根据细胞发育及形态特征分为六个阶段，即原始粒细胞、早幼粒细胞、中幼粒细胞、晚幼粒细胞、杆状核粒细胞和分叶核粒细胞，自中幼及以下阶段又依据胞质中特异性颗粒的不同区分为中性、嗜酸性和嗜碱性粒细胞。粒细胞自原始经幼稚到发育成熟的过程中，其形态演变遵循着以下规律：①胞体。形状规则，呈圆形或椭圆形；体积大→小，但早幼粒细胞比原始粒细胞略大。②胞质及颗粒。胞质少→多；无颗粒→非特异性颗粒→特异性颗粒→特异性颗粒增多、非特异性颗粒减少→仅有特异性颗粒。③胞核：圆形→椭圆形→核一边扁平→开始凹陷呈肾形→明显凹陷呈杆状→分叶状。

各阶段粒细胞形态特点如下：

1. 原始粒细胞（myeloblast） 胞体直径10~20μm，圆形或椭圆形。胞核较大，占胞体4/5，呈淡紫红色，圆形或类圆形，居中或略偏位；核染色质呈细颗粒状，排列均匀，平坦如一层薄纱，无浓集；

核仁2～5个，较小，清楚。胞质量较少，呈半透明蓝色或深蓝色，绕于核周，有时在近核某处胞质色较淡，颗粒无或有少许。根据颗粒有、无等特征将原始粒细胞分为Ⅰ型和Ⅱ型：Ⅰ型为典型的原始粒细胞，胞质中无颗粒；Ⅱ型具有原始粒细胞的特点，胞质量较少，有少量细小颗粒，主要见于髓系肿瘤，如急性髓系白血病、骨髓增殖性肿瘤、骨髓增生异常综合征等（图2-1）。

2. 早幼粒细胞（promyelocyte） 胞体直径12～25μm，较原粒细胞略大，圆形或椭圆形。胞核较大，占胞体的2/3，呈圆形、椭圆形或一侧微凹陷，核常偏一侧或位于中央；核染色质开始聚集，较原始粒细胞粗；核仁常清晰可见，也可模糊。胞质量多或较多，呈淡蓝、蓝或深蓝色，胞质内含数量不等、大小不一、形态不一、紫红色的非特异性颗粒（又称为嗜天青颗粒、嗜苯胺蓝颗粒或A颗粒），其颗粒分布不均匀，常近核一侧先出现，也有少许覆盖在核上。有时在早幼粒细胞中央近核处常有高尔基体发育的透亮区（称为初浆），呈淡蓝色或无色（图2-2）。

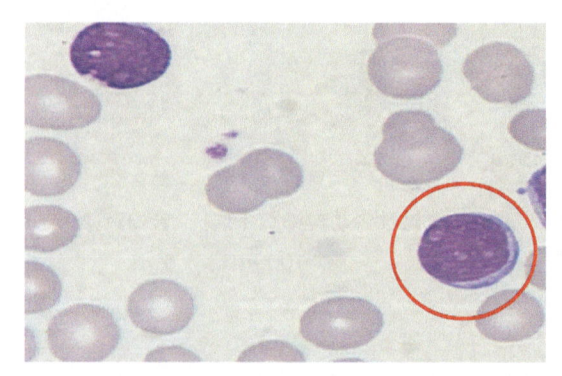

图2-1 原始粒细胞（瑞氏-吉姆萨染色，×1000）

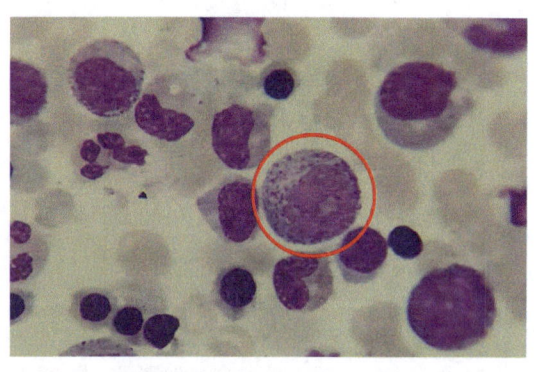

图2-2 早幼粒细胞（瑞氏-吉姆萨染色，×1000）

3. 中幼粒细胞（myelocyte）

（1）中性中幼粒细胞（neutrophilic myelocyte） 胞体直径10～20μm，圆形。胞核变小，占胞体1/2～2/3，椭圆形，一侧开始扁平或略凹陷，其核凹陷程度/假设圆形核直径常小于1/2（表2-1），核常偏于一侧，呈紫红色，核染色质聚集呈条索状或块状，核仁常无。胞质多，呈淡红或淡蓝色，内含中等量、大小一致的细小颗粒，分布均匀、粉红色的中性颗粒，中性颗粒常在近核处先出现，近核处出现透亮的白，由于中性颗粒非常细小，在普通显微镜下不易看清中性粒细胞胞质中的中性颗粒大小及形态，早期非特异性颗粒未完全消失，常分布于细胞边缘的胞质中（图2-3）。

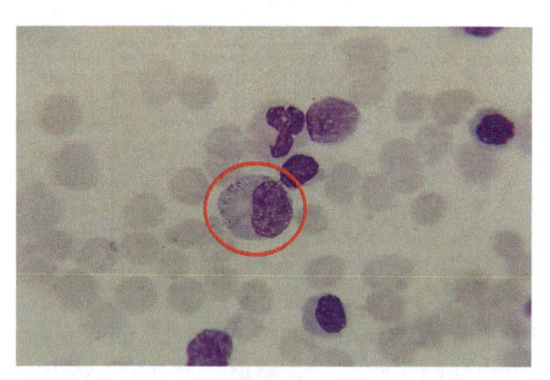

图2-3 中性中幼粒细胞（瑞氏-吉姆萨染色，×1000）

表2-1 中幼粒以下细胞的胞核划分标准

	核凹陷程度/假设核直径	核凹陷程度/假设圆形核直径
中幼粒细胞	—	<1/2
晚幼粒细胞	<1/2	1/2～3/4
杆状核粒细胞	>1/2	>3/4
分叶核粒细胞	核丝	核丝

（2）嗜酸性中幼粒细胞（eosinophilic myelocyte） 胞体直径15～20μm，较中性中幼粒细胞略大，圆形。胞核与中性中幼粒细胞相似。胞质内常布满粗大、大小一致、圆形、排列紧密、橘红色的嗜酸

性颗粒，如剥开的石榴籽。颗粒有折光性，有立体感，有时呈暗黄色或褐色。有的胞质中除嗜酸性颗粒外，还可见紫黑色颗粒，似嗜碱性颗粒，这种嗜酸性粒细胞称为双染性嗜酸性粒细胞，常出现在中幼粒、晚幼粒细胞阶段，随着细胞的成熟变为典型的嗜酸性粒细胞（图2-4）。

（3）嗜碱性中幼粒细胞（basophilic myelocyte） 胞体直径10～15μm，较中性中幼粒细胞略小，圆形。胞核椭圆形，轮廓不清楚，核染色质较模糊。胞质内及核上含有数量不多、粗大、大小不等、形态不一、排列杂乱、深紫黑色或深紫红色的嗜碱性颗粒（图2-5）。

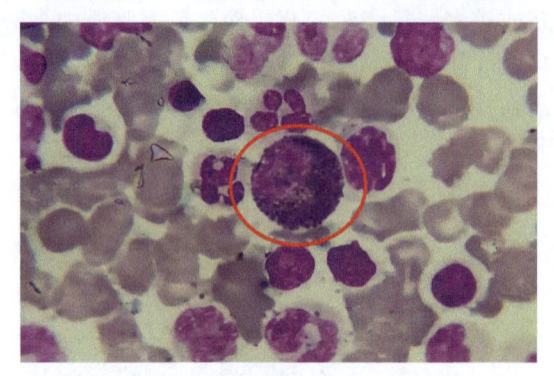

图2-4 嗜酸性中幼粒细胞（瑞氏-吉姆萨染色，×1000）

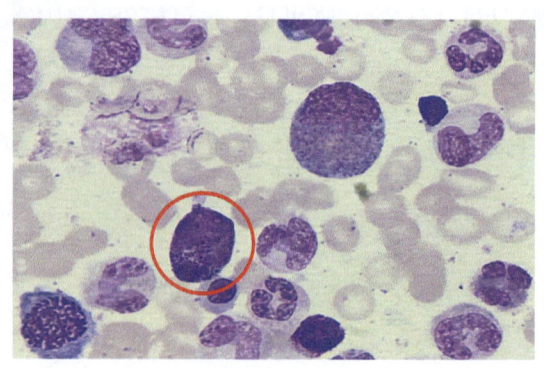

图2-5 嗜碱性中幼粒细胞（瑞氏-吉姆萨染色，×1000）

粒细胞胞质中几种颗粒的鉴别见表2-2。

表2-2 粒细胞胞质中颗粒的鉴别

鉴别要点	非特异性颗粒	中性颗粒	嗜酸性颗粒	嗜碱性颗粒
大小	较中性颗粒粗大	细小	粗大	最粗大
形态	大小不一 形态不一	大小一致 细颗粒状	大小一致 圆形或椭圆形	大小不一 形态不一
色泽	紫红色	淡紫红色或粉红色	橘红色	深紫红或深紫黑色
数量	少量或中等量	多	多	不一定，常不多
分布	分布不一，有时覆盖核上	均匀	均匀	分布不一，常覆盖在核上

4. 晚幼粒细胞（metamyelocyte）

（1）中性晚幼粒细胞（neutrophilic metamyelocyte） 胞体直径10～16μm，圆形。胞核占胞体1/2以下，出现凹陷呈肾形、马蹄形、半月形，但其核凹陷程度/假设圆形核直径为1/2～3/4或核凹陷程度/假设核直径小于1/2，胞核常偏于一侧，核染色质粗糙呈小块，出现副染色质（即块状染色质之间的空隙），核仁消失。胞质量多，浅红色，充满中性颗粒，A颗粒少或无（图2-6）。

（2）嗜酸性晚幼粒细胞（eosinophilic metamyelocyte） 胞体直径10～16μm，圆形。胞质中充满嗜酸性颗粒，有时可见深褐色颗粒，A颗粒常无。其他方面基本同中性晚幼粒细胞（图2-7）。

（3）嗜碱性晚幼粒细胞（basophilic metamyelocyte） 胞体直径10～14μm，圆形。胞核呈肾形，轮廓不清楚。胞质内及核上有少量嗜碱性颗粒（图2-8）。

5. 杆状核粒细胞（stab granulocyte）

（1）中性杆状核粒细胞（neutrophilic stab granulocyte） 胞体直径10～15μm，圆形。胞核核凹陷程度/假设圆形核直径大于3/4或核凹陷程度/假设核直径大于1/2，形态弯曲呈粗细均匀的带状，也可见核呈"S"形、"U"形或"E"形，核染色质粗糙呈块状，副染色质明显、透亮，核两端钝圆呈深紫红色。胞质充满中性颗粒而无A颗粒（图2-9）。

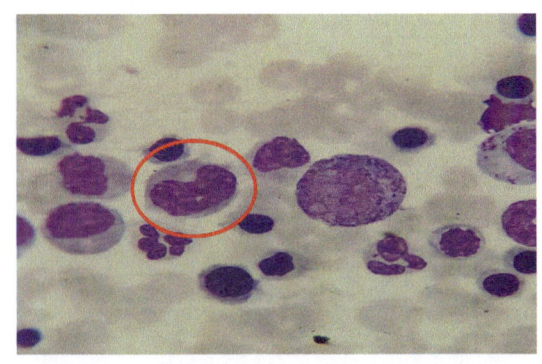

图2-6　中性晚幼粒细胞（瑞氏-吉姆萨染色，×1000）

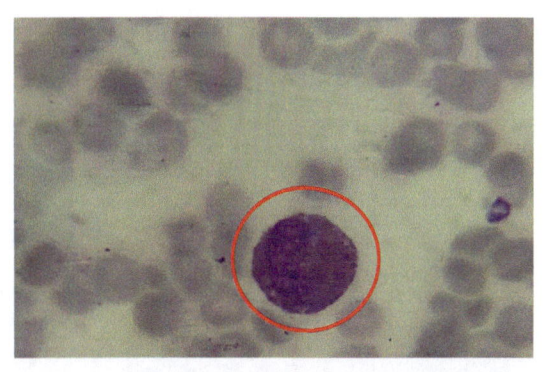

图2-7　嗜酸性晚幼粒细胞（瑞氏-吉姆萨染色，×1000）

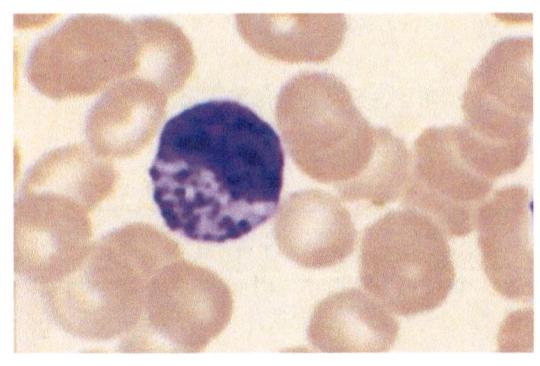

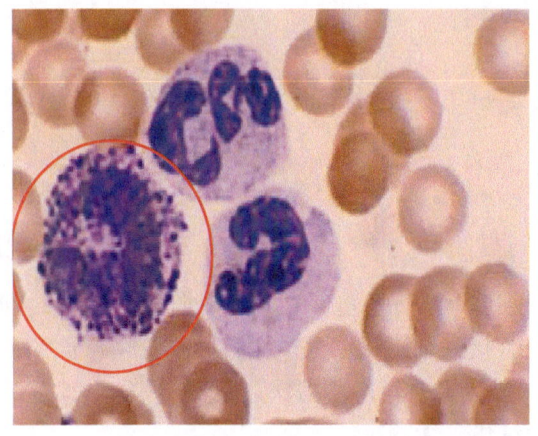

图2-8　嗜碱性晚幼粒细胞（瑞氏-吉姆萨染色，×1000）

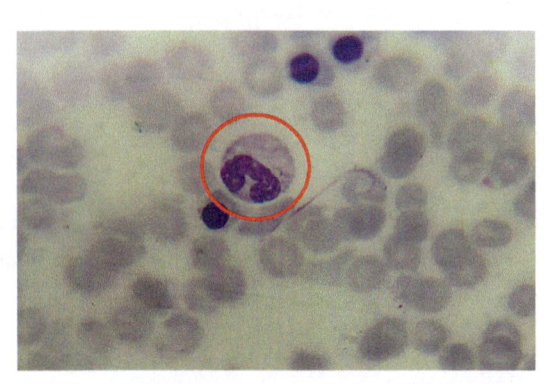

图2-9　中性杆状核粒细胞（瑞氏-吉姆萨染色，×1000）

（2）嗜酸性杆状核粒细胞（eosinophilic stab granulocyte）　胞体直径11～16μm，圆形，胞核与中性杆状核粒细胞相似，胞质中充满嗜酸性颗粒（图2-10）。

（3）嗜碱性杆状核粒细胞（basophilic stab granulocyte）　胞体直径10～12μm，胞核呈模糊杆状，胞质内及核上有少许嗜碱性颗粒（图2-11）。

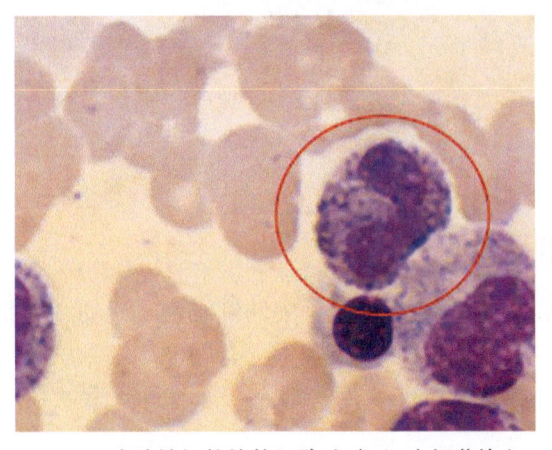

图2-10　嗜酸性杆状核粒细胞（瑞氏-吉姆萨染色，×1000）

图2-11　嗜碱性杆状核粒细胞（瑞氏-吉姆萨染色，×1000）

6. 分叶核粒细胞（segmented granulocyte）

（1）中性分叶核粒细胞（neutrophilic segmented granulocyte）　胞体直径10～14μm，圆形。胞核呈分叶状，常分2～5叶，叶与叶之间有细丝相连或完全断开，有时核虽分叶但叠在一起，致使连接的核丝被隐蔽，这时核常有粗而明显的切痕；核染色质呈较多小块，深紫红色，副染色质明显。胞质丰富，呈淡红色，胞质内充满中性颗粒。分叶核粒细胞和杆状核粒细胞的另一种划分标准是核桥（即核最窄处小于最宽处1/3）见图2-12。

（2）嗜酸性分叶核粒细胞（eosinophilic segmented granulocyte） 胞体直径11～16μm，圆形。胞核多分为两叶，胞质充满嗜酸性颗粒（图2-13）。

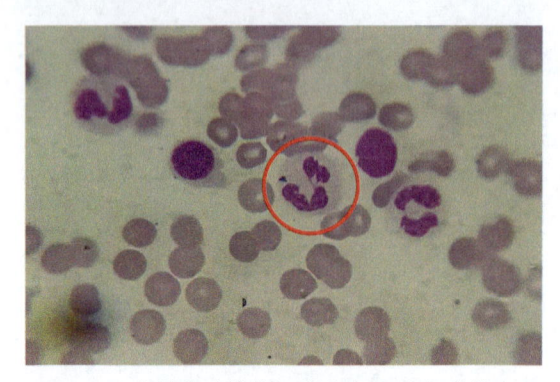

图2-12 中性分叶核粒细胞（瑞氏-吉姆萨染色，×1000）

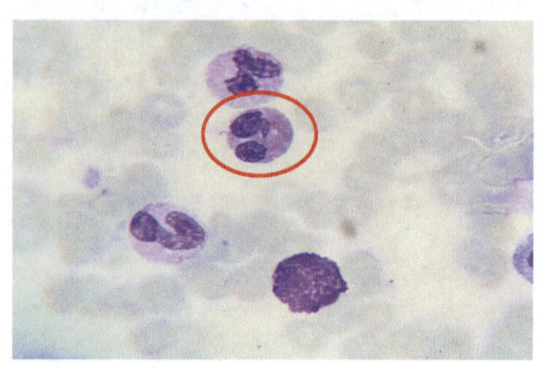

图2-13 嗜酸性分叶核粒细胞（瑞氏-吉姆萨染色，×1000）

（3）嗜碱性分叶核粒细胞（basophilic segmented granulocyte） 胞体直径10～12μm。胞核可分为3～4叶或分叶不明显（常融合成堆集状）。胞质内及核上有少许嗜碱性颗粒（图2-14）。如果嗜碱性颗粒覆盖在核上而使核结构不清楚，难以确定为哪一个阶段细胞时，可统称为成熟嗜碱性粒细胞（图2-15）。

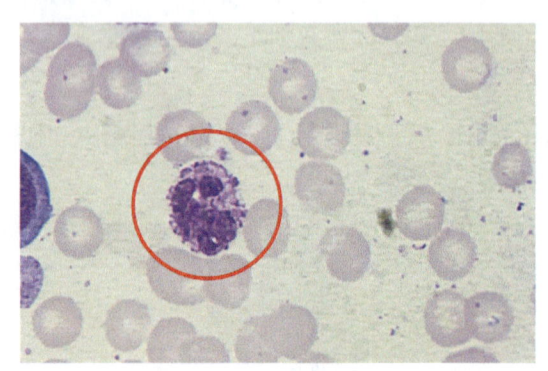

图2-14 嗜碱性分叶核粒细胞（瑞氏-吉姆萨染色，×1000）

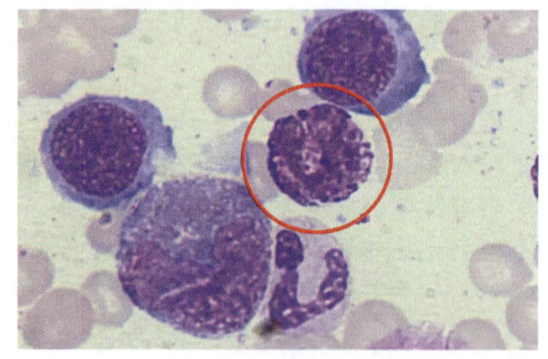

图2-15 嗜碱性粒细胞（瑞氏-吉姆萨染色，×1000）

考点：粒细胞系统形态

二、红细胞系统

红细胞系统简称红系，分五个阶段，即原始红细胞、早幼红细胞、中幼红细胞、晚幼红细胞和红细胞。有核红细胞在发育过程中形态变化特征为：①胞体：圆形或类圆形，有的原始红细胞及早幼红细胞可见瘤状突起；②胞核：圆形居中，晚幼红细胞有脱核现象；③胞质：深蓝色→蓝灰色→灰红色→淡红色，无颗粒。

各阶段红细胞形态特点如下：

1. 原始红细胞（pronormoblast） 胞体直径15～25μm，圆形或椭圆形，边缘常有瘤状突起。胞核圆形，居中，占细胞的4/5，核染色质呈紫红色颗粒状，核仁1～3个，大小不一，染浅蓝色，边界不清楚。胞质少，深蓝色且不透明，有油画蓝感，在核周围常形成淡染区（即核周胞质色浅甚至无色）；胞质中无颗粒，但因核糖核酸丰富、自行聚集而常使胞质呈蓝色假颗粒状（图2-16）。

2. 早幼红细胞（early normoblast） 胞体直径10～20μm，圆形或椭圆形。胞核圆形，居中，占细胞的 2/3，核染色质浓集呈粗颗粒状，甚至小块状，核仁模糊或消失。胞质量略增多，不透明蓝色或深蓝色，无颗粒，瘤状突起及核周淡染区仍可见（图 2-17）。

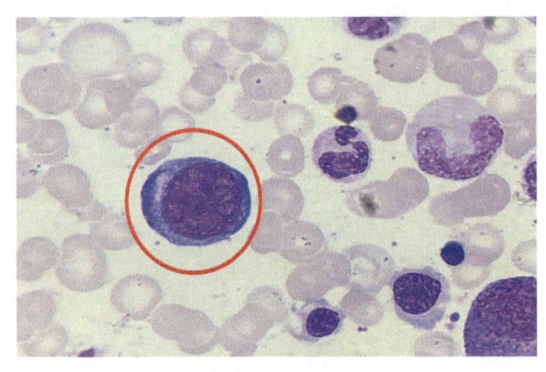

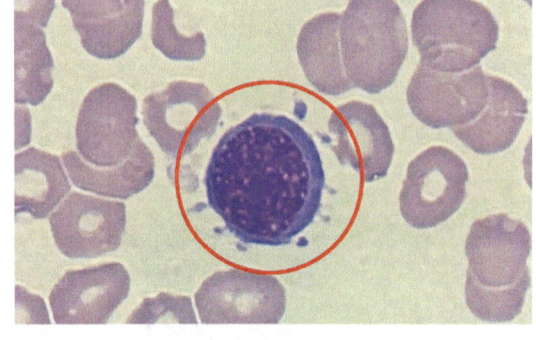

图 2-16　原始红细胞（瑞氏-吉姆萨染色，×1000）　　图 2-17　早幼红细胞（瑞氏-吉姆萨染色，×1000）

3. 中幼红细胞（polychromatic normoblast）　胞体直径 8～15μm，圆形。胞核圆形、居中，占细胞的 1/2，核染色质凝聚呈深紫红色索条状或块状，其副染色质明显、较透亮，宛如打碎的墨砚，核仁完全消失。胞质量多、无颗粒，由于血红蛋白合成逐渐增多而嗜碱性物质逐渐减少，胞质呈不同程度的嗜多色性（蓝灰色、灰红色）（图 2-18）。

4. 晚幼红细胞（orthochromatic normoblast）　胞体直径 7～10μm，圆形。胞核圆形，居中或偏位，占细胞 1/2 以下，核染色质聚集呈数个大块或紫黑色团块状（称为碳核），副染色质可见或消失，有时胞核碎裂或正处在脱核状态。胞质量多，淡红色或灰红色，无颗粒（图 2-19）。

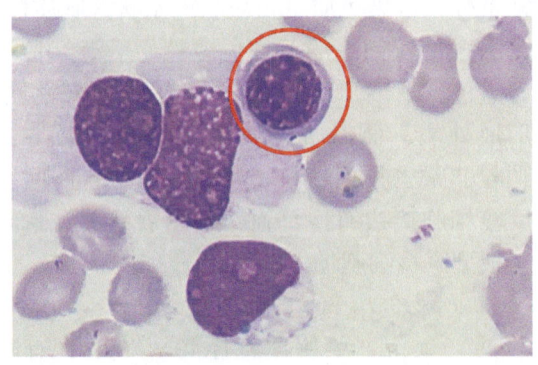

图 2-18　中幼红细胞（瑞氏-吉姆萨染色，×1000）　　图 2-19　晚幼红细胞（瑞氏-吉姆萨染色，×1000）

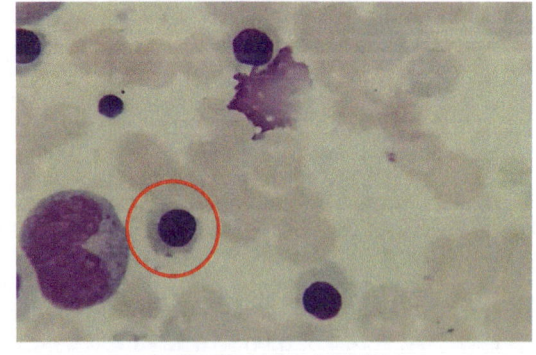

5. 红细胞（erythrocyte，RBC）　胞体直径平均 7.2μm，两面呈微凹盘状，无核，胞质淡红色，中央部分淡染。

考点：红细胞形态

三、巨核细胞系统

巨核细胞系统简称巨核系，包括原巨核细胞、幼巨核细胞、颗粒型巨核细胞、产血小板型巨核细胞、裸核型巨核细胞和血小板。其形态特征为：①胞体和胞核：巨大，不规则；②胞质：由少到多，颗粒型巨核细胞和产血小板型巨核细胞其胞质极为丰富，并有大量颗粒或血小板。

各阶段巨核细胞形态特点：

1. 原巨核细胞（megakaryoblast）　胞体直径 15～30μm，圆形或不规则。胞核常 1～2 个，较大，圆形或不规则，常凹陷、折叠；核染色质粗（比其他原始细胞粗）、排列紧密，分布不均匀，呈紫红色；核仁 2～3 个，常不清晰，呈淡蓝色。胞质较少，呈深蓝色，周边深浓，无颗粒，常可见指状胞质突起，细胞周边常有少许血小板附着（图 2-20）。

2. 幼巨核细胞（promegakaryocyte） 胞体直径30～50μm，常不规则。胞核不规则，有重叠或扭曲，呈肾形或分叶状，有时呈双核甚至多核；核染色质粗颗粒状或小块状，排列紧密；核仁常无。胞质较丰富，深蓝色或淡蓝色，近核处出现少许细小的淡紫红色颗粒而使胞质呈淡红色，常有伪足状突起，有时细胞周边有少许血小板附着（图2-21）。

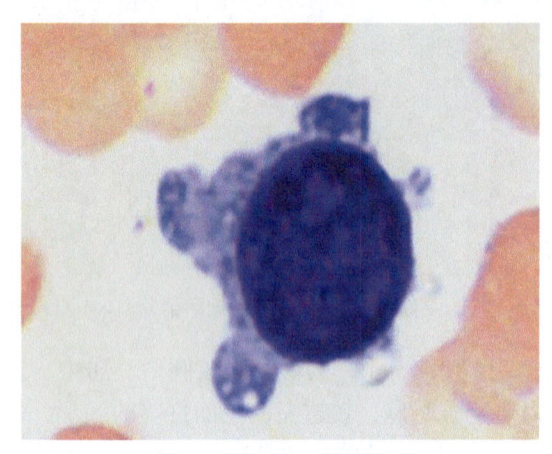

图2-20　原巨核细胞（瑞氏-吉姆萨染色，×1000）

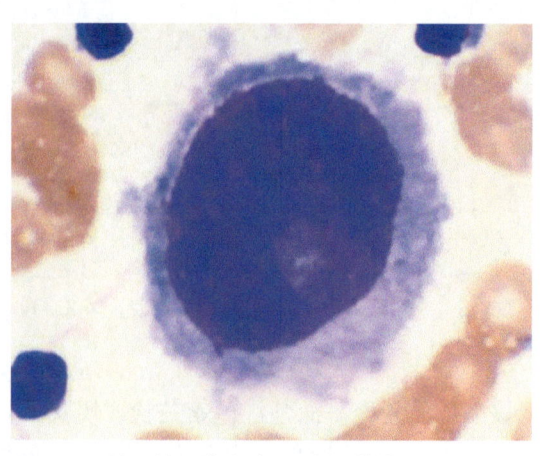

图2-21　幼巨核细胞（瑞氏-吉姆萨染色，×1000）

3. 颗粒型巨核细胞（granular megakaryocyte） 胞体直径40～70μm，有时可达100μm以上，常不规则，胞膜完整。胞核巨大、不规则，核分叶后常重叠，核染色质呈粗块状或条状。胞质极丰富，充满大量较细小的紫红色颗粒而呈淡红色或夹杂有蓝色；早期细胞的边缘呈狭窄的嗜碱性透明区，形成外质，而内质充满颗粒。在血膜厚的部位，颗粒非常密集而使核、质很难辨认；有时颗粒型巨核细胞周边有少许血小板附着，要注意与产血小板型巨核细胞加以鉴别（图2-22）。

4. 产血小板型巨核细胞（thromocytogenic megakaryocyte） 胞体直径40～70μm，有时可达100μm。胞核巨大、不规则，核分叶后常重叠，核染色质呈条状或块状。胞质极丰富、淡红色，颗粒可聚集呈簇（称为雏形血小板），胞膜不清晰，多呈伪足状，其内侧及外侧常有聚集的血小板（图2-23）。

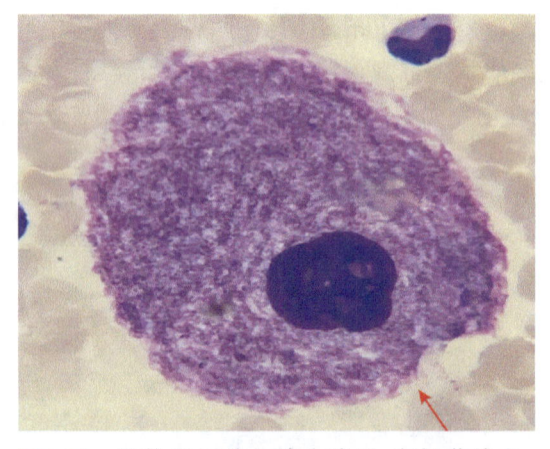

图2-22　颗粒型巨核细胞（瑞氏-吉姆萨染色，×1000）

5. 裸核型巨核细胞（bare megakaryocytic nuclei） 胞核同产血小板型巨核细胞，胞质无或有少许。裸核型巨核细胞有时是由于涂片制作时，将胞质推散所致（图2-24）。

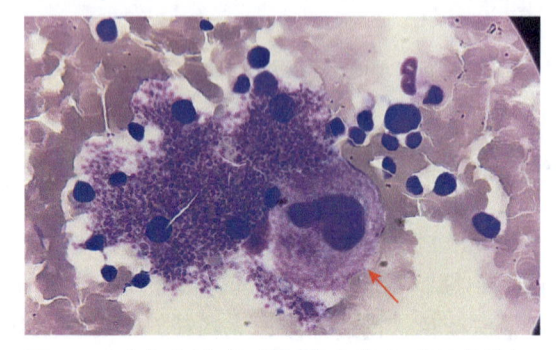

图2-23　产血小板型巨核细胞（瑞氏-吉姆萨染色，×1000）

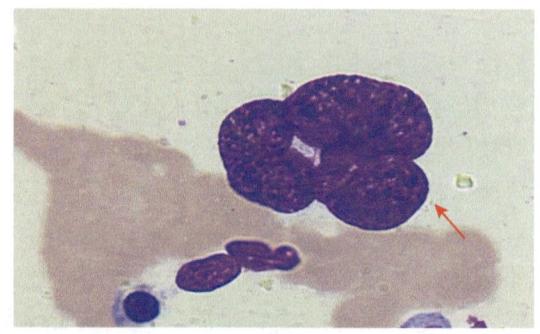

图2-24　裸核型巨核细胞（瑞氏-吉姆萨染色，×1000）

6. 血小板（platelet，PLT） 胞体直径2～4μm，星形、圆形、椭圆形、逗点状或不规则形，胞核无，胞质淡蓝色或淡红色，中心部位有细小、分布均匀的紫红色颗粒。有时血小板中央的颗粒非常密集而类似细胞核，如巨大血小板则易误认为是有核细胞。由于血小板具有聚集性，故骨髓涂片上的血小板常成堆存在（图2-25）。

考点：巨核细胞形态

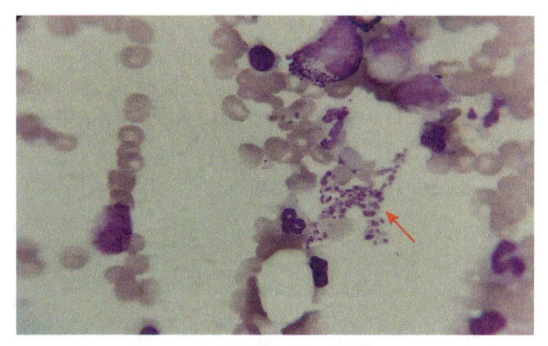

图2-25　血小板（瑞氏-吉姆萨染色，×400）

四、淋巴细胞系统

淋巴细胞系统简称淋巴系，包括原淋巴细胞、幼淋巴细胞和成熟淋巴细胞（分大淋巴细胞和小淋巴细胞），其基本形态特征为：①胞体：小，圆形或类圆形；②胞质：量少，呈蓝色或淡蓝色；③胞核：圆形或类圆形，有时可见小的凹陷或切迹。

各阶段淋巴细胞形态特点：

1. 原淋巴细胞（lymphoblast） 胞体直径10～18μm，圆形或类圆形。胞核圆形或类圆形，核膜浓厚，核染色质细致，呈颗粒状，核仁1～2个，清楚。胞质量很少，淡蓝色、透明，无颗粒，近核处可有一透明区。原淋巴细胞分为Ⅰ型和Ⅱ型，分型方法似原始粒细胞（图2-26）。

2. 幼淋巴细胞（prolymphocyte） 胞体直径10～16μm，圆形或类圆形。胞核圆形或类圆形，有时有凹陷，核仁模糊或消失，核染色质较原淋巴细胞粗。胞质量少，淡蓝色、透明，偶有少许深染的紫红色嗜天青颗粒（图2-27）。

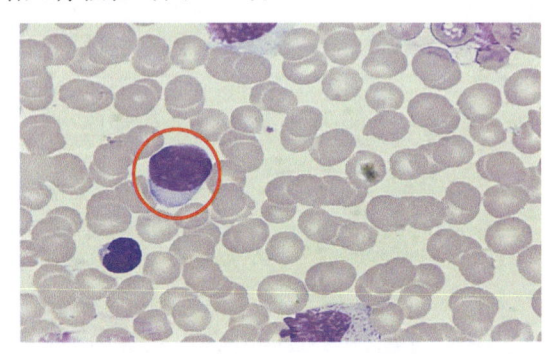

图2-26　原淋巴细胞（瑞氏-吉姆萨染色，×1000）

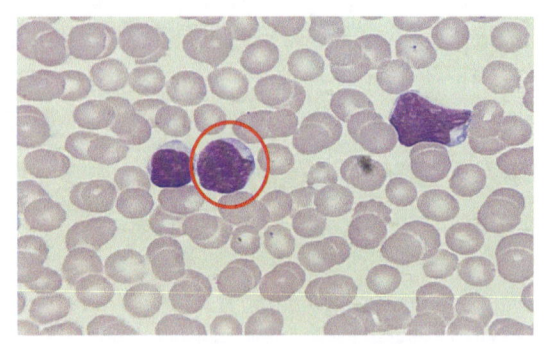

图2-27　幼淋巴细胞（瑞氏-吉姆萨染色，×1000）

3. 成熟淋巴细胞（lymphocyte）

（1）大淋巴细胞　胞体直径12～15μm，圆形或类圆形。胞核椭圆形，常偏于一侧，核染色质紧密而均匀，染呈深紫红色，核仁消失，有时隐约可见假核仁。胞质较多，呈清澈的淡蓝色，常有少许嗜天青颗粒（图2-28）。

（2）小淋巴细胞　胞体直径6～9μm，圆形、类圆形或蝌蚪形等。胞核类圆形或有小切迹，核染色质聚集，呈大块状，副染色质不明显（结块的边界不清楚），染色呈深紫红色，核仁消失。胞质极少（颇似裸核），呈淡蓝色或深蓝色，常无颗粒（图2-29）。

考点：淋巴细胞形态

五、单核细胞系统

单核细胞系统简称单核系，分为原单核细胞、幼单核细胞和单核细胞三个阶段，其形态特征为：①胞体：常较大，可不规则或有伪足状突起；②胞质：量多，呈灰蓝色，有粉尘样颗粒；③胞核：大且不规则，呈扭曲、折叠，核染色质细致、疏松。

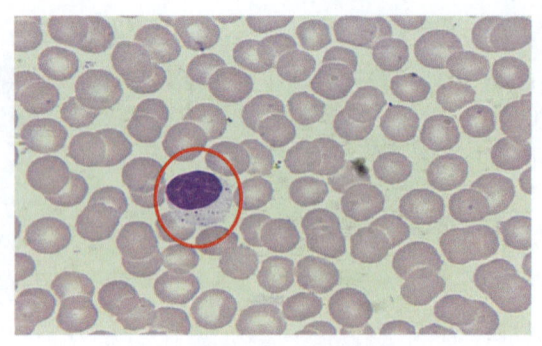

图2-28　大淋巴细胞（瑞氏-吉姆萨染色，×1000） 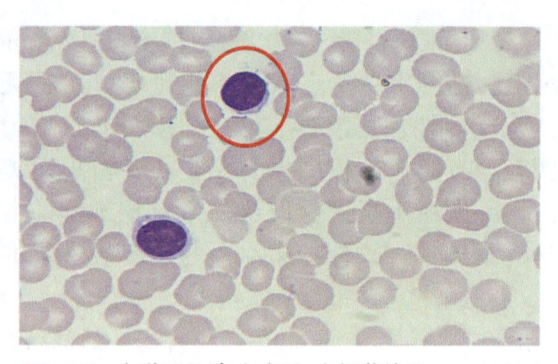　　图2-29　小淋巴细胞（瑞氏-吉姆萨染色，×1000）

各阶段单核细胞形态特点：

1. 原单核细胞（monoblast）　胞体直径14～25μm，圆形或不规则，有时可有伪足。胞核圆形、稍凹陷或不规则，可有折叠、扭曲，核染色质纤细、疏松呈细丝网状，染淡紫红色；核仁1～3个（多数为1个）、大而清楚。胞质较其他原始细胞多，呈灰蓝色或蓝色，不透明、毛玻璃样，可有空泡，颗粒无或有少许。原单核细胞分为Ⅰ型和Ⅱ型，分型方法似原始粒细胞（图2-30）。

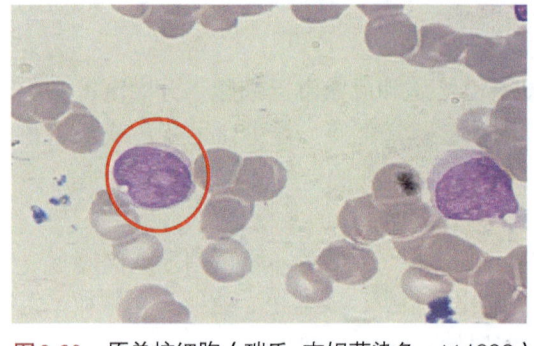

图2-30　原单核细胞（瑞氏-吉姆萨染色，×1000）

2. 幼单核细胞（promonocyte）　胞体直径15～25μm，圆形或不规则，有时可有伪足。胞核常不规则，呈扭曲、折叠状，或有凹陷或切迹，核染色质聚集成丝网状，核仁有或消失。胞质量多，呈灰蓝色、不透明，可见细小紫红色的嗜天青颗粒和空泡（图2-31）。

3. 单核细胞（monocyte）　胞体直径12～20μm，圆形或不规则，可见伪足。胞核不规则，多折叠扭曲呈肾形、大肠状、马蹄形、"S"形、分叶形、笔架形等，核染色质疏松，可呈条索状、小块状，核仁消失。胞质量多，呈浅灰蓝色或灰红色、半透明如毛玻璃样，胞质内见细小、分布均匀的灰尘样紫红色嗜天青颗粒，常有空泡（图2-32）。

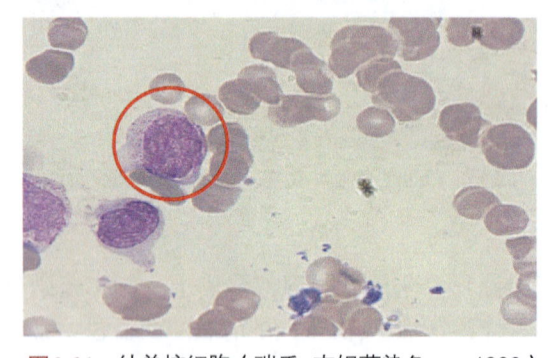

图2-31　幼单核细胞（瑞氏-吉姆萨染色，×1000） 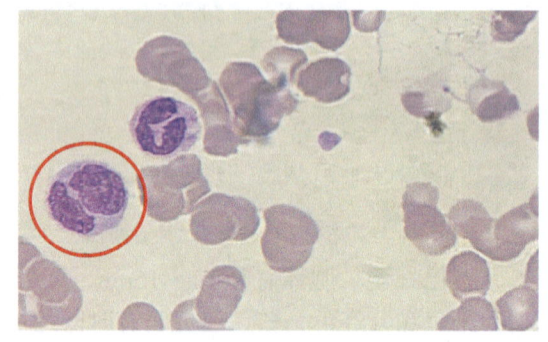　　图2-32　单核细胞（瑞氏-吉姆萨染色，×1000）

六、浆细胞系统

浆细胞系统简称浆系，包括原浆细胞、幼浆细胞和浆细胞三个阶段，其基本形态特征为：①胞体：椭圆形多见；②胞质：丰富，呈深蓝色，不透明，常有空泡及核旁淡染区；③胞核：圆形，常偏位。

各阶段浆细胞形态特点：

1. 原浆细胞（plasmablast）　胞体直径15～25μm，圆形或椭圆形。胞核圆形，占胞体的2/3以上，偏位或居中，核染色质呈粗颗粒网状，染紫红色，核仁1～2个。胞质量多，呈深蓝色、不透明，可见核旁淡染区，无颗粒，可有空泡（图2-33）。

2. 幼浆细胞（proplasmacyte）　胞体直径12～16μm，常呈椭圆形。胞核圆形，常偏位，核染色质较原浆细胞粗，呈深紫红色，核仁模糊或无。胞质丰富，深蓝色，不透明，常有空泡及核旁半月形淡染区，偶有少许嗜天青颗粒（图2-34）。

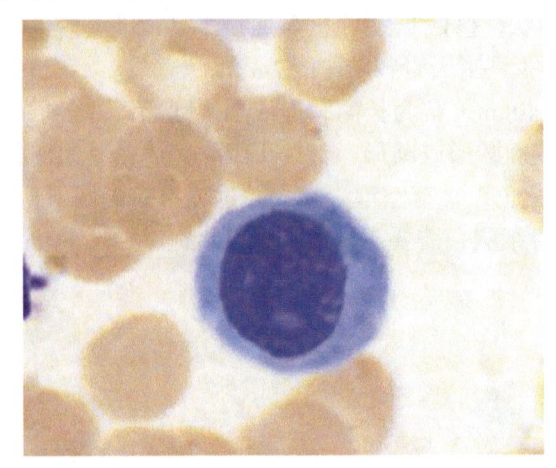

图2-33 原浆细胞（瑞氏-吉姆萨染色，×1000）

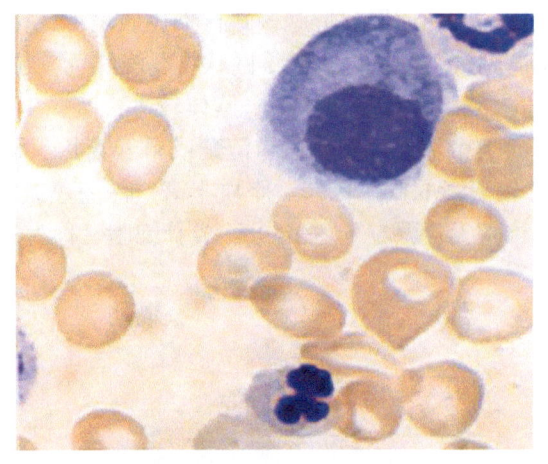

图2-34 幼浆细胞（瑞氏-吉姆萨染色，×1000）

3. 浆细胞（plasmacyte） 胞体大小不一，直径8～15μm，常呈椭圆形。胞核圆形，较小，占胞体1/3以下，有时可见双核，核常偏位，核染色质聚集呈块状，副染色质较明显，形似龟背状，少数呈车轮状，核仁无。胞质丰富，深蓝色，不透明，有泡沫感，有时胞质呈红色或胞质边缘呈红色（分泌黏蛋白所致），核旁常有明显的半月形淡染区，偶见少许嗜天青颗粒（图2-35）。

考点：浆细胞系统

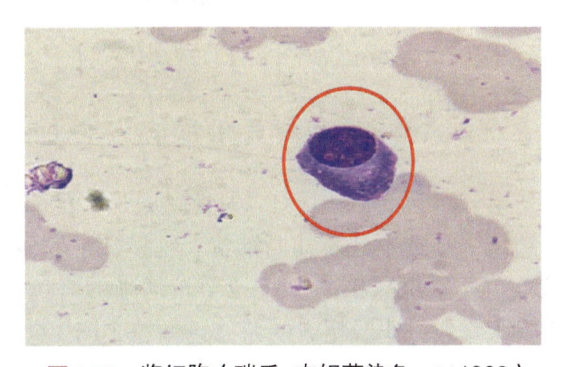

图2-35 浆细胞（瑞氏-吉姆萨染色，×1000）

七、其他细胞

正常骨髓除上述六大系统细胞以外，往往还有少量的肥大细胞、内皮细胞、纤维细胞等细胞存在。

1. 肥大细胞（mast cell） 又称为组织嗜碱细胞（tissue basophilic cell），胞体直径12～20μm，蝌蚪形、梭形、圆形、椭圆形、多角形等。胞核较小、圆形，常被颗粒遮盖，核染色质块状，无核仁。胞质较丰富，充满粗大、排列紧密、大小一致的深紫蓝色的嗜碱性颗粒，胞质的边缘常可见突出的颗粒，染色时有时颗粒可被溶解而出现空泡。有的组织嗜碱细胞质中的颗粒排列非常致密且覆盖核上，使细胞核质难以辨认，染色后呈一个黑色块状物，易误认为异物而被忽略（图2-36）。

2. 内皮细胞（endothelial cell） 胞体直径25～30μm，极不规则，多呈长尾形、梭形。胞核呈圆形、椭圆形或不规则，核染色质呈网状，多无核仁。胞质较少，分布于细胞的一端或两端，呈淡蓝色或淡红色，可有细小的紫红色颗粒（图2-37）。

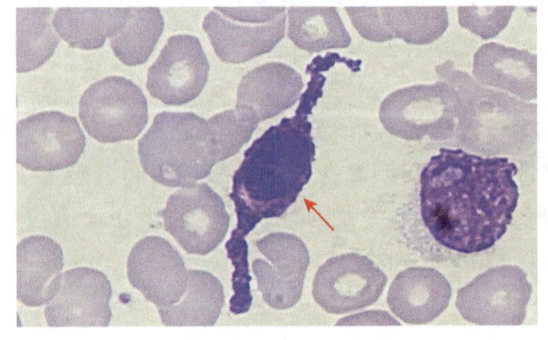

图2-36 肥大细胞（瑞氏-吉姆萨染色，×1000）

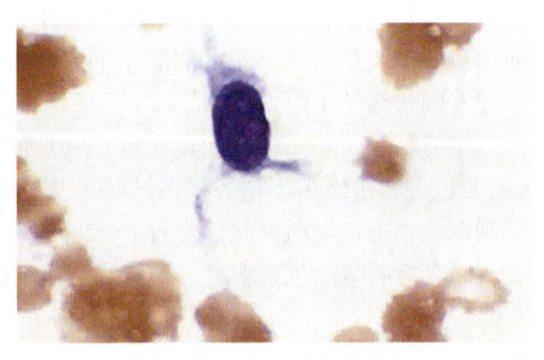

图2-37 内皮细胞（瑞氏-吉姆萨染色，×1000）

3. 纤维细胞（fibrocyte） 为骨髓中最大的多核细胞之一。此种细胞非常黏稠，涂片时常常被拉成一长条状。其胞体大，常不规则，多为长尾形，长轴直径可达200μm以上。常有多个至数十个、大小形态相同的圆形或椭圆形胞核，核染色质呈细或粗网状，核仁1~2个。胞质极丰富，呈淡蓝色，多分布于细胞两端。胞质内含纤维网状物、浅红色颗粒及少许嗜天青颗粒（图2-38）。

4. 成骨细胞（osteoblast） 胞体较大，直径20~40μm，常为长椭圆形或不规则形，常多个成簇分布，有时单个存在，胞体边缘清楚或呈云雾状。胞核椭圆形或圆形，常偏于细胞一侧，呈粗网状，有1~3个较清晰的蓝色核仁。胞质丰富，深蓝色或淡蓝色，常有空泡，离核较远处常有椭圆形淡染区，偶见少许嗜天青颗粒（图2-39）。成骨细胞又称为造骨细胞，需要与浆细胞加以鉴别。

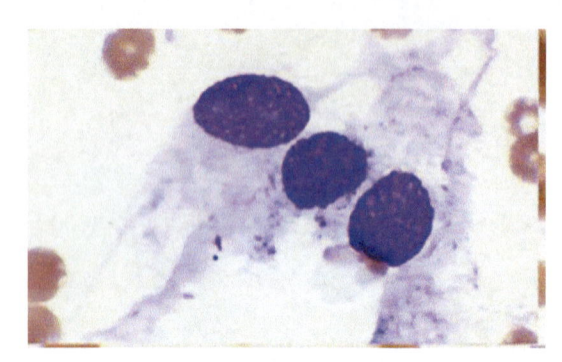

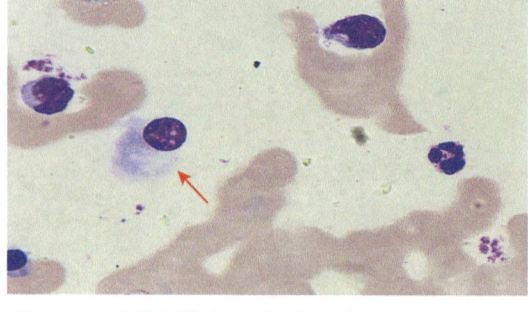

图2-38 纤维细胞（瑞氏-吉姆萨染色，×1000）　　图2-39 成骨细胞（瑞氏-吉姆萨染色，×1000）

5. 破骨细胞（osteoclast） 为骨髓中最大的多核细胞之一。胞体巨大，直径60~100μm，形态不规则，边缘清楚或不规整如撕纸状。胞核数常较多，1~100个，圆形或椭圆形，彼此孤立，无核丝相连，核染色质呈粗网状，有1~2个较清晰的蓝色核仁。胞质极丰富，呈淡蓝色、淡红色或红蓝相间，胞质中有大量较细小或粗大的紫红色颗粒（图2-40）。破骨细胞需要与巨核细胞加以鉴别。

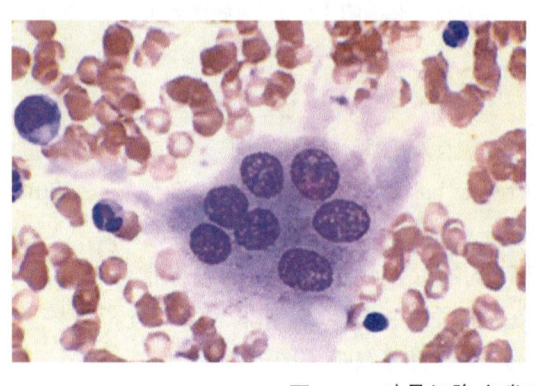

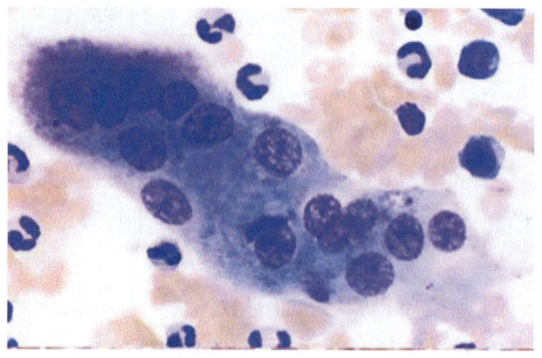

图2-40 破骨细胞（瑞氏-吉姆萨染色，×1000）

6. 脂肪细胞（fat cell） 是网状细胞或组织细胞摄取脂肪滴形成的。胞体直径30~50μm，圆形或椭圆形，胞膜极易破裂，边缘不整齐。胞核较小，形状不规则，常被挤在一边，核染色质致密，无核仁。胞质多，充满大量大小不一的脂肪空泡。起初为小脂肪空泡，以后逐渐变大，最后融合成大脂肪空泡，中间有网状细丝（图2-41）。

7. 组织细胞（histiocyte） 胞体大小不一（通常较大），为长椭圆形或不规则形，长轴直径可达20~50μm及以上，边缘多不整齐呈撕纸状（常与黏性很大的间质黏在一起，故抽出时遭破坏）。胞核圆形或椭圆形，核染色质粗网状，常有1~2个较清晰的蓝色核仁。胞质较丰富，淡蓝色，有少许嗜天青颗粒，有时含有吞噬的色素颗粒、脂肪滴、血细胞、细菌等（图2-42）。

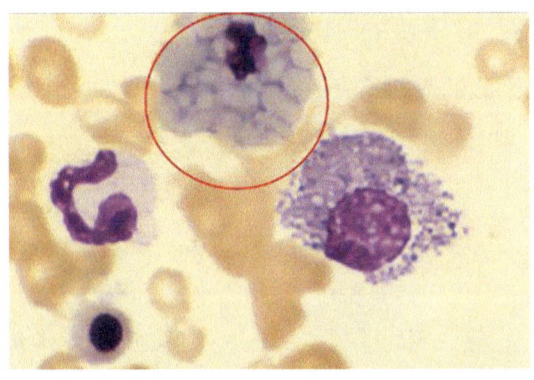

图 2-41　脂肪细胞（瑞氏-吉姆萨染色，×1000） 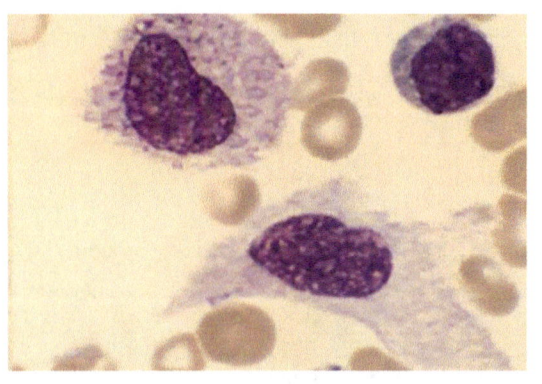　　图 2-42　组织细胞（瑞氏-吉姆萨染色，×1000）

8. 吞噬细胞（phagocyte）　胞体内包含有吞噬物质的一组细胞的总称。具有吞噬功能的细胞有单核细胞、组织细胞、粒细胞、血管内皮细胞、纤维细胞等。吞噬细胞的形态极不一致，由吞噬物的类型及吞噬物的多少而定。其胞核圆形、椭圆形或不规则形，常一个核，有时双核或多核，核常被挤至细胞的一侧，核染色质较疏松，核仁有或无；胞质多少不一，淡蓝色或淡红色，常有空泡，并有数量不等的吞噬物，吞噬物有空泡、色素、颗粒、细胞、碳核、细菌等。有时吞噬细胞成堆存在（图2-43）。

9. 退化细胞　多数是由于推片时人为造成骨髓细胞的破坏所致。

（1）涂抹细胞（smudge cell）　其大小不一，通常只有一个退化的核而无胞质，胞核肿胀，核结构常模糊不清，染成均匀淡紫红色，有时可见核仁。由于推片时核易被拉成扫帚状，形如竹篮，故称为篮细胞（图 2-44）。

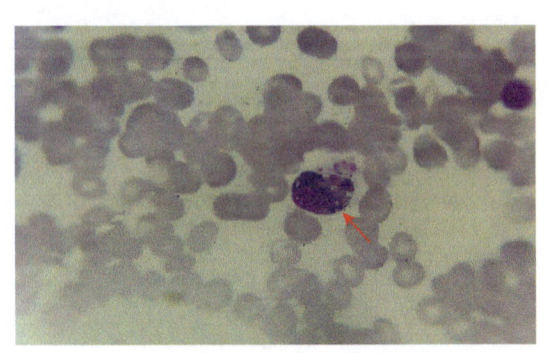

图 2-43　吞噬细胞（瑞氏-吉姆萨染色，×1000） 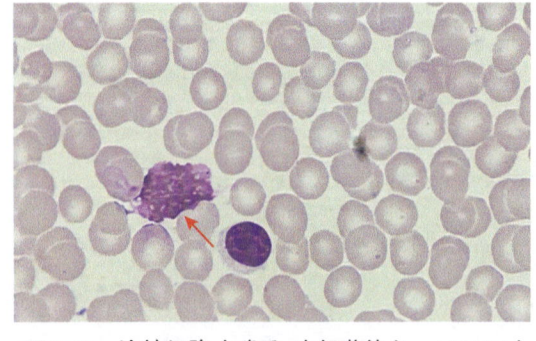　　图 2-44　涂抹细胞（瑞氏-吉姆萨染色，×1000）

（2）Ferrata 细胞　是晚期早幼粒或早期中幼粒在推片时人为地被推散所导致的退化细胞。其胞体大，胞膜破裂、边缘不整齐，细胞扁平而无立体感。胞核较大、卵圆形，核染色质呈粗网状，着色较淡，常可见核仁1~3个。胞质淡蓝色，其间散布若干嗜天青颗粒，呈推散状分布。有人将被破坏的嗜酸性粒细胞称为嗜酸性 Ferrata 细胞（图 2-45）。

考点： 掌握其他细胞系统

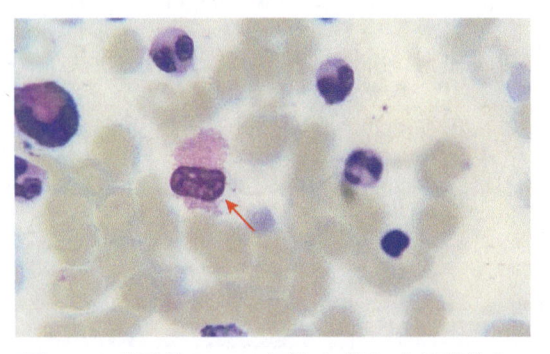

图 2-45　嗜酸性 Ferrata 细胞（瑞氏-吉姆萨染色，×1000）

八、正常骨髓中形态类似细胞的鉴别

骨髓象中有许多细胞形态相似，分类时存在一定困难，在熟练掌握各种细胞形态的基础上，重点把握它们的区别要点，才能正确划分其归属。下面介绍常见类似细胞的鉴别。

（一）原始红细胞、原始粒细胞、原淋巴细胞、原单核细胞的鉴别

原始红细胞、原始粒细胞、原淋巴细胞、原单核细胞的鉴别见表2-3。

表2-3 原始红细胞、原始粒细胞、原淋巴细胞和原单核细胞的鉴别

鉴别项目	原始红细胞	原始粒细胞	原淋巴细胞	原单核细胞
胞体大小	直径15～25μm	直径10～20μm	直径10～18μm	直径14～25μm
胞体形态	圆形，常有瘤状突起	圆、椭圆形	圆、类圆形	圆形或不规则形，可有伪足突出
核形态	圆形	圆形	圆形	圆形、不规则形。折叠扭曲
核仁	1～3个，较大，边界不清楚	2～5个，小，边界清楚	1～2个，小，边界清楚	1个，大，边界清楚
染色质	较粗颗粒状	细致如砂砾状，平坦如薄纱	颗粒状	纤细疏松如细丝网状
胞质量	较多	较少	少	较多
胞质颜色	深蓝色，油墨画感，不透明	半透明蓝色或深蓝色	淡蓝色，清澈透明	淡蓝、灰蓝色，毛玻璃样
胞质颗粒	无	无或少许	无	无或少许
其他	核周常有淡染区，胞质中可有假颗粒	—	—	有时胞质中可见空泡

（二）中性中幼粒细胞与单核细胞的鉴别

中性中幼粒细胞与单核细胞的鉴别见表2-4。

表2-4 中性中幼粒细胞与单核细胞的鉴别

鉴别项目	中性中幼粒细胞	单核细胞
胞体	直径10～20μm，圆形	直径12～20μm，圆形或不规则形，可见伪足
胞核	椭圆形、一侧扁平或凹陷	不规则形，常有明显扭曲折叠
染色质	呈条索状或块状	疏松呈网状
胞质量	中等	较多
胞质颜色	淡红色或淡蓝色	灰蓝色或略带红色，半透明如毛玻璃一样
空泡	常无	常有
颗粒	有中性颗粒和非特异性颗粒	大量细小、紫红色，似灰尘样的嗜天青颗粒

（三）中幼红细胞、淋巴细胞和浆细胞的鉴别

中幼红细胞、淋巴细胞和浆细胞的鉴别见表2-5。

表2-5 中幼红细胞、淋巴细胞和浆细胞的鉴别

鉴别项目	中幼红细胞	淋巴细胞	浆细胞
胞体	直径8～15μm，圆形	直径6～8μm，圆形、蝌蚪形	直径8～15μm，椭圆形
核形态	圆形	类圆形或有小切迹	常偏位
核位置	居中	居中或偏位	常偏位
染色质	结块、副染色质明显	结块、副染色质不明显	结块、龟背状
核仁	无	消失，有时可有假核仁	无，偶见假核仁
胞质量	多	极少	丰富
胞质颜色	灰蓝色、灰红色	清晰透明淡蓝色	深蓝色，有时为紫红色
胞质颗粒	无	常无颗粒，有时可有少许	常无
其他	常无空泡	胞质有时可见毛状突起	核旁有淡染区，胞质有泡沫感

（四）巨核细胞与破骨细胞的鉴别

巨核细胞与破骨细胞的鉴别见表2-6。

表2-6　巨核细胞与破骨细胞鉴别

鉴别要点	巨核细胞	破骨细胞
核形态	不规则形，高度分叶，但彼此重叠，核分叶不清楚，大小不等	圆形或椭圆形，3~100个，彼此孤立，无核丝相连，核大小、形态、结构基本一致
核染色质	粗条纹状或粗块状	粗网状
核仁	无	每个核常有1~2个，较清楚
胞质颗粒	较细小	较细小或粗大

（五）浆细胞与成骨细胞的鉴别

浆细胞与成骨细胞的鉴别见表2-7。

表2-7　浆细胞和成骨细胞的鉴别

鉴别要点	浆细胞	成骨细胞
胞体大小	直径8~15μm	直径20~40μm
胞体形态	圆或椭圆形	椭圆形或不规则，边缘常呈云雾状
胞质	丰富，呈深蓝色或红色，泡沫感	丰富（较浆细胞多），呈深蓝色或淡蓝色
核染色质	块状	粗网状
核仁	无，有时有假核仁	常有，1~3个
淡染区	核旁，呈半月形	距核较远处，呈椭圆形
细胞分布	常单个散在，有时成堆存在	常成堆存在，有时单个散在

考点： 掌握正常骨髓中形态类似细胞的鉴别

> **链接**　科学技术促进细胞形态学的发展
>
> 血细胞的发现虽已有300多年的历史，但这些细胞的形态学至今还是血液学家研究的重要部分。随着观察技术不断改进，显微镜的精密度不断提高，染色技术的进步使细胞形态更清晰，更易于鉴别，得以区分出各类白细胞且观察到各种血细胞的异常形态。20世纪60年代后明确血细胞产生于骨髓，骨髓中有造血干（祖）细胞，不断产生各系列血细胞，这些细胞分化成熟后才进入血液。1929年发明了骨髓穿刺针，骨髓细胞可像血液一样被吸取和制成薄膜片，在油镜下观察。从此骨髓细胞观察成为血细胞形态学研究的一个重要内容。

第2节　骨髓细胞形态学检查

案例 1-2-2

王某，男，35岁，因"反复乏力2月余"就诊。实验室检查：血常规示WBC 284.5×10^9/L，中性粒细胞134.23×10^9/L，嗜酸性粒细胞11.14×10^9/L，嗜碱性粒细胞22.54×10^9/L，RBC 2.94×10^{12}/L，Hb 94.00g/L，PLT 551×10^9/L，不成熟细胞占30%。建议做骨髓相关检查。骨髓细胞学检查：骨髓增生极度活跃，原始细胞占2.0%，嗜酸性粒细胞、嗜碱性粒细胞均增多，中性粒细胞碱性磷酸酶积分为14分，中性粒细胞碱性磷酸酶染色（NAP）阳性率为10%。初步诊断为慢性髓细胞白血病。

问题：1. 本病例中患者外周血白细胞、中性粒细胞碱性磷酸酶、血小板各指标是否正常？若异常可能考虑哪些疾病？
2. 骨髓检查的适应证是什么？
3. 骨髓细胞形态学检查的方法是什么？

一、骨髓细胞形态学检查

骨髓细胞形态学检查在临床常称为骨髓象检查，是用普通光学显微镜观察细胞形态的变化来了解骨髓中细胞的数量和质量的变化，以此了解骨髓的造血功能，对许多疾病（尤其是血液系统疾病）的诊断、疗效观察、预后判断等具有重要的价值。骨髓细胞检查还可以通过其他手段，如细胞免疫学、细胞遗传学、细胞分子生物学等，在许多血液系统疾病诊断中发挥了重要的作用，而最常规、应用最广泛的还是骨髓细胞形态学检查。骨髓细胞形态学检查包括骨髓常规检查和骨髓其他检查（即细胞化学染色），细胞化学染色在第3章讲述。

（一）骨髓检查的主要临床应用

通过骨髓穿刺采集骨髓液，制备涂片染色后在显微镜下观察骨髓细胞形态，其临床作用如下。①诊断造血系统疾病，骨髓象检查对各种类型白血病、再生障碍性贫血、巨幼细胞贫血、恶性组织细胞病、戈谢病、尼曼-皮克病、海蓝组织细胞增生症、多发性骨髓瘤具有诊断价值，也常通过复查骨髓象来评价疗效或判断预后。②协助诊断某些疾病如各种恶性肿瘤的骨髓转移、淋巴瘤的骨髓浸润、骨髓增殖异常综合征、骨髓增生性疾病、缺铁性贫血、溶血性贫血、脾功能亢进和原发性血小板减少性紫癜。③提高某些疾病的诊断率，利用骨髓液检验疟原虫、黑热病原虫、红斑狼疮细胞及细菌培养、染色体培养、干细胞培养等，皆可提高阳性率。

（二）骨髓检查的适应证与禁忌证

1. 适应证

（1）外周血细胞成分及形态异常，如一系、二系或三系细胞的增多和减少；外周血中出现原始、幼稚细胞等异常细胞。

（2）不明原因发热、肝、脾、淋巴结肿大。

（3）骨痛、骨质破坏、肾功能异常、黄疸、紫癜、血沉明显增加等。

（4）血液病定期复查及化疗后的疗效观察。

（5）其他：骨髓活检、造血祖细胞培养、染色体核型分析、融合基因检测、微生物及寄生虫学检查（如伤寒、疟疾）等。

2. 禁忌证

（1）由于凝血因子缺陷引起的出血性疾病如血友病禁忌做骨髓穿刺；有出血倾向或凝血时间明显延长者不宜做骨髓穿刺，在必须明确疾病诊断时可做，但穿刺后必须局部压迫止血5~10分钟。

（2）晚期妊娠的孕妇应慎做骨髓穿刺术；小儿及不合作者不宜做胸骨穿刺。

考点：骨髓检查的适应证和禁忌证

（三）骨髓标本的采集

1. 穿刺部位的选择
骨髓标本大部分采用穿刺法吸取。骨髓穿刺部位选择一般要从以下几个方面考虑：①骨髓腔中红骨髓丰富；②穿刺部位应浅表、易定位；③应避开重要脏器。临床上常用的穿刺部位包括胸骨、棘突、髂骨、胫骨等处。髂后上棘骨皮质薄，骨髓腔大，进针容易，骨髓液丰富，被血液稀释的可能性小，为临床上首选的穿刺部位。

2. 穿刺方法与步骤　视频见数字化资源点。

3. 骨髓取材的判断

（1）取材满意　①抽吸骨髓液时，多数患者有瞬时的酸痛感；②骨髓液抽取应在0.2ml以内，否则易于稀释；③抽出的骨髓液中有较多的黄色小粒（多为骨髓小粒或脂肪滴）；④显微镜检查可见大量的幼稚阶段细胞及骨髓特有的细胞，如巨核细胞、浆细胞、成骨细胞、破骨细胞、脂肪细胞、肥大细胞、吞噬细胞等；⑤骨髓细胞分类计数中，中性杆状核粒细胞/中性分叶核粒细胞值大于外周血比值，有核细胞数大于外周血有核细胞数。

（2）取材失败（即骨髓稀释）　抽吸骨髓液时混进血液，称为骨髓稀释。根据骨髓涂片中有核细胞的多少可分为以下两种情况。①完全稀释：外周血过多，骨髓涂片与血涂片的细胞成分完全一样；②部分稀释：骨髓小粒、脂肪滴数少或不见，骨髓特有细胞少，有核细胞少，成熟细胞比例增高。

4. 干抽（dry tap）　是指非技术错误或穿刺位置不当而抽不出骨髓液或只得到少量血液。原因是某些疾病导致骨髓十分黏稠。常见于：①原发性和继发性骨髓纤维化症；②骨髓极度增生，细胞过于紧密结实，如白血病、真性红细胞增多症等；③骨髓增生减低，如再生障碍性贫血；④肿瘤骨髓浸润，包括恶性淋巴瘤、多发性骨髓瘤、骨髓转移癌。

当发生干抽时，在针头中有时可有少量骨髓组织，如用针芯将其推出，可以制作一张涂片，仍可供检查。一般可更换部位再行穿刺，部分病例（如骨髓纤维化）须作骨髓活检。

考点：骨髓标本的采集

二、骨髓细胞形态学检查的方法

造血系统疾病会导致血常规中细胞的数量、形态、功能等发生变化，外周血细胞改变往往反映了骨髓病变的重要信息，因此血细胞形态学检查应由外周血和骨髓两部分组成。

（一）血涂片检查步骤

1. 血涂片染色（略）

2. 计数与分类　在染色良好的血涂片体尾交界处选取至少100个有核细胞，注意各种细胞（包括红细胞和血小板）的形态，全片观察血涂片中其他部位（尤其血膜边缘与尾部）。观察内容主要有以下几个方面。

（1）粒细胞系统　观察中性杆状核粒细胞、中性分叶核粒细胞、嗜酸和嗜碱性粒细胞的数量及形态（包括胞体、胞核及胞质），注意有无原始粒细胞、幼稚粒细胞、棒状小体、粒细胞毒性变化、粒细胞分叶过多或过少、颗粒减少、双核、巨幼样变等。

（2）淋巴细胞系统　观察淋巴细胞数量及形态，有无原淋巴细胞、幼淋巴细胞、异型淋巴细胞及淋巴瘤细胞等。

（3）单核细胞系统　观察单核细胞数量及形态，有无原单核细胞、幼单核细胞、棒状小体等。

（4）其他有核细胞　注意有无有核红细胞、浆细胞、巨核细胞、吞噬细胞等。

（5）红细胞和血小板　应观察红细胞的大小、形态、染色、内容物及排列方式，注意有无有核红细胞、大红细胞、小红细胞、球形红细胞、靶形红细胞、多色素性红细胞、低色素性红细胞、嗜碱性点彩红细胞、卡伯特环、豪-乔小体、寄生虫（疟原虫）及红细胞缗钱状排列等；观察血小板数量、大小、形状、染色和分布，注意有无巨大血小板、大血小板、畸形血小板、巨核细胞及注意血小板聚集状态等。

3. 计算　计算出各类各阶段细胞所占百分比，将结果填入骨髓报告单的血涂片栏中。

4. 特征描述　一般需描述血涂片中有核细胞的数量、形态、大小、染色及结构，以何种细胞为主，红细胞的形态，血小板数量与形态，有无寄生虫及其他异常细胞等。

（二）血涂片检查的意义

不同疾病，其血常规或骨髓象存在着不同或相同之处。因此，观察血涂片对疾病诊断和鉴别诊断具有非常重要的意义。两者关系主要有以下几种情况。

1. 骨髓象相似而血常规有显著区别 如遗传性球形红细胞增多症和缺铁性贫血，两者骨髓有核细胞相似，都是红细胞系统增生活跃，但血常规中成熟红细胞的形态显著不同，前者见球形红细胞，而后者红细胞中心淡染区扩大；神经母细胞瘤骨髓转移时，骨髓中神经母细胞呈弥漫性增多，与急性粒细胞白血病相似，但前者血常规中中性粒细胞增多伴核左移，后者白细胞增多伴原始粒细胞及早幼粒细胞增多。

2. 骨髓象有显著区别而血常规相似 如传染性淋巴细胞增多症和慢性淋巴细胞白血病的血涂片皆可显示为小淋巴细胞显著增多，但骨髓象不同，前者淋巴细胞增多不明显，而后者显著增多。又如急性白血病、再生障碍性贫血和内脏利什曼病（黑热病），三者血涂片均可显示全血细胞显著减少，但骨髓象三者有显著不同：急性白血病时原始和幼稚细胞显著增多；再生障碍性贫血时粒细胞、红细胞和巨核细胞系统减少，而淋巴细胞相对增多；黑热病时骨髓象可有轻度增生，并可见黑热病病原体。

3. 骨髓象变化不显著而血常规有显著异常 如传染性单核细胞增多症，其骨髓中的异型淋巴细胞少见，而血常规中的异型淋巴细胞常大于10%。

4. 骨髓象有显著异常而血常规变化不显著 如多发性骨髓瘤、戈谢病、尼曼-皮克病，其骨髓中分别可见特异性的骨髓瘤细胞、戈谢细胞、尼曼-皮克细胞，但血常规中很少见到。

5. 血常规是骨髓象的延续 急性白血病患者骨髓中白血病细胞类型的确定有时不是一件容易的事，血常规中血细胞来源于骨髓，较成熟的细胞才能进入血循环，因此白血病时血常规中的白血病细胞较骨髓中成熟、较易辨认，故结合血常规可辅助白血病细胞类型的判断。因此，将血片及骨髓象反复检查对照将对白血病的诊断有很大的帮助。

（三）骨髓细胞形态学检查

骨髓细胞形态学检查：选择骨髓小粒多、制备良好的骨髓涂片进行瑞氏染色，然后选择染色良好的涂片在显微镜下观察。

1. 低倍镜观察

（1）观察骨髓涂片情况 是否符合取材标准，即骨髓涂片含有核细胞多，涂片尾部有骨髓小粒（图2-46）、骨髓特有细胞或油滴；涂片厚薄是否适宜，细胞分布是否均匀；骨髓细胞染色是否良好，细胞结构是否清楚，有无特有的颜色（图2-47）。

（2）观察骨髓有核细胞增生程度 根据骨髓涂片中所含有核细胞多少（通常做法为在骨髓涂片中段选择几个细胞分布均匀的视野观察有核细胞与成熟红细胞比例），确定骨髓的增生程度以了解造血功能。骨髓增生程度分级常采用五级分类法（表2-8、图2-48）。

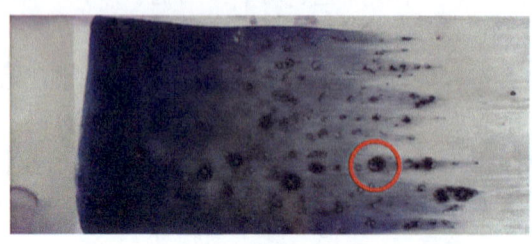

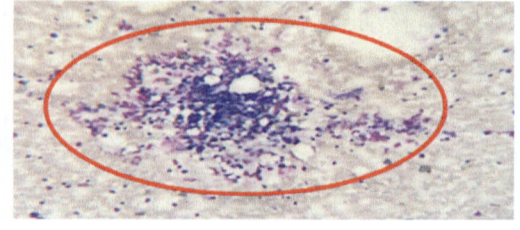

肉眼观　　　　　　　　　　×100

图2-46　骨髓小粒（瑞氏-吉姆萨染色）

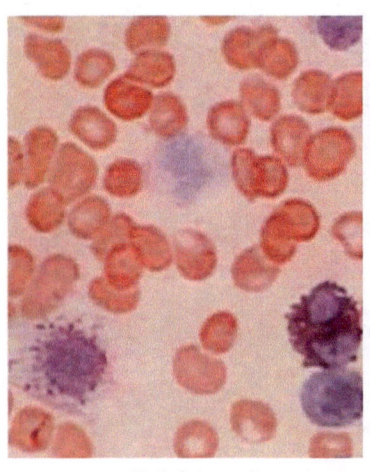

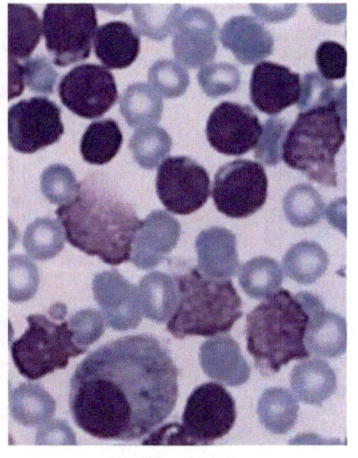

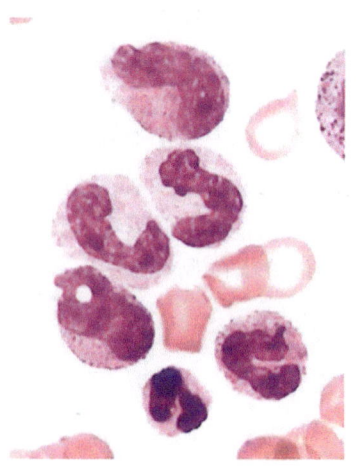

偏酸（×1000）　　　　偏碱（×1000）　　　　较佳（×1000）

图 2-47　染色情况（瑞氏 - 吉姆萨染色）

表 2-8　骨髓增生程度分级及标准

分级	有核细胞/红细胞	有核细胞数/HP	临床意义
增生极度活跃	1∶1	>100	各种白血病
增生明显活跃	1∶10	50～100	各种白血病、增生性贫血
增生活跃	1∶20	20～50	健康人、贫血
增生减低	1∶50	5～10	造血功能低下、部分稀释
增生极度减低	1∶200	<5	再生障碍性贫血、完全稀释

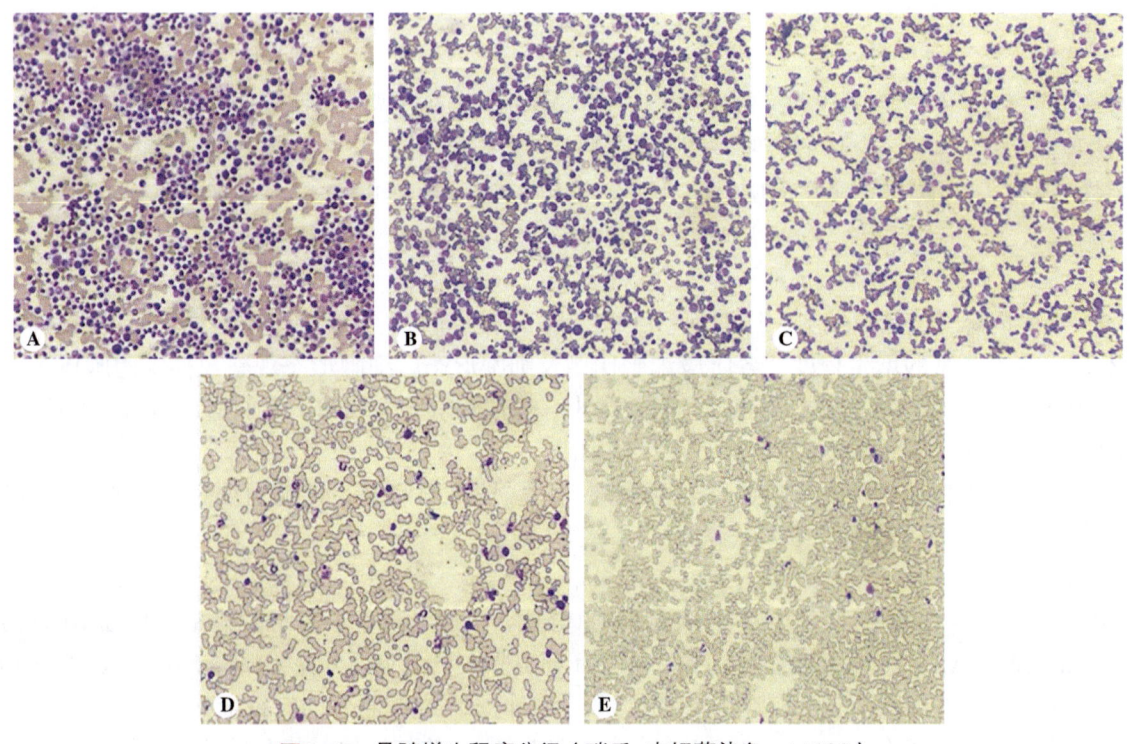

图 2-48　骨髓增生程度分级（瑞氏 - 吉姆萨染色，×100）

A. 增生极度活跃；B. 增生明显活跃；C. 增生活跃；D. 增生减低；E. 增生极度减低

（3）巨核细胞计数与分类　将骨髓涂片标准化为1.5cm×3.0cm（4.5cm²），巨核细胞的参考区间为7～35个。由于巨核细胞体积较大，数量较少（多分布于涂片尾部与边缘），故巨核细胞计数一般在低倍镜下进行，用高倍镜或油镜进行分类并观察巨核细胞及血小板形态。

（4）观察有无特殊细胞和寄生虫　全片观察有无体积较大或成堆分布的异常细胞（尤其注意观察涂片尾部及边缘部位），如骨髓转移癌细胞、异型组织细胞、戈谢细胞、尼曼-皮克细胞等。

2. 油镜观察　在低倍镜下选择细胞分布均匀的部位，转到油镜下进行细胞分类、计数及形态观察，涂片不同位置染色观察见图2-49。

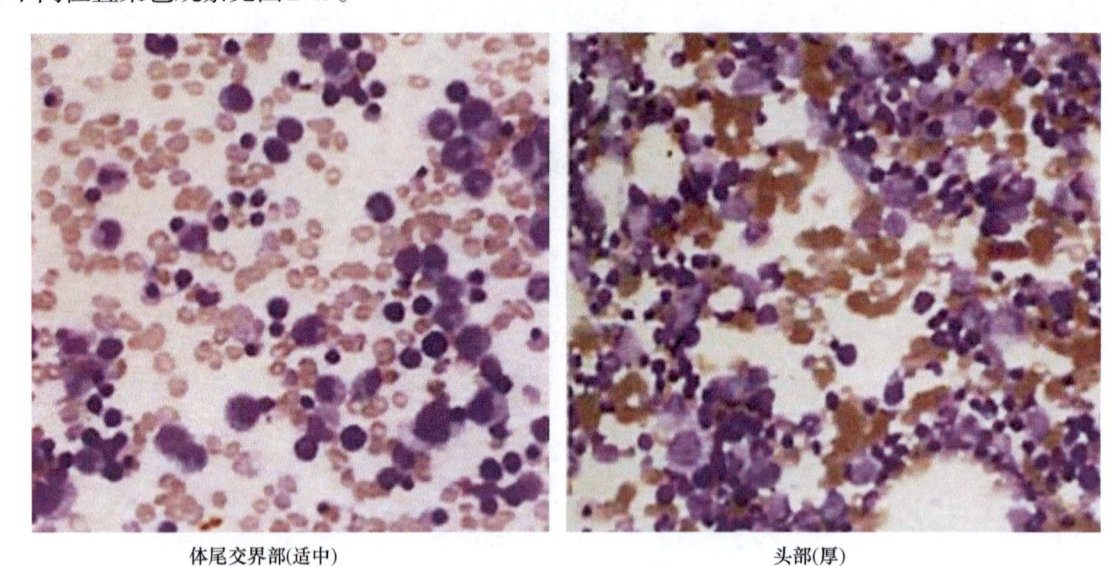

体尾交界部(适中)　　　　　　　　头部(厚)

图2-49　涂片不同位置染色观察（瑞氏-吉姆萨染色，×400）

（1）有核细胞的计数与分类（表2-9）。

表2-9　有核细胞的计数与分类

计数的部位	选择厚薄合适且均匀、细胞结构清楚、红细胞呈淡红色、背景干净的部位进行计数，一般在体尾交界处
计数的顺序	计数时要按照一定顺序，以免出现有些视野重复或遗漏计数的现象
计数的细胞	计数细胞包括除巨核细胞、破碎细胞、分裂象细胞以外的其他有核细胞
计数的数目	一般至少计数200个有核细胞；增生明显活跃以上者最好计数500个；增生极度减低者可计数100个

（2）观察内容　包括粒细胞、红细胞、巨核细胞、淋巴细胞、浆细胞、单核细胞系统及其他细胞的观察，应观察各系的增生程度、各阶段细胞比例及细胞形态。细胞形态观察包括细胞胞体（大小、形态）、胞核（如核形、核位置、染色质、核仁大小、核仁数量等）及胞质（如量、颜色、颗粒、空泡等）的形态特点等，对于异常细胞的观察更应仔细。

（3）注意有无特殊的病理细胞（如转移癌细胞、恶性组织细胞、骨髓瘤细胞等）或血液寄生虫（如疟原虫、杜氏利什曼原虫、弓形虫等）。

3. 计算

（1）计算各系统细胞总百分比及各阶段细胞百分比　一般情况下，百分比是指有核细胞的百分比（all nucleate cell，ANC）。在某些白血病中，还要计算出非红系细胞百分比（non erythroid cell，NEC），NEC是指去除有核红细胞、淋巴细胞、浆细胞、肥大细胞、巨噬细胞外的有核细胞百分比。

（2）计算粒红比值（granulocyte/erythrocyte，G/E）　所谓粒红比值是指各阶段粒细胞（包括中性、嗜酸性、嗜碱性粒细胞）百分率总和与各阶段有核红细胞百分率总和之比。

（3）计算各阶段巨核细胞百分比或各阶段巨核细胞的个数。

4. 填写骨髓细胞学检查报告单　应用简短的语言，采用图文并茂的报告方式，填写骨髓细胞形态学检查报告单。主要分为以下五部分内容。

（1）患者基本信息　包括患者姓名、性别、年龄、科室、病区、床号、住院号、上次及本次骨髓涂片号、骨髓穿刺部位、骨髓穿刺时间、临床诊断等。

（2）填写骨髓报告单中各阶段细胞百分比、骨髓增生程度、粒红比值等。

（3）文字描述　包括骨髓涂片、血涂片及细胞化学染色三部分。其中骨髓涂片是报告单中的重要组成部分。要求简单扼要、条理清楚、重点突出。

1）骨髓涂片特征：描述骨髓涂片取材、制备和染色情况，可采用良好、尚可、欠佳三级评价标准；描述骨髓增生程度；描述造血细胞各系统情况，包括粒细胞、红细胞、巨核细胞、淋巴细胞、浆细胞系统的增生程度，各阶段细胞比例及细胞形态。重点描述粒系和红系的增生情况（数量）、成熟情况（系内各阶段细胞比例是否正常，是否存在成熟障碍）、细胞形态有无异常。其他系正常情况下只需简单介绍，如有异常改变则应像粒系、红系描述那样具体详细；描述骨髓涂片全片巨核细胞的数量、各阶段比例和血小板形态、分布情况；描述是否见到特殊的病理细胞和寄生虫。

2）血涂片特征：详见血常规检验。

3）细胞化学染色特征：对每个细胞化学染色结果进行逐项描述，包括阳性率、阳性指数或阳性细胞的分布情况。

（4）填写诊断意见及建议　综合骨髓象、血常规和细胞化学染色结果，结合临床资料给出临床诊断意见或供临床参考的意见，必要时提出进一步所需检查项目及建议。诊断性质见表2-10。对于诊断已明确的疾病，要与之前的骨髓涂片结果进行比较，得出疾病完全缓解、部分缓解、疾病进展、复发等意见。

表2-10　骨髓检查诊断意见性质及特点

诊断意见性质	特点
肯定性诊断	骨髓呈特异性变化且临床表现典型者，如白血病、巨幼细胞贫血、多发性骨髓瘤、骨髓转移癌、戈谢病、尼曼-皮克病等
提示性诊断	骨髓有特异性改变，但特异性不强，如缺铁性贫血、再生障碍性贫血、急性白血病亚型等，建议同时做其他相应检查
符合性诊断	骨髓呈非特异性改变，但结合临床及其他检查可解释临床者，如溶血性贫血、特发性血小板减少性紫癜、原发性血小板增多症、脾功能亢进等，建议同时做其他相应检查
可疑性诊断	骨髓象有变化或出现少量异常细胞，临床表现不典型，可能为某种疾病的早期、前期或不典型病例，如难治性贫血等，需结合临床，做进一步检查，并动态观察其变化
排除性诊断	临床怀疑为某种血液病，但骨髓象大致正常或不支持临床意见，可考虑排除此病，如临床上怀疑为特发性血小板减少性紫癜的患者，其骨髓中血小板和产血小板型巨核细胞易见，即可做出。但应注意有时也可能是疾病早期，骨髓尚未有明显反应
形态学描述	骨髓象有些改变，但提不出上述性质诊断意见，可简单描述其形态学检查的主要特点，并建议动态观察，同时尽可能提出进一步检查的建议

（5）填写报告日期并签名　目前国内骨髓报告单多数采用专用的软件系统。将有诊断意义的典型骨髓细胞图像、血涂片细胞图像、细胞化学染色图像及图文报告单存入计算机，最后打印出骨髓图文报告单及一幅或多幅彩色图片。骨髓报告单一式两份，其中一份发给患者，另一份存档，骨髓报告单见图2-50。

5. 标本登记及保存

（1）登记　患者姓名、年龄、临床诊断、本次检查结果、骨髓涂片号、检验日期、检验者等。

（2）保存　可用乙醚与乙醇混合液（4：1），将骨髓涂片、血涂片及细胞化学染色的涂片固定，贴上标签，装入特制的袋中，按一定规律放置、保存。骨髓申请单、报告单也应予以妥善保存，以供复查、总结、研究及教学使用，标本存档至少5年。

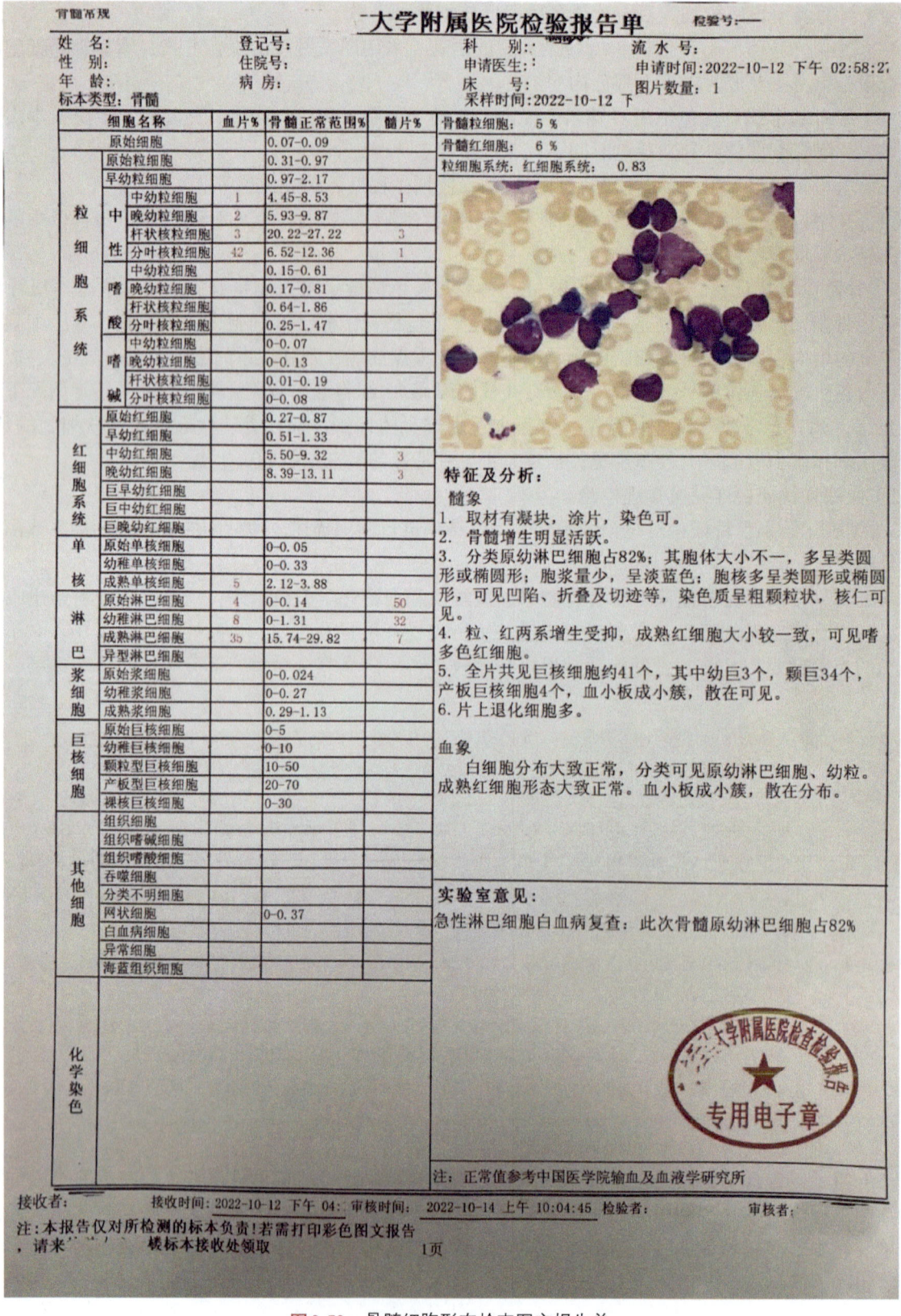

图 2-50　骨髓细胞形态检查图文报告单

复查的患者一般不需要做细胞化学染色，是否同时送检血涂片可根据具体情况来决定。骨髓细胞形态学检查的流程见图 2-51。

```
骨髓穿刺后制备骨髓涂片，同时送检血涂片和骨髓细胞形态学检验申请单
                            ↓
            取制备良好的骨髓涂片3~4张及血涂片2张，进行瑞氏染色
                    ↓                                    ↓
骨髓片：显微镜下判断骨髓增生程度，观          血片：计数并分类有核细胞（至少100个）
察各系细胞增生情况、形态及有无异常
细胞等，得出初步印象
    ↓               ↓                ↓
计数并分类有核细胞   做出相应的细胞化学染   计算各种有核细胞的百分比
                    色，并观察结果
计算各种细胞的比例、各
系细胞的百分比总和（包   计算阳性率、阳性指数等
括巨核细胞），粒红比值
                        ↓
得出诊断意见，将患者一般资料、分类结果、文字描述及诊断意
见输入计算机的骨髓细胞形态学检查图文报告系统，并储存典型的图片数张，审核
后打印图片报告并签字
                        ↓
将已检查过的涂片脱油、擦拭干净，贴上标签，装入袋后按顺序保存，并
登记、保存申请单，以备复查、比较和研究使用
```

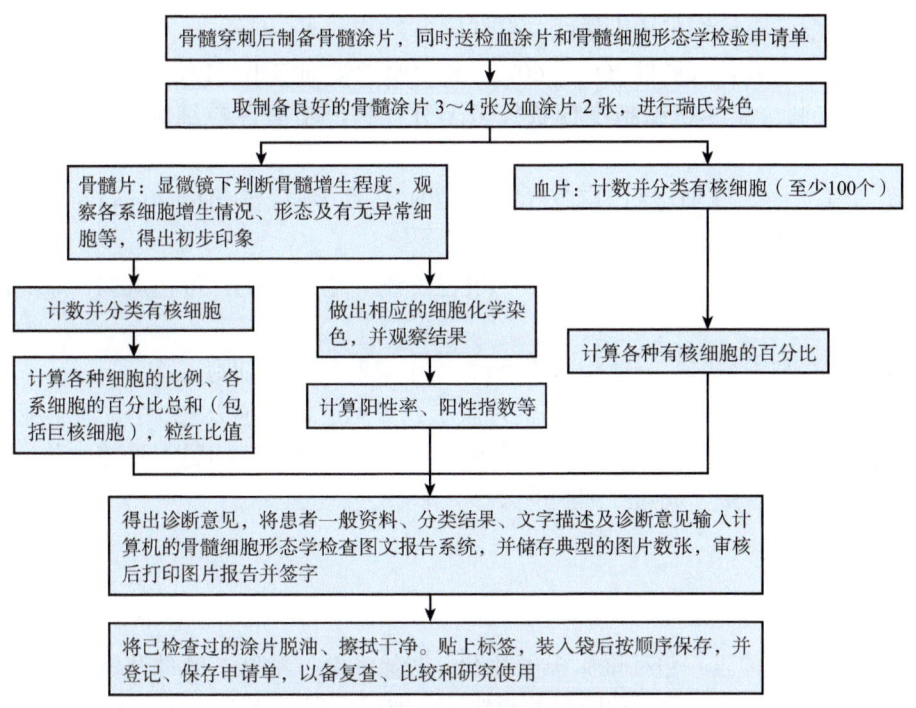

图 2-51　骨髓细胞形态学检查流程图

6. 骨髓象检查注意事项

（1）细胞形态学变化多样，确认细胞时不能单凭一两个特点下结论，而应综合细胞大小、核质比例、核的形状、染色质结构、核仁、胞质着色和颗粒等条件全面分析判断。

（2）同一患者的骨髓涂片，因涂片的制备、染色、观察部位的不同，其显微镜下的细胞形态差别较大。如染色偏深，其显微镜下细胞核染色质结构及颗粒偏粗，胞质色偏深；如染液偏酸或偏碱，其显微镜下细胞偏红或偏蓝；如涂片制备偏厚，其细胞变小、胞质量变少、细胞结构不清楚。因此检查时应至少观察两张涂片。

（3）血细胞的发育是一个连续的过程，为了便于识别被人为地划分成若干阶段，在实际观察中常会遇到一些细胞发育介于上、下两个阶段之间，一般将其归入偏成熟方向的下一阶段。

（4）急性白血病时，各系统原始细胞虽各有特征，但有时极为相似，很难鉴别。此时应注意观察伴随出现的幼稚细胞、成熟细胞，与其比较，推测原始细胞的归属。同时需结合细胞化学染色、血涂片细胞形态观察结果等。

（5）在特殊情况下，光学显微镜下个别介于两个系统之间的细胞，甚难鉴别，此时可采用大数归类法（即归入数量较多的细胞系列中）。例如，介于原始粒细胞与原淋巴细胞之间的细胞，一般情况原始粒细胞较原淋巴细胞易见，故归入原始粒细胞；介于淋巴细胞与幼稚红细胞之间的细胞亦归为红系；若确诊为浆细胞性白血病、淋巴细胞白血病或红白血病时，则应将这些细胞随确诊而划分其归属；实在难以确定类型的细胞，可列为"分类不明细胞"，应通过细胞化学染色、流式细胞仪检测、骨髓病理、电镜或集体读片等方法弄清楚类别，或作形态描述记录、照相记录、动态观察，以待进一步明确。

考点： 骨髓细胞形态学检查

（四）正常骨髓象

由于骨髓标本采集部位不同、被检者个体的差异、检验人员掌握各种细胞的程度及细胞划分标准的不同，各单位健康人骨髓中各种细胞的参考范围变化较大，尤其是巨核细胞。目前关于正常骨髓象全国尚无统一的参考范围。但大致正常骨髓象应具备以下特点。

（1）骨髓增生程度　有核细胞增生活跃，粒红比为2∶1～4∶1。

（2）粒细胞系统　占有核细胞的50%～60%。其中原始粒细胞小于2%，早幼粒细胞小于5%，中、晚幼粒细胞均小于15%，成熟粒细胞中杆状核多于分叶核。嗜酸性粒细胞小于5%，嗜碱性粒细胞小于1%。

（3）红细胞系统　中幼红细胞约占有核细胞的20%，其中原始红细胞小于1%，早幼红细胞小于5%，以中、晚幼红细胞为主，平均各约10%。

（4）淋巴细胞系统　约占20%，大多为成熟淋巴细胞。小儿偏高，可达40%，原淋巴细胞和幼淋巴细胞极罕见。

（5）单核细胞和浆细胞系统　一般均小于4%，均系成熟阶段的细胞。

（6）巨核细胞系统　通常在1.5cm×3cm的片膜上，可见巨核细胞7～35个，血小板易见。

（7）其他细胞　可见到极少量网状细胞、内皮细胞、组织嗜碱性细胞等骨髓成分。不易见到核分裂象，不见异常细胞和寄生虫。成熟红细胞的大小、形态、染色正常。

考点：正常骨髓象的特点

（五）骨髓象分析

1. 骨髓有核细胞增生程度　包括增生极度活跃、明显活跃、活跃、减低及极度减低。由于增生程度分级是一种较粗的估算方法，受多种因素的影响（如取材情况、年龄、观察部位、血膜厚薄等），所以判断其意义时要考虑到各方面因素对它的影响。

（1）增生极度活跃　反映骨髓造血功能亢进，常见于各种急性白血病、慢性粒细胞白血病、淋巴瘤细胞白血病等。

（2）增生明显活跃　反映骨髓造血功能旺盛，常见于缺铁性贫血、巨幼细胞贫血、溶血性贫血、失血性贫血、特发性血小板减少性紫癜、骨髓增生异常综合征、慢性淋巴细胞白血病、慢性髓细胞白血病、真性红细胞增多症、原发性血小板增多症、类白血病反应、化疗后恢复期等。

（3）增生活跃　反映骨髓造血功能基本正常，常见于正常骨髓象、传染性单核细胞增多症、不典型再生障碍性贫血、多发性骨髓瘤、骨髓部分稀释、骨髓造血功能较差的贫血等。

（4）增生减低　反映骨髓造血功能降低，常见于再生障碍性贫血、阵发性睡眠性血红蛋白尿症（PNH）、骨髓增生低下、低增生性白血病、骨髓部分稀释、化疗后等。

（5）增生极度减低　反映骨髓造血功能衰竭，常见于再生障碍性贫血、骨髓稀释、化疗后等。

2. 粒红比值改变

（1）粒红比值增加　由粒细胞增多或有核红细胞减少所致。常见于各种粒细胞白血病、类白血病反应、纯红细胞再生障碍性贫血等。

（2）粒红比值正常　粒细胞和有核红细胞比例正常或两系细胞同时增加或减少。常见于健康人、多发性骨髓瘤、再生障碍性贫血、传染性单核细胞增多症、特发性血小板减少性紫癜、原发性血小板增多症、骨髓纤维化等。

（3）粒红比值下降　由粒细胞减少或有核红细胞增多所致。常见于粒细胞缺乏症、缺铁性贫血、巨幼细胞贫血、铁粒幼红细胞贫血、溶血性贫血、红白血病、红血病、真性红细胞增多症、急性失血性贫血。

3. 粒细胞系统的细胞数量改变

（1）粒细胞增多

1）以原粒细胞增多为主：见于急性粒细胞白血病（原始粒细胞≥20%）、慢性粒细胞白血病急变期（原始粒细胞≥20%）、急性粒-单核细胞白血病。

2）以早幼粒细胞增多为主：见于急性早幼粒细胞白血病（颗粒增多的早幼粒细胞≥20%）、粒细胞缺乏症恢复期；早幼粒细胞型白血病反应。

3）以中性中幼粒细胞增多为主：见于急性髓系白血病M2b型、慢性粒细胞白血病、粒细胞型白血病反应。

4）以中性晚幼粒、杆状核粒细胞增多为主：见于慢性粒细胞白血病、粒细胞型类白血病反应、药物中毒（汞中毒、洋地黄中毒等）、严重烧伤、急性失血、严重手术创伤后等。

5）嗜酸性粒细胞增多：见于变态反应性疾病即过敏性疾病、寄生虫感染、嗜酸性粒细胞白血病、慢性粒细胞白血病（包括慢性期、加速期和急变期）、恶性淋巴瘤、高嗜酸性粒细胞综合征、家族性粒细胞增多症、某些皮肤疾病等。

6）嗜碱性粒细胞增多：见于慢性粒细胞白血病（包括慢性期、加速期和急变期）、嗜碱性粒细胞白血病、放射线照射反应等。

（2）粒细胞减少　见于粒细胞缺乏症、再生障碍性贫血、急性造血停滞等。

4. 红细胞系统的细胞数量改变

（1）有核红细胞增多

1）以原始红细胞和早幼红细胞增多为主：见于急性红血病、急性红白血病等。

2）以中幼红细胞和晚幼红细胞增多为主：见于溶血性贫血、缺铁性贫血、巨幼细胞贫血、急性失血性贫血、特发性血小板减少性紫癜（急性期）、真性红细胞增多症、铅中毒、红白血病等。

3）巨幼红细胞或巨幼样变幼红细胞增多：见于巨幼细胞贫血、急性红血病、急性红白血病、骨髓增生异常综合征、白血病化疗后、铁粒幼红细胞性贫血等。

4）铁粒幼红细胞增多：见于铁粒幼红细胞性贫血、骨髓增生异常综合征。

（2）有核红细胞减少　见于纯红细胞再生障碍性贫血、急性粒细胞白血病未分化型、急性单核细胞白血病未分化型、慢性粒细胞白血病、化疗后等。

5. 巨核细胞系统的细胞数量改变

（1）巨核细胞增多　见于骨髓增生性疾病（包括真性红细胞增多症、慢性粒细胞白血病、原发性血小板增多症、骨髓纤维化早期）、急性巨核细胞白血病、全髓白血病、特发性血小板减少性紫癜、Evans综合征、脾功能亢进、急性大出血、急性血管内溶血等。

（2）巨核细胞减少　见于再生障碍性贫血、急性白血病、慢性中性粒细胞白血病、化疗后等。

6. 单核细胞系统的细胞数量改变

（1）以原单核细胞及幼单核细胞增多为主　见于急性单核细胞白血病（原单核细胞及幼单核细胞≥20%）、慢性髓细胞白血病急单变、急性粒单核细胞白血病。

（2）以成熟单核细胞增多为主　见于慢性单核细胞白血病、慢性粒单核细胞白血病、单核细胞型类白血病反应、某些感染等。

7. 淋巴细胞系统的细胞数量改变

（1）以原淋巴细胞及幼淋巴细胞增多为主　见于急性淋巴细胞白血病、慢性髓细胞性白血病急淋变、淋巴瘤白血病、慢性淋巴细胞白血病急性变等。

（2）以成熟淋巴细胞增多为主　见于慢性淋巴细胞白血病、淋巴瘤白血病、再生障碍性贫血、淋巴细胞型类白血病反应、传染性淋巴细胞增多症、传染性单核细胞增多症、某些病毒感染、巨球蛋白血症、淀粉样变等。

8. 其他血细胞数量改变

（1）浆细胞增多　见于多发性骨髓瘤、浆细胞白血病、再生障碍性贫血、过敏性疾病、结缔组织疾病、恶性淋巴瘤、急性单核细胞白血病、肝硬化、巨球蛋白血症、寄生虫感染、粒细胞缺乏症、慢性细菌性感染等。

（2）组织细胞增多　见于噬血细胞综合征、感染性疾病、恶性贫血、多发性骨髓瘤等。

课堂思政 我国亚洲骨髓移植之父

陆道培，血液病学家和造血干细胞移植专家，中国工程院院士，我国造血干细胞移植奠基人，亚洲骨髓移植之父。陆道培年轻时做了大量的血液病病理解剖。通过上千例的解剖与实验，他找到了打开白血病秘密大门的钥匙。数十年来，当别人晚上在看电影喝咖啡时，他却在青灯孤影陪伴下，认真专注、持之以恒地进行人体造血系统与白血病的探索，包括骨髓分类、骨髓的采集与输注及人类组织配型等，还有与血液病有关的各项特殊化验，包括血液形态与凝血系列实验，白血病的细胞分类等。陆道培积累了丰富的知识，在当时毫无头绪的白血病研究中逐步找出了规律并总结了经验，为中国血液病学发展作出了多方面的杰出贡献，开创了中国异基因骨髓移植事业的先河，促进了造血干细胞移植事业在中国的迅速发展。

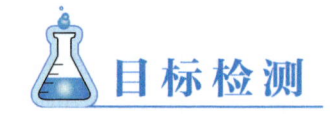

目标检测

A₁/A₂型题

1. 胞体圆形，直径8～15μm，核染色质聚集呈索条状或块状，副染色质明显。胞质量多，无颗粒，呈嗜多色性（　　）
   A. 中幼红细胞　　B. 中性中幼粒细胞
   C. 晚幼红细胞　　D. 早幼粒细胞
   E. 浆细胞

2. 胞体直径12～20μm，圆形或不规则，常见伪足。胞核不规则，常呈肾形、马蹄形、笔架形等，核染色质疏松呈粗网状，紫红色。胞质量多，呈灰蓝色，半透明如毛玻璃样，胞质内有细小、分布均匀的灰尘样紫红色颗粒（　　）
   A. 单核细胞　　B. 淋巴细胞
   C. 晚幼红细胞　　D. 浆细胞
   E. 中性晚幼粒细胞

3. 胞体直径8～15μm，呈椭圆形。胞核圆形，较小，占胞体1/3以下，核常偏位。核染色质聚集呈块状，排列呈车轮状。胞质丰富，深蓝色，不透明，有泡沫感，核周有明显的半月形淡染区，偶有少量嗜天青颗粒（　　）
   A. 单核细胞　　B. 淋巴细胞
   C. 晚幼红细胞　　D. 浆细胞
   E. 中幼红细胞

4. 某细胞胞体直径为15～25μm，圆形，边缘有瘤状突起；胞核圆形，核染色质呈粗颗粒状；核仁1～2个；胞质量少，呈油墨蓝。该细胞为（　　）
   A. 原始粒细胞　　B. 原巨核细胞
   C. 原红细胞　　D. 原淋巴细胞
   E. 原单核细胞

5. 胞体直径40～70μm，不规则。胞核巨大，不规则，分叶如葡萄状，核染色质粗糙，排列紧密呈索条状，染紫红色，无核仁。胞质量多，淡红色，充满大量细小的紫红色嗜天青颗粒（　　）
   A. 幼稚巨核细胞　　B. 颗粒型巨核细胞
   C. 产血小板型巨核细胞　　D. 裸核型巨核细胞
   E. 嗜酸性粒细胞

6. 胞体直径6～9μm，圆形或椭圆形，胞核圆形或豆形，核染色质紧密呈大块状，副染色质不明显，染深紫红色。胞质量少，似裸核，天蓝色，常无颗粒（　　）
   A. 单核细胞　　B. 淋巴细胞
   C. 晚幼红细胞　　D. 浆细胞
   E. 中幼红细胞

7. 胞体直径12～25μm，呈圆形或椭圆形，胞核大，位于中央或偏位，核仁可见或消失，核染色质开始聚集。胞质量较多，呈淡蓝、蓝或深蓝色。浆内含大小、形态或多少不一的紫红色非特异性颗粒（　　）
   A. 原始粒细胞　　B. 早幼粒细胞
   C. 中性中幼粒细胞　　D. 单核细胞
   E. 中性晚幼粒细胞

8. 某细胞胞体直径10～20μm，圆形或类椭圆形；胞核较大，居中或略偏位；核染色质呈细颗粒状，如一层薄膜纱；核仁2～5个；胞质量少，呈天蓝色。该细胞为（　　）
   A. 原淋巴细胞　　B. 原始粒细胞
   C. 原始红细胞　　D. 原单核细胞
   E. 原巨核细胞

9. 下列哪项不符合早幼粒细胞的形态特征（　　）
   A. 胞质中有嗜天青颗粒　　B. 核仁可见或消失
   C. 胞质中不含颗粒　　D. 胞质量多，蓝色
   E. 胞体比原粒细胞大

10. 与浆细胞特征不符合的是（　　）
    A. 核偏位　　　　　B. 核染色质浓密成块
    C. 胞质有泡沫感　　D. 胞质内可见Auer小体
    E. 胞浆量较丰富
11. 骨髓增生极度活跃最常见的疾病是（　　）
    A. 再障贫血　　　　B. 各种白血病
    C. 增生性贫血　　　D. 正常骨髓片
    E. 骨髓纤维化
12. 骨髓增生程度的划分依据是（　　）
    A. 有核细胞与成熟红细胞之比
    B. 白细胞与红细胞之比
    C. 粒细胞与红细胞之比
    D. 成熟红细胞与有核细胞之比
    E. 粒细胞与有核红细胞之比
13. 骨髓增生极度减低常见于（　　）
    A. 淋巴瘤　　　　　B. 多发性骨髓瘤
    C. 化疗药物所致低下　D. 再生障碍性贫血
    E. 各种白血病
14. 骨髓穿刺首选的穿刺部位是（　　）
    A. 胸骨　　　　　　B. 髂前上棘
    C. 脊骨　　　　　　D. 髂后上棘
    E. 棘突
15. 骨髓取材成功的骨髓片一般有下列特点，但哪一项除外（　　）
    A. 有丰富的骨髓小粒
    B. 有较多的幼红、幼粒和巨核细胞
    C. 中性杆状核粒细胞比中性分叶核粒细胞多
    D. 有核细胞数比外周血高
    E. 有各阶段巨核细胞
16. 临床上下列哪种情况不宜做骨髓穿刺检查（　　）
    A. 不明原因发热　　B. 严重出血
    C. 不明原因骨痛　　D. 不明原因肝脾大
    E. 外周血细胞成分及形态异常，如一系、二系或三系细胞的增多和减少
17. 下列哪项不符合正常骨髓象特征（　　）
    A. 有核细胞增生活跃
    B. 粒红比值（2~4）：1
    C. 原淋巴细胞<5%
    D. 可见少量网状细胞和分裂期细胞
    E. 杆状核粒细胞多于分叶核粒细胞
18. 骨髓增生活跃是指有核细胞数达到（　　）
    A. 20~50个/HP　　B. 30~60个/HP
    C. 50~100个/HP　D. 60~80个/HP
    E. >100/HP
19. 关于骨髓增生程度，错误的是（　　）
    A. 通常在低倍镜下判断骨髓增生程度
    B. 可根据骨髓中有核细胞与成熟红细胞的比例判断增生程度
    C. 骨髓增生活跃可见于正常人和某些贫血
    D. 骨髓增生明显活跃时，成熟红细胞与有核细胞之比为50：1
    E. 骨髓增生极度活跃常见于各种白血病
20. 正常骨髓巨核细胞系统在1.5cm×3.0cm的片膜上巨核细胞应有（　　）
    A. 10~30个　　　B. 20~40个
    C. 7~35个　　　 D. 9~40个
    E. 50~100个

（孟德娣）

第3章

血细胞化学染色检验

> **学习目标**
> 1. 掌握：细胞化学染色的方法、结果判断、正常血细胞染色反应及临床意义。
> 2. 熟悉：细胞化学染色的原理。
> 3. 了解：细胞化学染色的影响因素。

案例 1-3-1

付某，男，68岁。发热，鼻黏膜出血，牙龈肿胀1个月。体格检查：体温38℃，面色苍白，胸骨压痛，牙龈增生明显，肝大，肋下2cm，脾无肿大。实验室检查：血常规 RBC 2.4×10^{12}/L，Hb 73g/L，WBC 24×10^9/L，PLT 43×10^9/L。外周血可见少量原始细胞。骨髓细胞学检查：骨髓增生极度活跃，原始细胞占86%，细胞体积较大，形态不规则，有伪足，胞质丰富，呈灰蓝色，核圆形或肾形，有扭曲折叠、分叶现象，染色质疏松纤细，核仁1~3个，大而明显。

问题：1. 还需进一步做哪些实验室检查？
2. 若化学染色结果：MPO（-），α-NAE 染色（+），可被氟化钠部分抑制。最可能的诊断是什么？

细胞化学染色（cytochemical stain）是在细胞形态学基础上，运用化学原理及技术，对血细胞内的酶、蛋白质、核酸、糖类、脂类、无机盐等化学物质，进行定性、定位、半定量分析的方法。细胞化学染色是临床进行血液系统疾病分型、诊断、疗效和预后观察必不可少的手段之一。主要应用于：①辅助判断急性白血病的细胞类型：不同细胞系所含化学物质的成分、含量及分布各不相同；随着细胞逐渐成熟，化学物质的成分、含量等也会相应变化。因此根据不同的化学染色结果，可推断其所属的细胞系。如髓过氧化物酶（MPO）染色、酯酶染色等，故临床上许多白血病细胞的类型判断要结合细胞化学染色。②辅助血液系统疾病的诊断及鉴别：在病理情况下，血细胞化学物质成分及其含量会发生改变，故可以辅助疾病的诊断，如中性粒细胞碱性磷酸酶染色、铁染色等。③观察疾病疗效和预后判断。④探讨疾病发病机制。

细胞化学染色的基本要求是在原位显示细胞成分和结构，反应产物应为有色沉淀物，并具有一定的稳定性。不同染色的原理、方法、步骤等也各不相同，但其基本步骤分为固定、显示及复染。

1. 固定　固定的目的是保持细胞结构和化学成分不发生改变。根据不同的染色成分，选择合适的固定液，使细胞内的蛋白质、酶、糖类等转变为不溶性物质。固定方法包括物理法和化学法。临床上常用化学法固定，包括液体固定和蒸汽固定。物理法包括干燥、冰冻及火焰固定。

（1）液体固定　固定液常用甲醛、乙醇、甲醇、丙酮等，也可两种或两种以上固定液混合使用，如10%甲醛甲醇液、甲醛丙酮缓冲液等。固定操作时需将涂片浸入固定液中。

（2）蒸气固定　40%甲醛是常用的固定剂，但甲醛极易挥发氧化，操作时需在较封闭的玻璃器皿中，将涂片血膜朝下固定5~10分钟。

2. 显示　显示的方法有化学显示法和物理显示法，临床常用化学显示法，即通过不同化学反应，使被检测的化学成分形成稳定的有色沉淀。物理显示法包括脂溶性染料染色、体外活体染色、荧光染色、放射自显影等，常用的化学显示法有以下四种。

（1）普鲁士蓝反应　铁与酸性亚铁氰化钾作用，形成亚铁氰化钾蓝色沉淀，如铁染色。

（2）联苯胺法 细胞中的过氧化物酶分解过氧化氢，释放出新生态氧，使无色的联苯胺氧化为有色沉淀，如过氧化物酶染色。

（3）偶氮偶联法 含萘酚的底物，在相应酶的作用下释放出萘酚，萘酚与重氮盐（如坚牢蓝紫酱GBC、坚牢蓝B、六偶氮副品红等）结合，偶氮偶联形成有色沉淀，如中性粒细胞碱性磷酸酶染色、特异性酯酶染色、非特异性酯酶染色、酸性磷酸酶染色等。

（4）希夫反应 细胞内糖类中的乙二醇基，可被过碘酸氧化为乙二醛基，醛基与希夫试剂作用，使无色品红形成红色沉淀，如过碘酸-希夫反应。

3. 复染 上述显色反应仅能使细胞中特定的化学物质显色，不能显示细胞轮廓，复染的目的是使各种细胞轮廓显示出来以便于观察。因此选择复染液的颜色应与待检的有色沉淀的颜色有明显对比度，这样既能清晰地显现细胞轮廓又能显示细胞化学染色的结果。例如，铁染色复染常用中性红，与蓝色的铁颗粒形成对比，过碘酸-希夫反应常用甲基绿，与红色化学沉淀形成对比。对细胞核着色较好的染料有中性红、核固红、甲基绿、苏木精、沙黄等，对细胞质着色较好的染料有伊红、刚果红、光绿等。复染后，应先使用显微镜观察染色情况，正常反应阳性或强阳性的细胞若结构清楚、对比清晰，则染色成功，然后再观察染色结果并填写结果报告，报告一般包括阳性率、阳性积分或阳性分布情况。

🔗 链接

细胞化学染色盛行于20世纪中期，在血液病诊断及鉴别诊断中发挥过重要作用。近年来细胞遗传学、分子生物学、细胞免疫学和细胞超微结构等迅速进展，进一步推动了细胞化学染色的发展，并出现了细胞免疫组织化学染色、细胞超微化学染色等更精确的检验方法。有些传统的化学染色方法由于特异性不强、难以标准化，正在被免疫学技术和分子生物学技术所取代。

一、铁 染 色

【**实验原理**】 骨髓中的铁主要分布于骨髓小粒和幼红细胞中。铁染色（ferric stain）是指骨髓中的铁在酸性环境下与亚铁氰化钾反应，形成蓝绿色的亚铁氰化铁沉淀，定位于含铁的部位。

【**结果判断**】 幼红细胞核呈鲜红色，胞质呈淡黄红色，铁粒呈蓝绿色。

1. 细胞外铁 主要存在于骨髓小粒的巨噬细胞中，低倍镜观察骨髓小粒中的铁，阳性结果呈弥散状、颗粒状、小珠状或块状蓝色。根据骨髓小粒中铁的存在方式及量将细胞外铁分为五级标准（图3-1）。

（-）	全片无蓝色铁颗粒。
（+）	有少量铁颗粒，或偶见铁小珠。
（++）	有较多的铁颗粒或铁小珠。
（+++）	有很多的铁颗粒、铁小珠和少数蓝黑色小块。
（++++）	有极多的铁颗粒和铁小珠，并有很多密集的小块。

2. 细胞内铁 存在于中、晚幼红细胞及红细胞中的铁。

（1）铁粒幼红细胞 胞质中出现蓝色铁颗粒的幼红细胞。

依据细胞内铁的多少及粗细将铁粒幼红细胞分为以下四种类型（图3-2）。

Ⅰ型	胞质内含1~2个铁颗粒。
Ⅱ型	胞质内含3~5个铁颗粒。
Ⅲ型	胞质内含6~10个铁颗粒，或1~4个大铁颗粒。
Ⅳ型	胞质内含10个以上铁颗粒，或5个以上大铁颗粒。

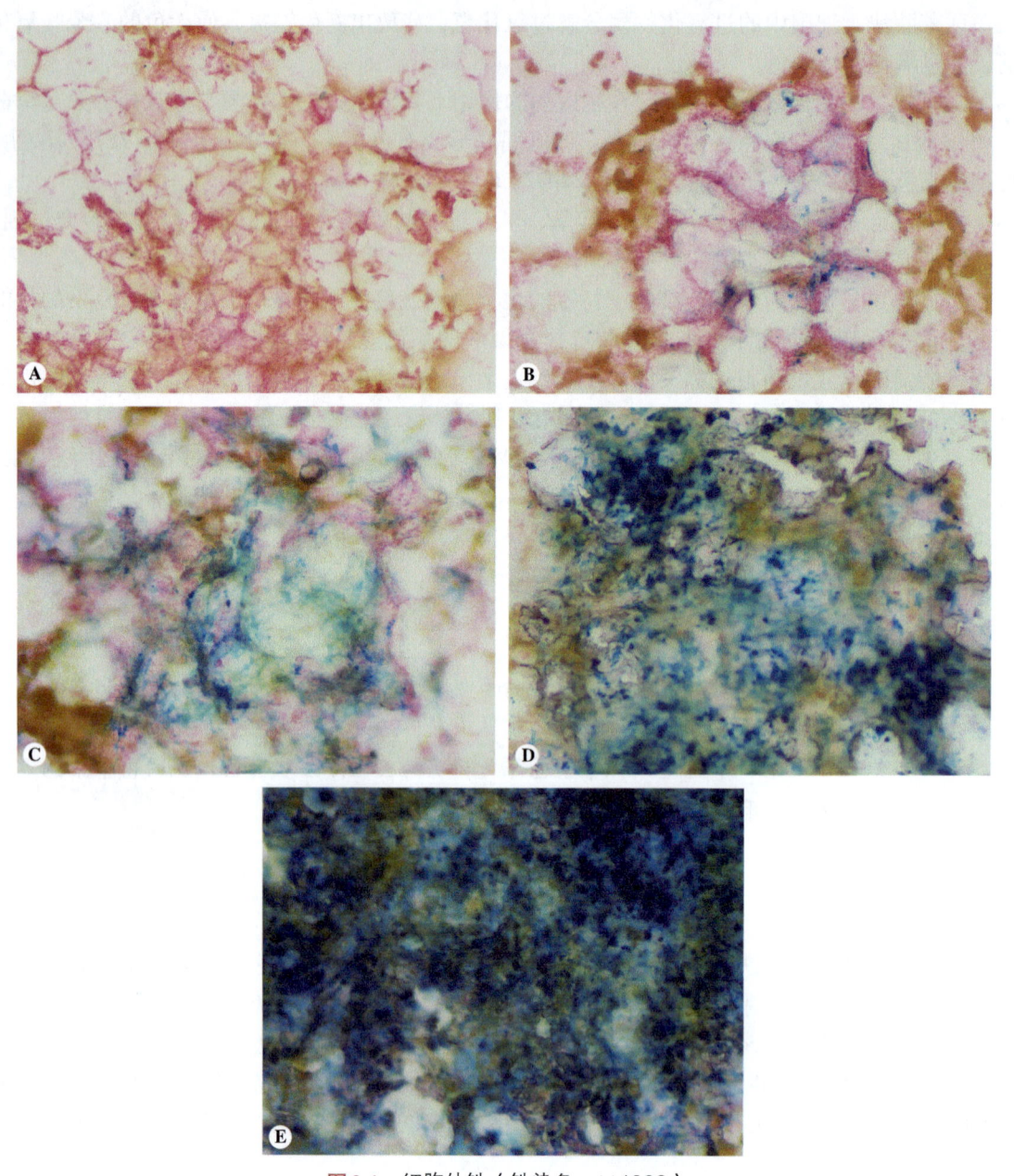

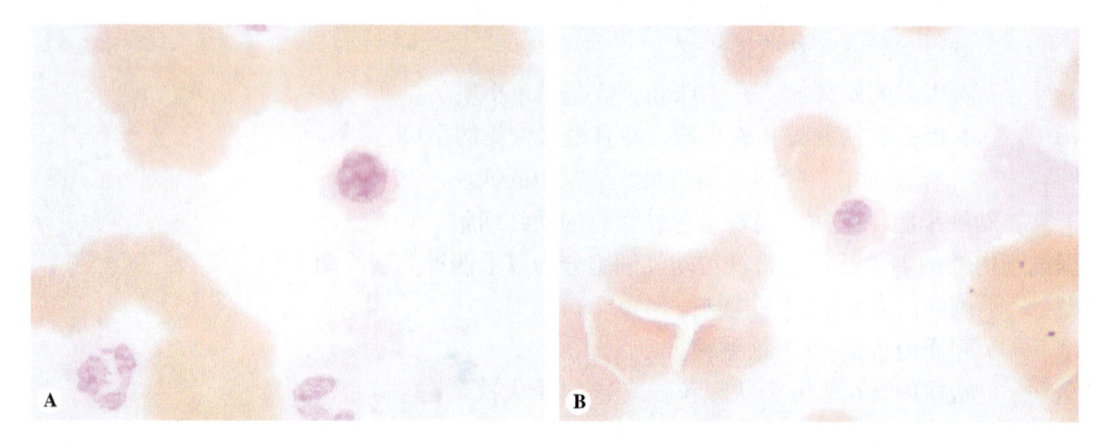

图3-1 细胞外铁（铁染色，×1000）
A. 细胞外铁（-）；B. 细胞外铁（+）；C. 细胞外铁（++）；D. 细胞外铁（+++）；E. 细胞外铁（++++）

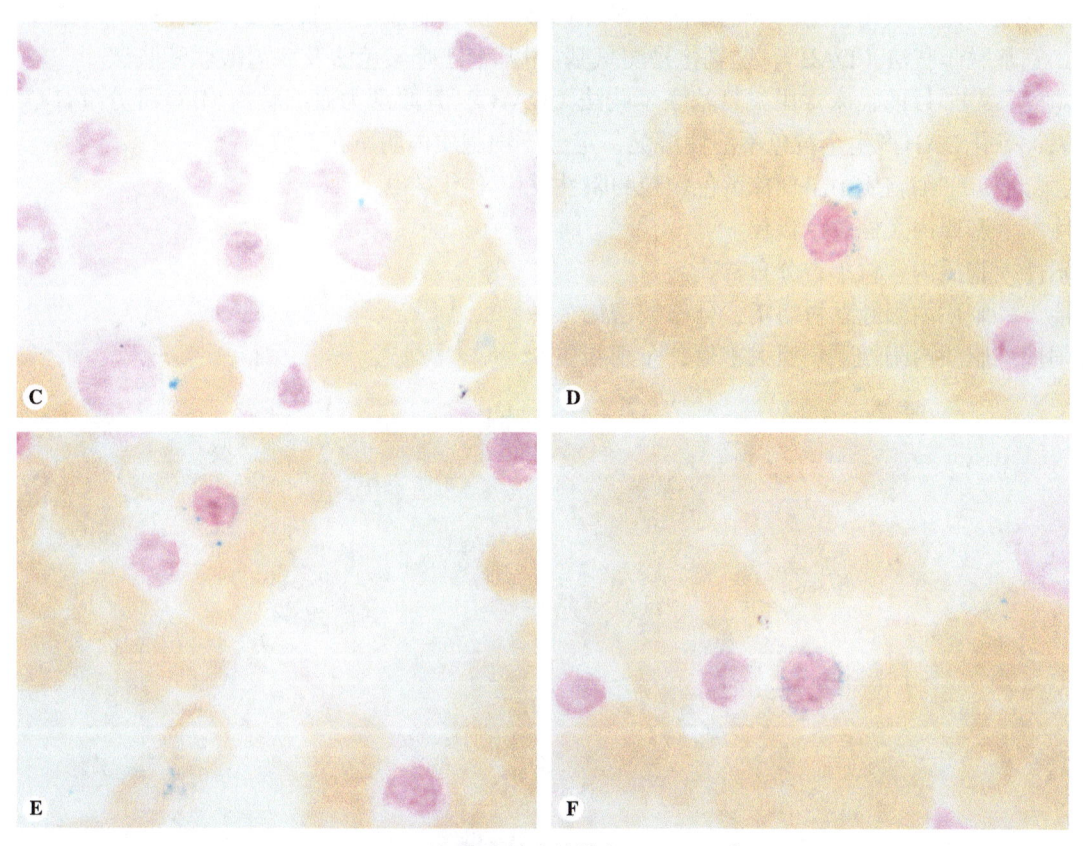

图 3-2 细胞内铁（铁染色，×1000）

A. 细胞内铁（−）；B. 细胞内铁Ⅰ型；C. 细胞内铁Ⅱ型；D. 细胞内铁Ⅲ型；E. 细胞内铁Ⅳ型；F. 环形铁粒幼细胞

（2）铁粒红细胞　出现蓝色铁颗粒的成熟红细胞。
（3）细胞内铁阳性率　计数100个有核红细胞，其中铁粒幼红细胞所占的百分比。
（4）环形铁粒幼细胞　胞质内含5个以上铁颗粒，并围绕核周1/3以上排列。

【正常血细胞染色反应】
1. 细胞外铁　（+）～（++）。
2. 细胞内铁　铁粒幼红细胞阳性率范围在12%～44%，以Ⅰ型为主。

【临床意义】　铁染色是临床应用最广泛的细胞化学染色之一，主要用于缺铁性贫血和环形铁粒幼细胞增多性贫血的诊断和鉴别诊断。

1. 缺铁性贫血　其细胞外铁阴性，细胞内铁阳性率减低或为零。若铁剂治疗有效，其细胞内、外铁增多。因此铁染色对诊断缺铁性贫血及指导铁剂治疗具有重要意义。

2. 铁粒幼细胞贫血　细胞内外铁增多，其中环形铁粒幼细胞增多是本病特征之一。

3. 骨髓增生异常综合征　伴环形铁粒幼细胞增多的难治性贫血，其环形铁粒幼细胞大于有核红细胞的15%，细胞外铁也常增加。

4. 非缺铁性贫血　溶血性贫血、再生障碍性贫血、巨幼细胞贫血、多次输血后和白血病引起的贫血等，细胞内、外铁正常或增加。感染、慢性肾炎、尿毒症、肝硬化、血色病等，细胞外铁明显增加，而铁粒幼红细胞可减少。

考点：铁染色原理、结果判断、正常血细胞染色反应、临床意义

二、髓过氧化物酶染色

髓过氧化物酶（myeloperoxidase，MPO）是血细胞内的过氧化物酶（POX），是中性粒细胞中含量

最多的蛋白质。髓过氧化物酶的染色方法较多，1985年国际血液学标准化委员会（ICSH）推荐了三种方法：二氨基联苯胺法（DAB）、过氧化物酶氨基-甲基卡巴唑染色法及二盐酸联苯胺法。

【实验原理】 目前临床常用二氨基联苯胺法（DAB），其原理为血细胞内MPO可分解H_2O_2释放出新生态氧，氧化DAB产生金黄色不溶性沉淀，定位于细胞质内酶所在部位。

【结果判断】 细胞质中出现棕黄色颗粒为阳性反应（图3-3）。

阴性　　胞质内无棕黄色颗粒
弱阳性　胞质内颗粒小，分布稀疏
阳性　　胞质内阳性颗粒略粗，分布较密集
强阳性　胞质内阳性颗粒粗大密集，布满胞质

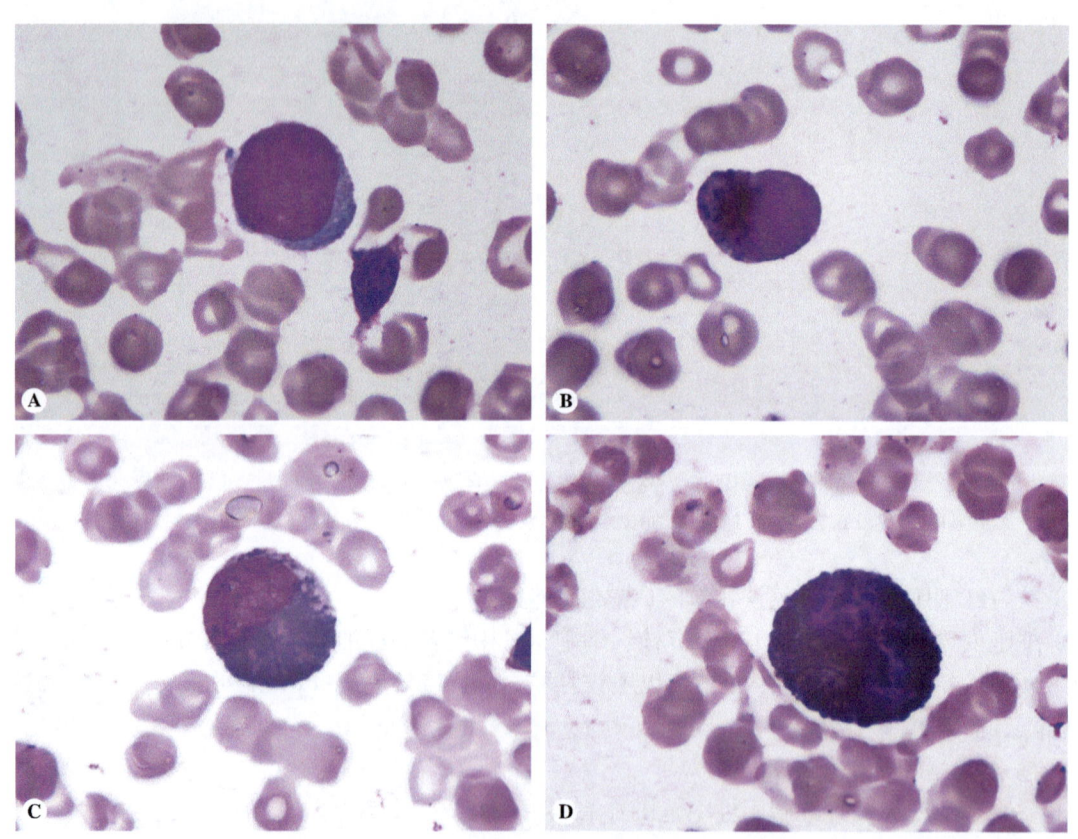

图3-3　髓过氧化物酶染色（MPO染色，×1000）
A. MPO阴性；B. MPO弱阳性；C. MPO阳性；D. MPO强阳性

【正常血细胞染色反应】

1. 粒细胞系统　分化差的原始粒细胞呈阴性，分化好的原始粒细胞至中性成熟粒细胞均呈阳性；随着粒细胞的成熟，其阳性程度逐渐增强。嗜酸性粒细胞阳性最强，嗜碱性粒细胞呈阴性。

2. 单核细胞系统　大多数细胞呈阴性或弱阳性，阳性颗粒少而细小，一般弥散分布。

3. 其他细胞　红细胞系统、淋巴细胞系统、浆细胞系统、巨核细胞系统等细胞均呈阴性。

【临床意义】 MPO染色是临床上辅助诊断急性白血病细胞类型首选、最重要的细胞化学染色方法。其临床意义主要包括以下几项。

1. 急性白血病类型的鉴别（图3-4）

（1）急性淋巴细胞白血病（急淋）　原淋巴细胞、幼淋巴细胞均呈阴性，但少量残留的原始粒细胞可呈阳性。

（2）急性粒细胞白血病　原始粒细胞呈阳性或阴性，但常为阳性。

（3）急性早幼粒细胞白血病　早幼粒细胞呈强阳性。

（4）急性粒-单核细胞白血病　原单核细胞、幼单核细胞多呈阴性或弱阳性，原始粒细胞呈阴性或阳性。

（5）急性单核细胞白血病　原单核细胞、幼单核细胞多呈阴性或弱阳性。

（6）纯红细胞白血病　原始粒细胞、原单核细胞呈阴性或弱阳性，有核红细胞呈阴性。

2. 成熟中性粒细胞髓过氧化物酶活性变化

（1）活性增高　见于再生障碍性贫血、淋巴细胞白血病、化脓性感染。

（2）活性减低　见于白血病（急性粒细胞白血病、慢性粒细胞白血病、急性单核细胞白血病）、骨髓增生异常综合征、放射病及退化性中性粒细胞。

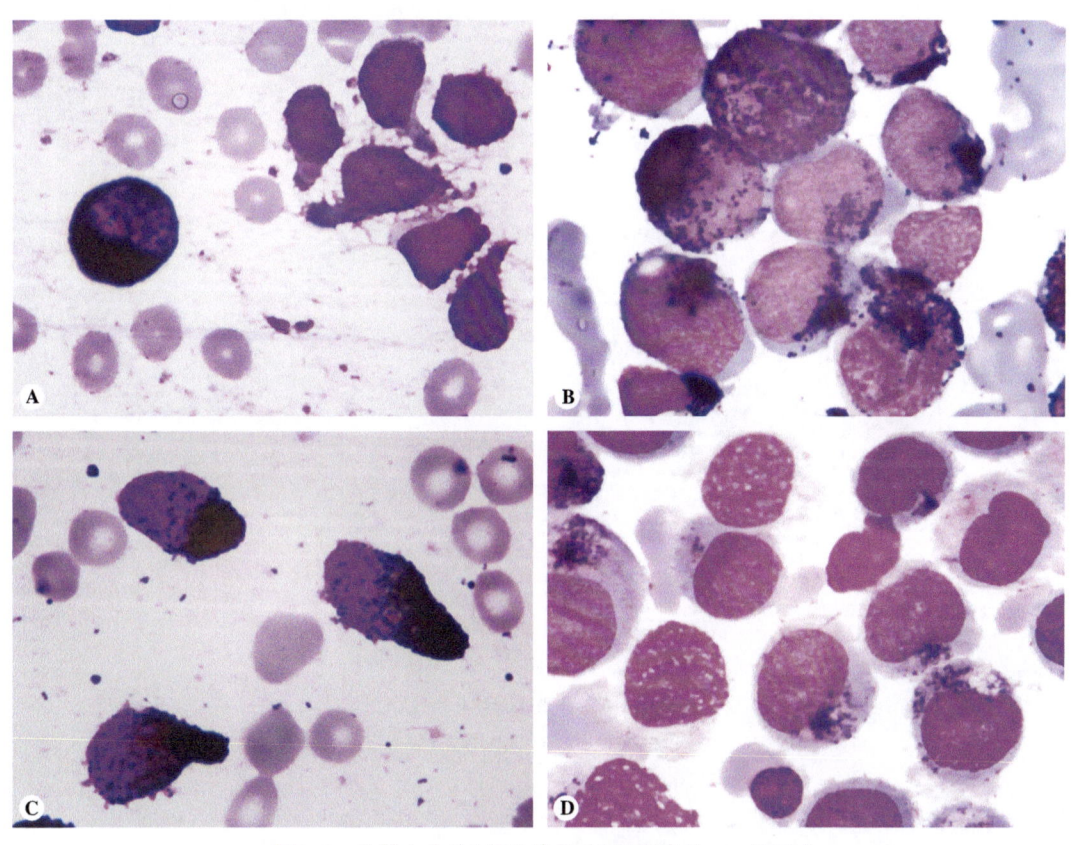

图3-4　急性白血病MPO染色（MPO染色；×1000）
A. 急性淋巴细胞白血病；B. 急性粒细胞白血病；C. 急性早幼粒细胞白血病；D. 急性单核细胞白血病

考点：MPO原理、结果判断、正常血细胞染色反应、临床意义

三、酯酶染色

人的血细胞中含有多种酯酶及其同工酶，酯酶属于水解酶。根据酯酶特异性不同分为：特异性酯酶（specific esterase，SE）即氯乙酸AS-D萘酚酯酶和非特异性酯酶（nonspecific esterase，NSE）。非特异性酯酶根据pH不同分为酸性非特异性酯酶（酸性α-乙酸萘酚酯酶）、碱性非特异性酯酶（α-丁酸萘酚酯酶）和中性非特异性酯酶（α-乙酸萘酚酯酶、乙酸AS-D萘酚酯酶等）。酯酶染色在粒细胞、粒-单核细胞及淋巴细胞白血病的分型鉴别上有重要意义。临床上常用的酯酶染色方法是偶氮偶联法。下面介绍几种常见的酯酶染色。

（一）氯乙酸AS-D萘酚酯酶染色

【实验原理】 血细胞内的氯乙酸AS-D萘酚酯酶（naphthol AS-D chloroacetate esterase，NAS-DCE）水解基质液中的氯乙酸AS-D萘酚，产生AS-D萘酚，进而与基质液中的重氮盐（坚牢紫酱GBC）偶联形成不溶性的红色沉淀，定位于细胞质内酶所在活性部位。NAS-DCE特异性高，几乎仅出现在粒细胞，又称为"粒细胞酯酶""特异性酯酶"。

【结果判断】 阳性结果为胞质内出现红色沉淀，阳性程度分级标准同MPO染色（图3-5）。

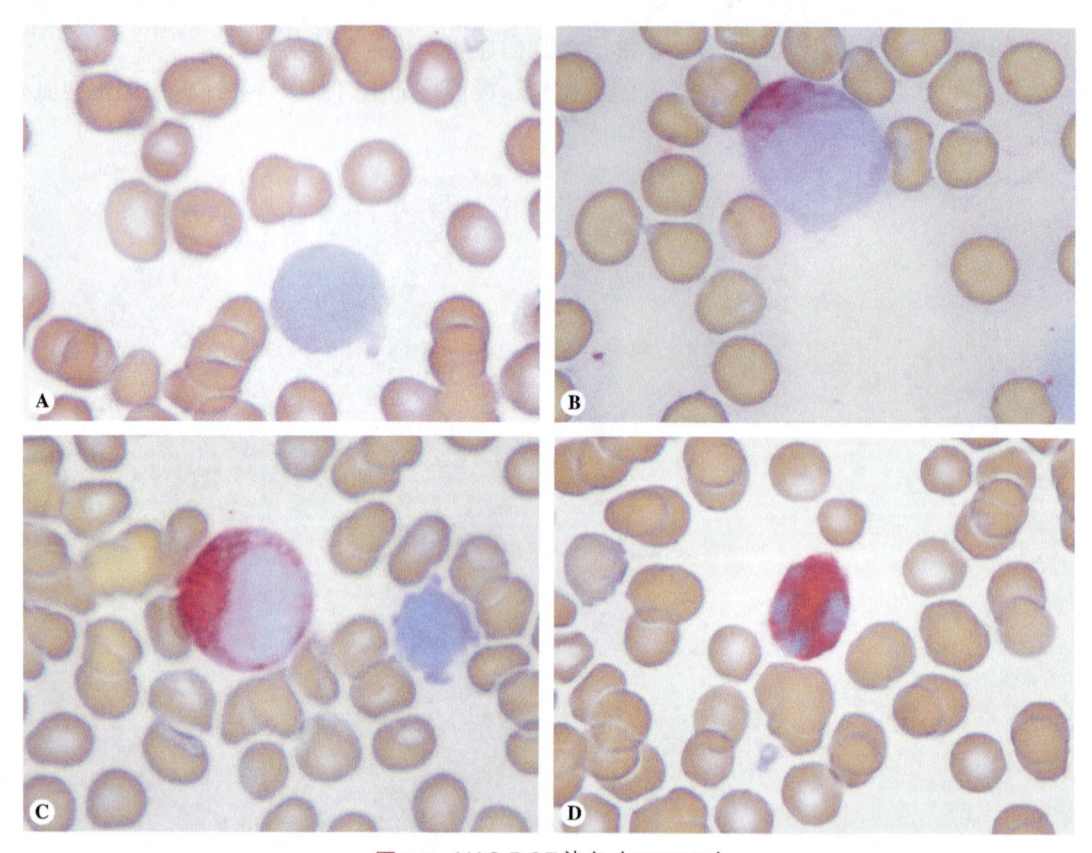

图3-5 NAS-DCE染色（×1000）
A. NAS-DCE（-）；B. NAS-DCE（+）；C. NAS-DCE（++）；D. NAS-DCE（+++）

【正常血细胞染色反应】

1. **粒细胞系统** 分化好的原始粒细胞呈阳性，自早幼粒细胞至成熟中性粒细胞均呈阳性，但酶活性并不随着细胞的成熟而增强。嗜酸性粒细胞呈阴性或弱阳性，嗜碱性粒细胞呈阳性。

2. **单核细胞系统** 绝大多数为阴性，少数单核细胞呈弱阳性或中等阳性。

3. **其他细胞** 如淋巴细胞、浆细胞、巨核细胞、有核红细胞、血小板等均呈阴性，肥大细胞呈阳性。

【临床意义】 主要用于急性白血病类型的鉴别，是急性白血病的常规细胞化学染色（图3-6）。

1. **急性粒细胞白血病** 原始粒细胞呈阳性或阴性，因此呈阴性时不能排除该病。
2. **急性早幼粒细胞白血病** 早幼粒细胞呈强阳性。
3. **急性单核细胞白血病** 原单核细胞、幼单核细胞几乎均呈阴性，个别弱阳性。
4. **急性粒-单核细胞白血病** 原单核细胞、早幼粒细胞呈阳性，原单核细胞、幼单核细胞呈阴性。
5. **急性淋巴细胞白血病和急性巨核细胞白血病** 均呈阴性。

考点：NAS-DCE原理、结果判断、正常血细胞染色反应、临床意义

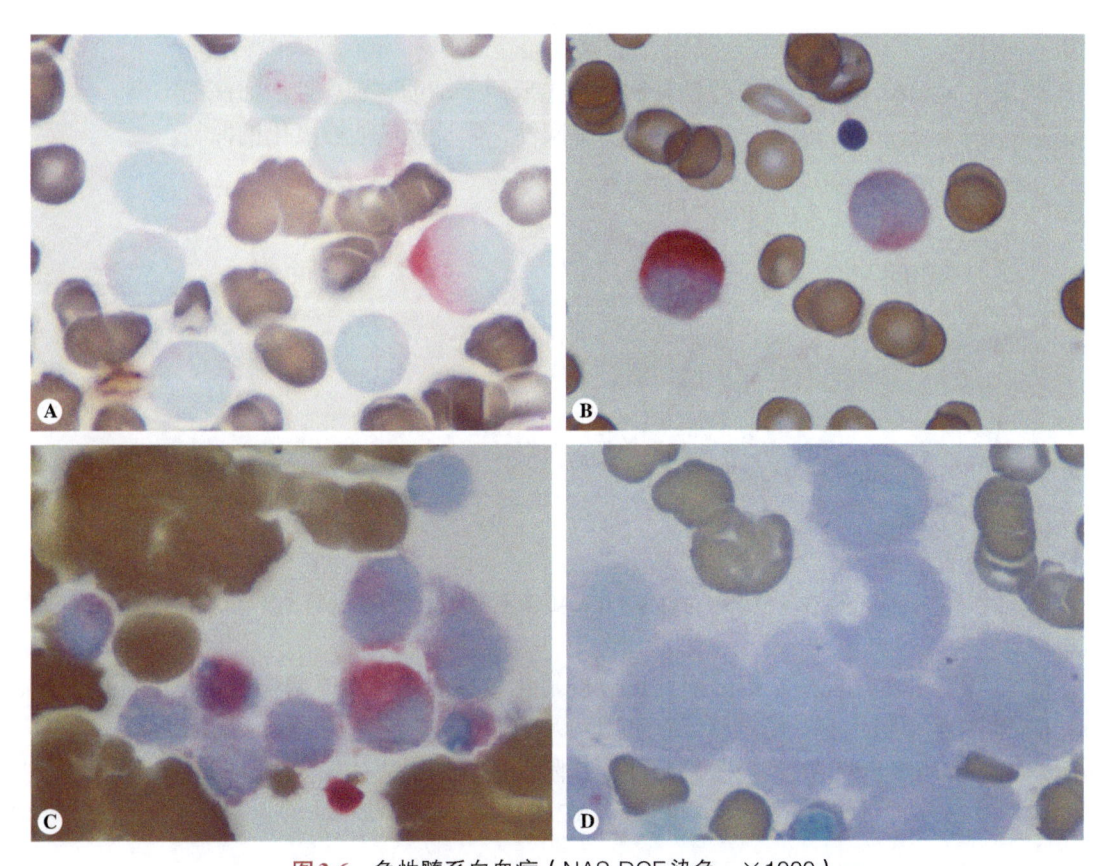

图3-6 急性髓系白血病（NAS-DCE染色，×1000）
A. 急性粒细胞白血病；B. 急性早幼粒细胞白血病；C. 急性粒-单核细胞白血病；D. 急性单核细胞白血病

（二）α-乙酸萘酚酯酶染色

【实验原理】 血细胞内的α-乙酸萘酚酯酶（α-naphthol acetate esterase，α-NAE）在中性pH条件下水解基质液中的底物α-乙酸萘酚，使底物释放出α-萘酚，后者再与基质液中的重氮盐（坚牢蓝B）偶联，生成不溶性的棕黑色或灰黑色沉淀，定位于细胞质内酶所在的部位。进行α-NAE染色时，由于多种细胞染色呈阳性反应，还需同时做氟化钠抑制试验，其中单核细胞的阳性反应可被氟化钠抑制，其他细胞阳性反应不被氟化钠抑制。

【结果判断】 胞质内有棕黑色颗粒状沉淀为阳性。

（−） 胞质中无色素沉淀，为0分。
（＋） 胞质内出现浅灰色，少量颗粒沉淀，为1分。
（＋＋） 胞质内1/2区域出现颗粒沉淀，为2分。
（＋＋＋） 胞质内布满颗粒沉淀，颗粒间有空隙，为3分。
（＋＋＋＋） 胞质内充满浓密的颗粒沉淀，为4分。

【正常血细胞染色反应】

1. 单核细胞系统 分化差的原单核细胞呈阴性，分化好的原单核细胞、幼单核细胞及成熟单核细胞呈阳性，且阳性反应能被氟化钠抑制，抑制率应大于50%，抑制率的计算公式为

$$氟化钠抑制率 = \frac{抑制前阳性率或阳性积分 - 抑制后阳性率或阳性积分}{抑制前阳性率或阳性积分} \times 100\%$$

2. 粒细胞系统 阴性或阳性，阳性反应不能被氟化钠抑制。

3. 淋巴细胞系统 多数阴性，少数弱阳性，阳性反应不能被氟化钠抑制。

4. 其他细胞 巨核细胞、血小板呈阳性，少数有核红细胞呈弱阳性，阳性反应均不能被氟化钠抑

制；浆细胞呈阴性。

【临床意义】 α-NAE染色结合氟化钠抑制试验主要用于辅助鉴别急性白血病的类型。

1. 急性单核细胞白血病（图3-7） 细胞大多呈阳性，阳性反应能被氟化钠抑制。

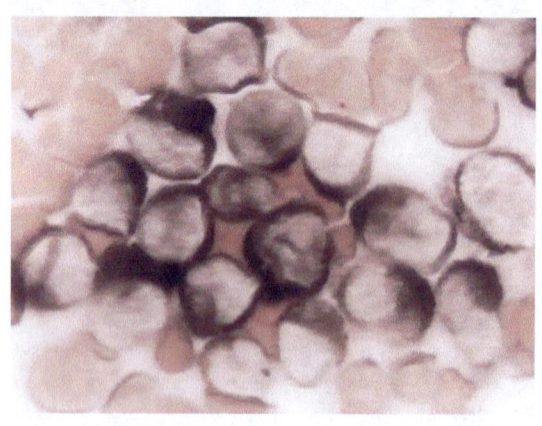

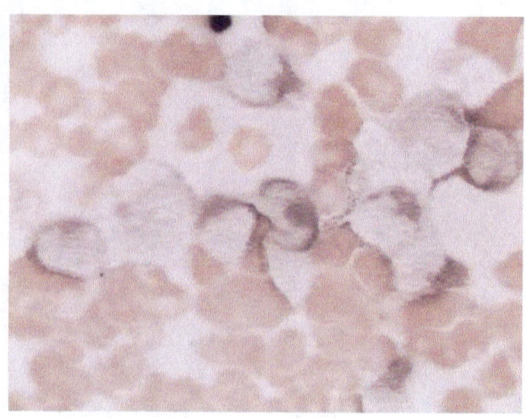

图3-7 急性单核细胞白血病（α-NAE染色及氟化钠抑制试验，×1000）

2. 急性粒-单核细胞白血病 部分阳性反应被氟化钠抑制，其中原始粒细胞呈阴性或阳性，阳性不被氟化钠抑制；原单核细胞、幼单核细胞呈阳性，阳性可被氟化钠抑制。

3. 其他类型白血病 α-NAE染色若呈阳性，其阳性反应均不能被氟化钠抑制。

考点：α-NAE原理、结果判断、正常血细胞染色反应、临床意义

（三）乙酸AS-D萘酚酯酶染色

【实验原理】 乙酸AS-D萘酚酯酶（naphythyol AS-D acetate esterase，NAS-DAE）是一种中性非特异性的酯，主要存在于单核细胞、粒细胞和淋巴细胞中。NAS-DAE在中性条件下水解基质液中的乙酸AS-D萘酚，释放出的AS-D萘酚，与基质液中的重氮盐（坚牢蓝B）偶联形成不溶性的蓝色沉淀，定位于细胞质内酶所在的部位。单核细胞系的阳性可被氟化钠抑制，需同时做氟化钠抑制试验。

【结果判断】 胞质内有蓝色颗粒状沉淀为阳性。阳性程度分级标准同α-NAE染色。

【正常血细胞染色反应】 粒细胞系统中，原始粒细胞呈阴性或阳性，早幼粒细胞至中性成熟粒细胞均呈阳性，且不被氟化钠抑制。其他血细胞染色结果同α-NAE染色。

【临床意义】 临床意义同α-NAE染色。

考点：NAS-DAE原理、结果判断

（四）α-丁酸萘酚酯酶染色

【实验原理】 血细胞内α-丁酸萘酚酯酶（α-naphthol butyrate esterase，α-NBE）在碱性条件下，水解基质液中的α-丁酸萘酚，释放出的α-萘酚，再与基质液中的重氮盐（坚牢蓝紫酱GBC）偶联形成不溶性的红色沉淀，定位于细胞质内酶所在的部位。α-NBE主要存在于单核细胞中，其阳性可被氟化钠抑制，而其他细胞系的阳性产物不能被氟化钠抑制，所以通常要同时做氟化钠抑制试验。

【结果判断】 阳性结果为胞质中出现红色颗粒。阳性程度分级标准同α-NAE染色（图3-8）。

【正常血细胞染色反应】

1. 粒细胞系统 各阶段粒细胞呈阴性。

2. 单核细胞系统 分化差的原单核细胞呈阴性，分化好的原单核细胞呈阳性，幼单核细胞及单核细胞呈阳性，阳性反应能被氟化钠抑制。

3. 淋巴细胞系统 T淋巴细胞、非T非B淋巴细胞可呈阳性，B淋巴细胞呈阴性。

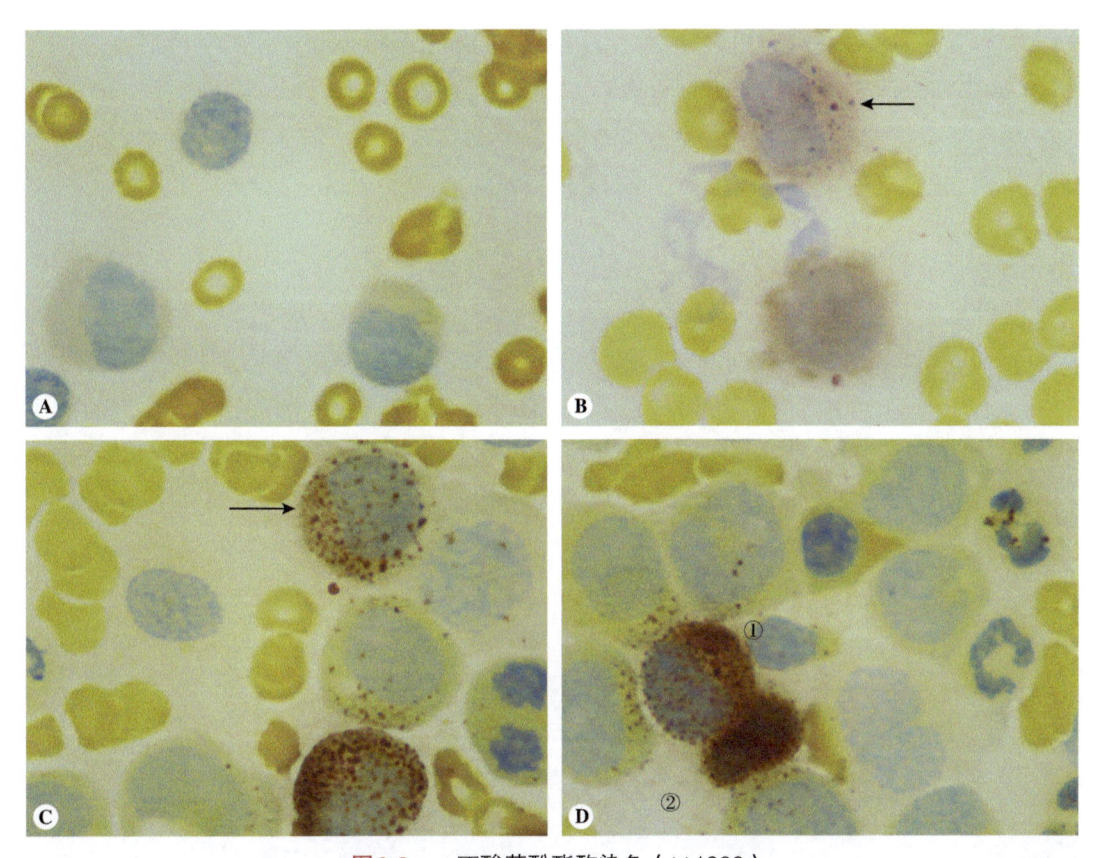

图3-8　α-丁酸萘酚酯酶染色（×1000）

A. α-NBE（-）；B. α-NBE（+）；C. α-NBE（++）；D. ①α-NBE（+++）；②α-NBE（++++）

4. 其他细胞　巨核细胞、有核红细胞、浆细胞呈阴性或弱阳性；组织细胞也可呈阳性，但不被氟化钠抑制。

【临床意义】　与α-NAE染色的临床意义相同，进行白血病鉴别时需同时做氟化钠抑制试验。α-NBE敏感性比α-NAE低，但特异性强，也是急性白血病常用的细胞化学染色。

考点：α-NBE原理、结果判断、正常血细胞染色反应、临床意义

（五）酯酶双染色

酯酶双染色是同一张涂片上进行两种酯酶染色的方法。多采用一种特异性酯酶加一种非特异性酯酶染色，即在一张涂片上通过混合底物作用液，同时显示两种酯酶如α-NAE（或α-NBE）与NAS-DCE混合染色的阳性结果。可在一张涂片上对NAS-DCE阳性的粒细胞系和对α-NAE（或α-NBE）阳性的单核细胞系进行分类计数，对于急性粒-单核细胞白血病的诊断具有重要价值。

四、过碘酸-希夫反应

【实验原理】　过碘酸-希夫反应（periodic acid-Schiff reaction，PAS）又称糖原染色。过碘酸是氧化剂，能使含有乙二醇基的多糖类物质氧化，形成双醛基，醛基与希夫试剂中的无色品红结合，生成紫红色化合物，定位于含有多糖类的胞质内。

【结果判断】　胞质中有红色颗粒、块状或弥漫状为阳性（图3-9）。

（-）　　胞质无色，无颗粒。

（+）　　胞质内呈淡红色或有极少颗粒，通常＜10个颗粒。

（++）　胞质呈红色，厚而不透明，或有10个以上颗粒。

（+++）　胞质呈暗红色或有粗大颗粒，可出现红色块状。
（++++）　胞质呈紫红色或有粗大红色块状。

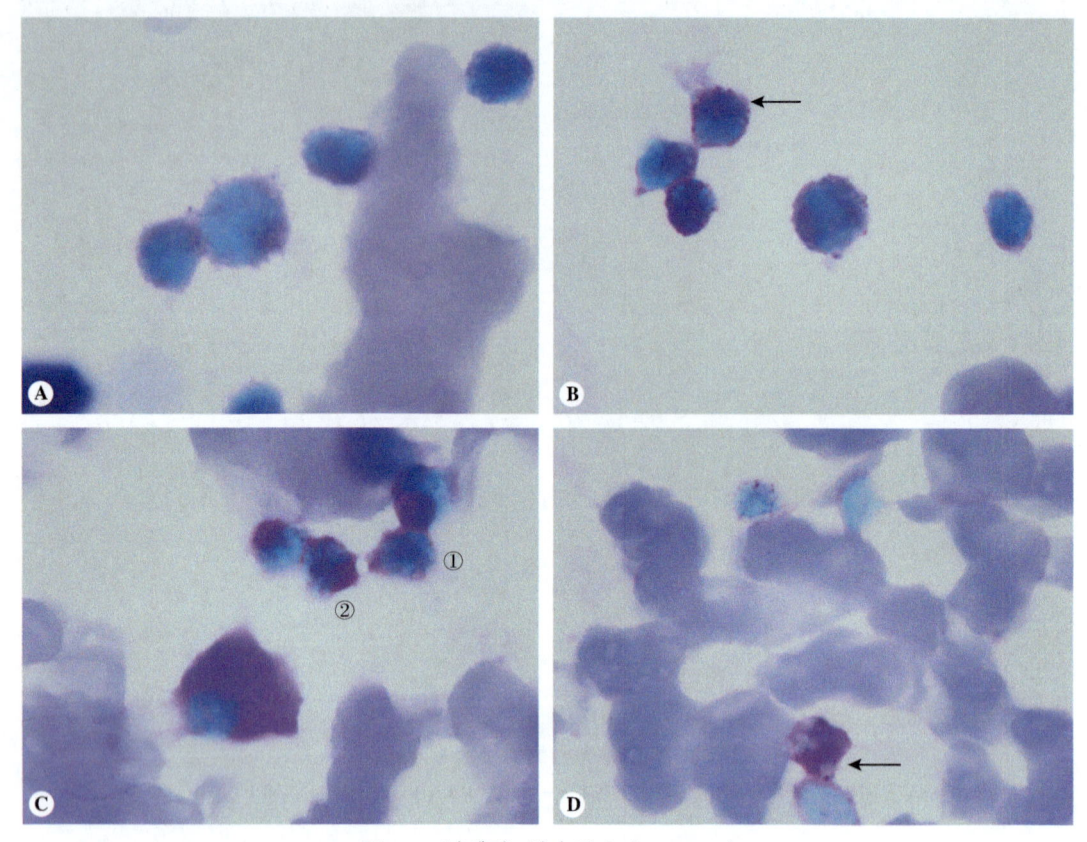

图3-9　过碘酸-希夫反应（×1000）
A. PAS（-）；B. PAS（+）；C.①PAS（++）；②PAS（+++）；D. PAS（++++）

【正常血细胞染色反应】
1. 粒细胞系统　分化差的原始粒细胞呈阴性，分化好的原始粒细胞至中性分叶核粒细胞均呈阳性，并随细胞的成熟而阳性反应逐渐增强，嗜酸性粒细胞的嗜酸性颗粒本身不着色，颗粒之间的胞质呈红色；嗜碱性粒细胞中的嗜碱性颗粒呈阳性，颗粒之间的胞质不着色。
2. 红细胞系统　均呈阴性反应。
3. 单核细胞系统　分化差的原单核细胞呈阴性，其他单核细胞呈阳性，阳性颗粒大多呈细颗粒状，分布于细胞边缘的阳性颗粒有时较粗大。
4. 淋巴细胞系统　大多呈阴性，少数呈阳性（阳性率常小于20%），阳性物质呈粗颗粒状或块状。
5. 巨核细胞系统　巨核细胞和血小板均呈阳性，为颗粒状或块状。
6. 其他细胞　浆细胞大多呈阴性，少数呈阳性，巨噬细胞可呈阳性，两者均为细颗粒状。

【临床意义】
1. 急性白血病类型的鉴别
（1）纯红细胞白血病　幼红细胞呈阳性反应，阳性率高，反应强，其他类型白血病的红细胞系大多呈阴性反应。
（2）急性淋巴细胞白血病　原淋巴细胞、幼淋巴细胞多呈阳性反应，红色颗粒或块状物质围绕核周环形排列，胞质底色无红色。少数急性淋巴细胞白血病呈阴性反应。
（3）急性粒细胞白血病　原始粒细胞多呈阴性反应，小部分呈弥散均匀红色。
（4）急性单核细胞白血病　原单核细胞、幼单核细胞呈弥散分布的红色细颗粒状，胞质边缘及伪足处颗粒明显。

（5）巨核细胞白血病　呈阳性或强阳性反应。

2. 各类贫血的鉴别　缺铁性贫血、珠蛋白生成障碍性贫血的幼红细胞多为阴性反应，有时可出现阳性反应；巨幼细胞贫血、溶血性贫血、再生障碍性贫血等幼红细胞染色呈阴性反应。

3. 其他细胞的鉴别　戈谢细胞强阳性，尼曼-皮克细胞阴性或弱阳性。霍奇金淋巴瘤的里-施细胞（RS细胞）阴性或弱阳性，骨髓转移性腺癌呈强阳性。

考点：PAS原理、结果判断、正常血细胞染色反应、临床意义

五、中性粒细胞碱性磷酸酶染色

【实验原理】　中性粒细胞碱性磷酸酶（neutrophil alkaline phosphatase，NAP）主要存在于中性成熟粒细胞的胞质中，在pH 9.6左右时能水解基质液中的磷酸萘酚钠，释放出萘酚，后者与重氮盐（坚牢蓝RR或坚牢紫酱GBC）偶联，生成不溶性的有色沉淀，定位于细胞质酶活性所在部位。

【结果判断】　坚牢蓝RR阳性为棕黑色，坚牢紫酱GBC阳性为棕红色颗粒（图3-10）。

（−）　　　　胞质中无阳性颗粒，为0分。
（+）　　　　胞质中含少量阳性颗粒，为1分。
（++）　　　胞质中含中等量阳性颗粒，为2分。
（+++）　　胞质中基本充满阳性颗粒，但密度较低，为3分。
（++++）　胞质中充满粗大阳性颗粒，密度高，甚至遮盖细胞核，为4分。

结果以阳性细胞的百分率和积分值表示。

阳性率：油镜下计数100个成熟中性粒细胞（包括中性分叶核粒细胞和中性杆状核粒细胞），阳性细胞所占百分率即为阳性率。阳性率一般应＜40%。

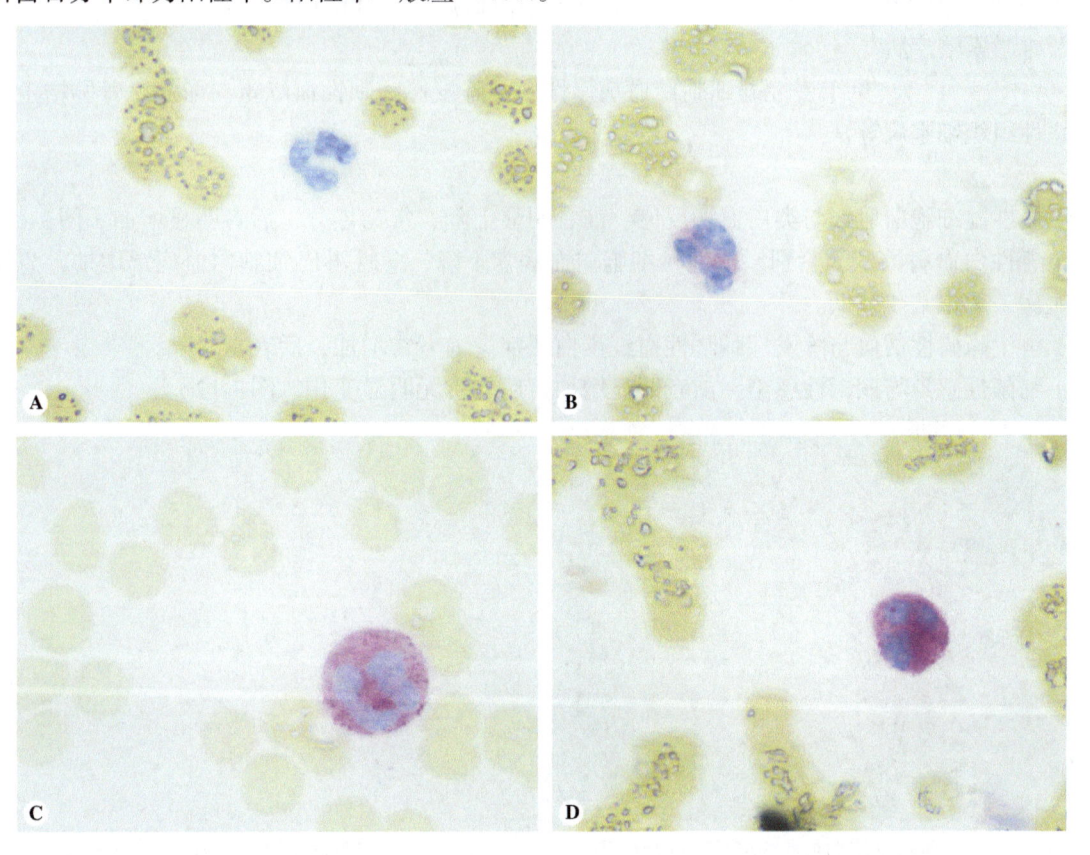

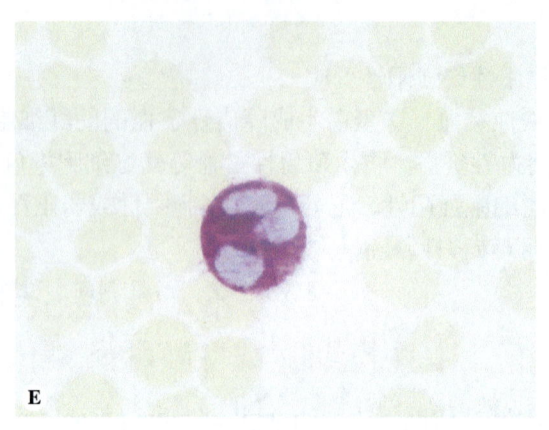

图3-10 中性粒细胞碱性磷酸酶染色（NAP染色，×1000）
A. NAP（-）；B. NAP（+）；C. NAP（++）；D. NAP（+++）；E. NAP（++++）

积分值：对阳性细胞按反应强度作出（+）~（++++）的分级，将各级所占的百分率乘以级数，再相加，即为积分值。NAP积分值参考范围为30~130分。

积分值=（+）数量×1+（++）数量×2+（+++）数量×3+（++++）数量×4

【正常血细胞染色反应】 中性成熟粒细胞呈阳性，其他细胞呈阴性。

【临床意义】 NAP染色受影响因素较多，结果相差较大，各实验室应建立自己的参考值。只有当NAP积分明显增高或明显降低时，才有较大的临床意义。

1. NAP积分增加 见于细菌感染、类白血病反应、再生障碍性贫血、某些骨髓增殖性疾病（如慢性中性粒细胞白血病、骨髓纤维化、真性红细胞增多症、原发性血小板增多症）、慢性粒细胞白血病加速期或急变期、急性淋巴细胞白血病、慢性淋巴细胞白血病、恶性淋巴瘤、骨髓转移癌、肾上腺糖皮质激素及雄激素治疗后等。

2. NAP积分下降 见于慢性髓细胞白血病慢性期、阵发性睡眠性血红蛋白尿症、骨髓增生异常综合征、恶性组织细胞病等。

3. 疾病的鉴别

（1）慢性髓细胞白血病与类白血病反应 前者明显下降，常为零分，后者明显增加（图3-11）。

（2）急性白血病类型的鉴别 急性粒细胞白血病常下降，急性淋巴细胞白血病常增加，急性单核细胞白血病一般正常或减低。

（3）再生障碍性贫血与阵发性睡眠性血红蛋白尿症 前者常增加，后者常下降。

（4）细菌性感染与病毒性感染 前者明显增加，后者常无明显变化（图3-12）。

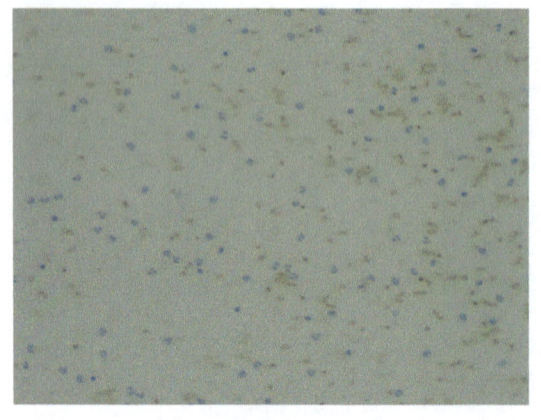

图3-11 慢性粒细胞白血病NAP染色积分下降（NAP染色，×100）

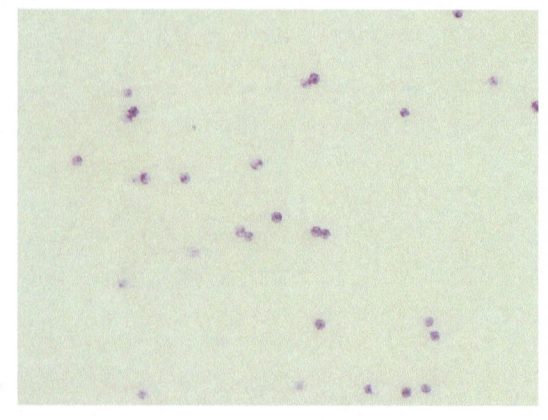

图3-12 细菌性感染NAP染色积分增加（NAP染色，×100）

考点： NAP原理、结果判断、正常血细胞染色反应、临床意义

六、酸性磷酸酶染色

【实验原理】 酸性磷酸酶（acid phosphatase，ACP）存在于细胞的溶酶体颗粒中，染色方法有偶氮偶联法和Gomori硫化铅法，以前者常用。偶氮偶联法原理：ACP在酸性（pH5.0）条件下，水解基质液中的磷酸萘酚AS-BI，释放出萘酚AS-BI，后者与基质液中的重氮盐（六偶氮副品红）偶联，形成不溶性的红色沉淀，定位于细胞质内酶所在的部位。有些细胞中的酸性磷酸酶耐酒石酸，故抗酒石酸酸性磷酸酶染色有助于某些疾病的诊断及鉴别。

【结果判断】 阳性结果为胞质中出现鲜红色颗粒沉淀。

【正常血细胞染色反应】 粒细胞、巨核细胞、血小板、淋巴细胞、单核细胞、浆细胞、巨噬细胞均呈阳性反应。

【临床意义】

1. 诊断多毛细胞白血病 多毛细胞呈阳性（常呈强阳性），阳性反应不被L-酒石酸抑制。慢性淋巴细胞白血病和恶性淋巴瘤细胞ACP染色也可呈阳性，但可被L-酒石酸抑制。ACP阴性也不能排除多毛细胞白血病的可能性。

2. 鉴别戈谢细胞和尼曼-皮克细胞 前者阳性，并具有抗酒石酸功能；后者阴性。

考点：ACP原理、结果判断、正常血细胞染色反应、临床意义

七、血细胞化学染色总结要点

（一）常见贫血性疾病化学染色鉴别如下（表3-1）

表3-1 常见贫血性疾病化学染色结果

贫血性疾病	铁染色 细胞外铁	铁染色 细胞内铁	铁染色 铁粒幼细胞	NAP染色	PAS染色
缺铁性贫血	消失	减低	减少	正常	幼红细胞有时阳性
铁粒幼细胞性贫血	增多	增多	环形铁粒幼细胞≥15%	正常	阴性
巨幼细胞贫血	正常或增多	正常或增多	基本正常	正常	阴性
溶血性贫血	正常或增多	正常或增多	基本正常	积分减低	阴性
再生障碍性贫血	正常或增多	正常或增多	基本正常	积分增高	阴性
MDS-RS	增多	增多	环形铁粒幼细胞≥15%	积分减低	幼红细胞阳性，弥散或颗粒状
慢性疾病性贫血	增多	减少	基本正常	正常或减低	阴性

（二）常见急性白血病化学染色鉴别如下（表3-2）

表3-2 常见急性白血病的化学染色结果

染色方法	急性早幼粒细胞白血病	急性粒细胞白血病	急性单核细胞白血病	急性淋巴细胞白血病
POX染色	强阳性	阳性或阴性	阴性或弱阳性	阴性
NAS-DCE染色	强阳性	阳性或阴性	阴性	阴性
NAS-DAE染色	强阳性	阴性或阳性	阳性或强阳性	阴性或阳性
NAS-DAE+NaF	不抑制	不抑制	抑制	不抑制
α-NBE染色	阴性	阴性	阳性	阴性
α-NBE染色+NaF	不抑制	不抑制	抑制	不抑制
PAS染色	阳性，弥散状	阳性，弥散状	阳性，细颗粒状	阳性，粗颗粒状

考点：贫血性疾病化学染色鉴别、急性白血病化学染色鉴别

课堂思政　科学与严谨是检验医学的灵魂

丛玉隆是中国医学检验界的领军人物，他把质量视为医学检验的生命，强调科学与严谨是检验医学的灵魂。他把很多人认为"不起眼"的检验医学推向了一个又一个新的高度，开创性提出实验室标准化和检验学科的"理念革命"；他积极倡导"检验必须与临床相结合"，不懈推动"医学检验"向"检验医学"的转变、"以标本为中心，以检验结果为目的，光顾标本不管人"的模式向"以患者为中心，以将所测得数据转化成为高效的诊治信息，并提供给临床咨询建议"理念服务模式的转变，使医学检验专业工作宗旨和学科建设发生了里程碑式的变化。

目标检测

A_1/A_2 型题

1. 骨髓细胞外铁减低的疾病是（　　）
   A. 溶血性贫血　　　B. 缺铁性贫血
   C. 慢性肾炎　　　　D. 血色病
   E. 肝硬化

2. 关于细胞外铁，下述哪一项是错误的（　　）
   A. 反映骨髓贮存铁量
   B. 它是铁蛋白的聚合体
   C. 可用普鲁士蓝反应显示其存在
   D. 正常人为阴性反应
   E. 缺铁性贫血时，骨髓细胞外铁明显降低甚至消失

3. 最常用于鉴别原始粒细胞和原淋巴细胞的细胞化学染色是（　　）
   A. POX 染色　　　　B. PAS 染色
   C. ALP 染色　　　　D. ACP 染色
   E. NAS-DCE 染色

4. 髓过氧化物酶染色在鉴别下列哪组白血病时有价值（　　）
   A. 急粒与急性单核细胞白血病
   B. 急淋与急粒
   C. AML-M$_3$ 与 AML-M$_2$
   D. AML-M$_4$ 与 AML-M$_3$
   E. AML-M$_2$ 与 AML-M$_5$

5. 鉴别慢性粒细胞白血病与类白血病反应，首选试验是（　　）
   A. SB 染色　　　　B. ACP 染色
   C. NAP 染色　　　D. PSA 染色
   E. NAS-DAE 染色

6. 急性单核细胞白血病（　　）
   A. 中性粒细胞碱性磷酸酶染色积分增高
   B. 髓过氧化物酶染色强阳性反应
   C. 糖原染色强阳性反应
   D. 非特异性酯酶染色强阳性反应
   E. 骨髓铁染色细胞内外铁显著增多，易见环形铁粒幼细胞

7. α-乙酸萘酚酯酶染色，阳性受氟化钠抑制的细胞是（　　）
   A. 单核细胞　　B. 淋巴细胞　　C. 粒细胞
   D. 幼红细胞　　E. 浆细胞

8. α-NAE 染色呈强阳性的细胞是（　　）
   A. 原始粒细胞　B. 早幼粒细胞　C. 中幼粒细胞
   D. 幼单核细胞　E. 幼淋巴细胞

9. 再生障碍性贫血（　　）
   A. 中性粒细胞碱性磷酸酶染色积分增高
   B. 过氧化物酶染色强阳性反应
   C. 糖原染色强阳性反应
   D. 非特异性酯酶染色强阳性反应
   E. 骨髓铁染色细胞内外铁显著增多，易见环形铁粒幼细胞

10. 中性粒细胞碱性磷酸酶染色，积分下降的疾病是（　　）
    A. 类白血病反应
    B. 骨髓纤维化
    C. 慢性粒细胞白血病急变期
    D. 阵发性睡眠性血红蛋白尿症
    E. 再生障碍性贫血

11. 急性粒细胞白血病与急性单核细胞白血病的主要鉴别点是（　　）
    A. 髓过氧化物酶阳性程度
    B. Auer 小体粗细
    C. 血清溶菌酶升高程度
    D. α-乙酸萘酚酯酶染色+氟化钠抑制实验
    E. 中性粒细胞碱性磷酸酶

12. 粒细胞的特异性酯酶是（　　）
    A. 碱性磷酸酶　　　B. α-乙酸萘酚酯酶
    C. α-丁酸萘酚酯酶　D. 乙酸 AS-D 萘酚酯酶
    E. 氯乙酸 AS-D 萘酚酯酶

（赵　岩）

第 2 篇

红细胞检查

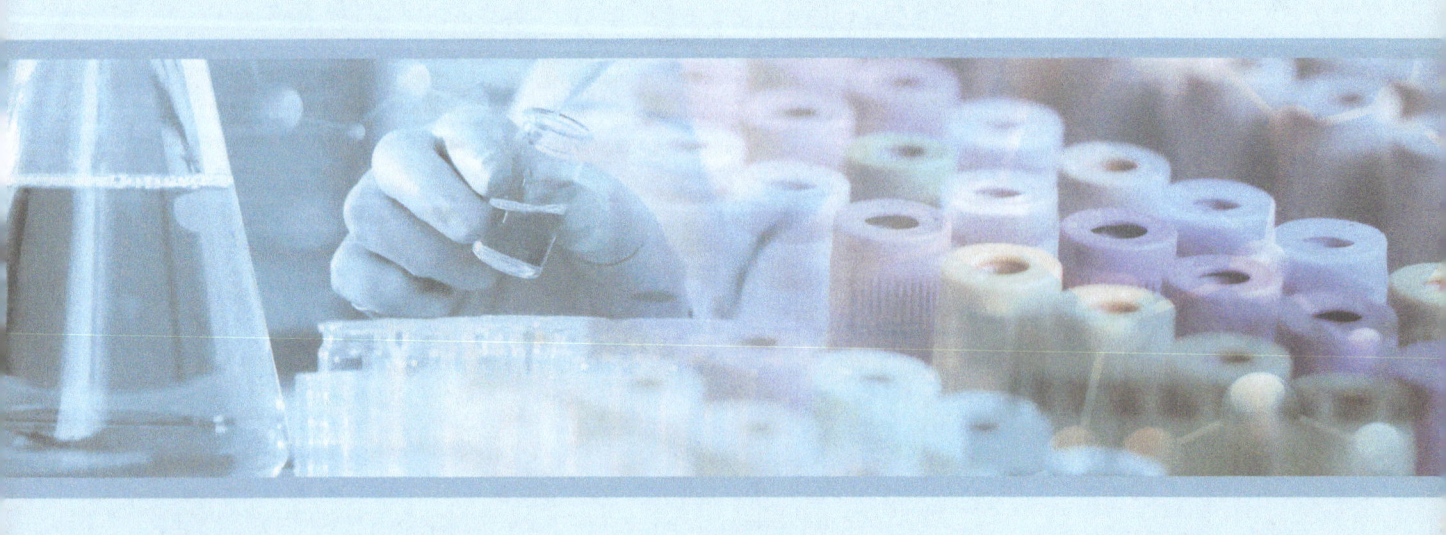

第4章 贫血概述

> **学习目标**
> 1. 掌握：贫血的定义、分类及实验室检查方法。
> 2. 熟悉：红细胞相关理论基础知识及贫血的诊断方法。
> 3. 了解：贫血的临床表现。

案例 2-4-1

患者，女，16岁，半年前出现明显乏力伴头晕、面色苍白到医院就诊。体格检查：无发热，皮肤无出血点，指甲、口唇黏膜苍白。实验室检查：血常规示RBC 3.0×10^{12}/L，Hb 75g/L，PLT 130×10^9/L，网织红细胞0.025。血涂片红细胞大小不一，以小细胞为主，中央淡染区扩大。尿常规、血糖、血脂、肝肾功能检查结果大致正常。骨髓象：有核细胞增生活跃，红系明显增生，中幼红细胞占15%，晚幼红细胞占18%，幼红细胞体积偏小，胞质量少，边缘不规则，核染色质致密。铁染色：细胞外铁（-），细胞内铁5%，血清铁蛋白9μg/L。

问题：1. 本患者有无贫血？其血常规哪些指标异常？
2. 如果是贫血，其贫血程度属于哪一级？
3. 如果是贫血，属于什么类型的贫血？

第1节 贫血的定义和分类

贫血（anemia）是由多种原因引起外周血单位容积内血红蛋白（Hb）浓度、红细胞（RBC）计数及血细胞比容（HCT）低于本地区相同年龄和性别的人群的参考值下限的一种症状。贫血可原发于造血器官疾病，也可能是某些系统疾病的表现。

一、贫血的分类

基于不同的临床特点，贫血的分类方法不同，主要根据细胞形态学、骨髓增生程度及病因和发病机制进行分类，不同的分类方法各有其优缺点。临床上将形态学分类和病因有机相结合，对贫血的分类更加趋于完善。

（一）根据外周血形态检查结果对贫血进行分类

外周血常规检查是最基本的也是最重要的检查，镜下对血涂片上红细胞形态进行认真观察，可发现红细胞有无大小、形态、染色、结构、排列异常，有无有核红细胞及白细胞和血小板形态异常等，对贫血的诊断和鉴别诊断极为重要。根据外周血红细胞的形态检查结果对贫血有三种分类方法。

1. 根据平均红细胞体积（mean corpuscular volume，MCV）、平均红细胞血红蛋白含量（mean corpuscular hemoglobin，MCH）、平均红细胞血红蛋白浓度（mean corpuscular hemoglobin concentration，MCHC）对贫血的形态学分类（表4-1）

表4-1 根据MCV、MCH、MCHC对贫血的形态学分类

贫血形态学类型	MCV(fl)	MCH(pg)	MCHC(g/L)	病因举例
正常细胞性贫血	82~100	27~34	316~354	急性失血、溶血、造血功能低下、白血病
小细胞低色素性贫血	<82	<26	<316	缺铁性贫血、慢性失血、珠蛋白生成障碍性贫血
单纯小细胞性贫血	<82	<26	316~354	感染、中毒、慢性炎症、尿毒症
大细胞性贫血	>100	>34	316~354	维生素B_{12}、叶酸缺乏、巨幼细胞贫血

本法分类的优点：提示贫血的可能病因，对小细胞低色素性贫血及大细胞性贫血的病因估计有较大帮助。要求Hb、RBC、HCT的测定结果必须准确可靠，才能计算出准确的平均值参数，否则将导致分类错误或结果自相矛盾，难以解释。缺点：过于简单，难以估计正细胞性贫血的病因。

2. 根据MCV和红细胞体积分布宽度（RDW）对贫血的形态学分类（表4-2）

表4-2 根据MCV和RDW对贫血的形态学分类

红细胞形态	RDW	MCV	疾病举例
正细胞均一性	正常	正常	急性失血、溶血，遗传性球形红细胞增多症，慢性疾病
大细胞均一性	正常	增高	再生障碍性贫血、骨髓增生异常综合征（MDS），肝病性贫血
小细胞均一性	正常	减低	轻型珠蛋白生成障碍性贫血，慢性疾病性贫血
正细胞不均一性	增高	正常	早期造血物质缺乏，骨髓纤维化，铁粒幼细胞贫血
小细胞不均一性	增高	减低	缺铁性贫血，血红蛋白H（HbH）病，红细胞碎片
大细胞不均一性	增高	增高	巨幼细胞贫血，自身免疫性贫血，MDS，化疗后

3. 镜下红细胞形态异常（须占一定的比例）**提示的贫血类型**（表4-3）

表4-3 异常形态红细胞对贫血类型的提示

红细胞形态异常	主要疾病	其他疾病
小细胞低色素性红细胞	缺铁性贫血，珠蛋白生成障碍性贫血	慢性失血，铁粒幼细胞贫血
大红细胞	巨幼细胞贫血	溶血性贫血，骨髓纤维化
球形红细胞	遗传性球形红细胞增多症，自身免疫性溶血性贫血	微血管病性溶血性贫血，低磷酸盐血症
靶形红细胞	珠蛋白生成障碍性贫血，HbC/S病，HbE病；不稳定血红蛋白病	缺铁性贫血，脾切除术后，肝病
椭圆形红细胞	遗传性椭圆形红细胞增多症	巨幼细胞贫血，骨髓纤维化
泪滴形红细胞伴有核红细胞	骨髓纤维化	骨髓病性贫血，巨幼细胞贫血，重型珠蛋白生成障碍性贫血，MDS
镰状红细胞	镰状红细胞贫血	血红蛋白病
口形红细胞	遗传性口形红细胞增多症	遗传性球形红细胞增多症，轻型珠蛋白生成障碍性贫血
破碎红细胞及碎片	微血管病性溶血性贫血	不稳定血红蛋白病，人工心脏瓣膜
棘形红细胞	肾衰竭，重症肝病	丙酮酸激酶缺乏症，β-脂蛋白缺乏症
多色素性红细胞	溶血性贫血	各种增生性贫血
嗜碱性点彩红细胞	铅中毒	汞、锌、铋中毒巨幼细胞贫血
豪-乔小体	重度贫血	巨幼细胞贫血，脾切除等
卡伯特环	溶血性贫血	巨幼细胞贫血，白血病等
红细胞缗钱状排列	多发性骨髓瘤，巨球蛋白血症	冷凝集素综合征及其他球蛋白增多性疾病

以上三种贫血的分类方法可综合分析应用，结合临床资料多数贫血可基本明确诊断。部分病例虽然不能明确病因及诊断，但可帮助确定进一步的检查方向。

（二）根据骨髓有核细胞增生程度及形态学特征对贫血的分类

根据骨髓象细胞形态学特征对贫血的分类见表4-4。

表4-4　根据骨髓象细胞形态学特征对贫血的分类

类型	疾病举例
增生性贫血	溶血性贫血，失血性贫血，缺铁性贫血
增生不良性贫血	再生障碍性贫血，纯红细胞再生障碍性贫血
骨髓红系成熟障碍（无效生成）	巨幼细胞贫血，缺铁性贫血，铁粒幼细胞贫血，MDS，慢性疾病性贫血

（三）根据血清中可溶性转铁蛋白受体（sTfR）、血清铁蛋白（SF）和网织红细胞（Ret）的测定结果对贫血的分类

根据sTfR、SF、Ret的测定结果对贫血的分类见表4-5。

表4-5　根据sTfR、SF、Ret的测定结果对贫血的分类

sTfR	SF	Ret	贫血类型
↑	↓	正常	缺铁性贫血
↓	↑	↓	增生障碍性贫血
↑	↑	正常	无效生成性贫血
↑	↑	↑	溶血性贫血

（四）根据贫血的病因及发病机制对贫血的分类

通常分为三大类：红细胞生成减少、红细胞破坏过多、红细胞丢失过多（失血），见表4-6。

表4-6　根据贫血的病因及发病机制对贫血的分类

病因和发病机制	常见疾病
1.红细胞生成减少	
（1）骨髓造血功能障碍	
1）干细胞增殖分化障碍	再生障碍性贫血、纯红细胞再生障碍性贫血、骨髓增生异常综合征等
2）骨髓被异常组织侵害	骨髓病性贫血（白血病、骨髓瘤、癌转移、骨髓纤维化）
3）骨髓造血功能低下	继发性贫血（肾病、肝病、感染性疾病、内分泌疾病等）
（2）造血物质缺乏或利用障碍	
1）铁缺乏和铁利用障碍	缺铁性贫血、铁粒幼细胞贫血等
2）维生素 B_{12} 或叶酸缺乏	巨幼细胞贫血等
2.红细胞破坏过多	
（1）红细胞内在缺陷	
1）红细胞膜异常	遗传性球形红细胞增多症、遗传性椭圆形红细胞增多症、遗传性口形红细胞增多症、阵发性睡眠性血红蛋白尿（PNH）症
2）红细胞酶异常	葡萄糖-6-磷酸脱氢酶缺乏症、丙酮酸激酶缺乏症等
3）血红蛋白异常	珠蛋白生成障碍性贫血、异常血红蛋白病、不稳定血红蛋白病

续表

病因和发病机制	常见疾病
（2）红细胞外在异常	
1）免疫溶血因素	自身免疫性溶血性贫血、药物免疫性溶血性贫血、新生儿同种免疫性溶血性贫血、血型不合输血等
2）理化感染等因素	微血管病性溶血性贫血，化学、物理、生物因素所致溶血
（3）其他	脾功能亢进
3.红细胞丢失过多	急性失血性贫血、慢性失血性贫血

不同的贫血分类方法各有其优缺点，临床上将红细胞形态学和病因病机分类相结合应用，以期更好地进行贫血的诊断和治疗。

考点：贫血的定义和分类

二、贫血的临床表现

贫血的临床表现主要是因器官组织缺氧和机体对缺氧的代偿机制所引起。其临床症状有无及严重程度，取决于各器官组织缺氧的程度、产生贫血的原因、贫血的发展速度、患者的机体状况、对缺氧的代偿能力和适应能力。贫血所导致的临床症状和体征可涉及全身各系统，其共同的临床表现主要有以下几种。

1. 一般表现　　主要是疲乏无力、皮肤、黏膜（常观察唇黏膜、睑结膜）和甲床苍白等。

2. 心血管及呼吸系统症状　　心悸、气短、心率加快及呼吸加深，在运动和情绪激动时更明显，重者心脏扩大，甚至出现心力衰竭。

3. 神经系统症状　　头痛、头晕、目眩、耳鸣、畏寒、嗜睡、萎靡不振、反应迟钝、注意力不集中是贫血常见的症状。

4. 消化系统症状　　食欲减退、恶心、消化不良、腹胀、腹泻和便秘等。

5. 泌尿生殖系统症状　　肾脏浓缩功能减退，可有多尿、蛋白尿等轻微的肾功能异常表现。妇女可有月经不调等。

6. 其他　　皮肤干燥、毛发无光泽，严重者可因视网膜血管扩张或出血而影响视力。遗传性溶血性贫血患者常有反复出现的下肢溃疡。

不同类型的贫血，由于病因及发病机制的不同，常有其特有的临床表现，如溶血性贫血常见黄疸、脾大等。

第2节　贫血的诊断

贫血的实验室检查有血常规检查、红细胞形态观察、网织红细胞计数、骨髓细胞形态学及病理组织学检查、病因检查等。其诊断过程为：①确定有无贫血；②确定贫血的严重程度；③查明贫血的病因，结合临床资料，明确诊断。

一、确定有无贫血

根据血红蛋白浓度、红细胞计数和血细胞比容的测定值确定有无贫血。

（一）国内成人贫血的诊断标准

国内成人贫血的诊断标准见表4-7。

表4-7 国内成人贫血的诊断标准

	成年男性	成年女性
血红蛋白（g/L）	<120	<110（孕妇<100）
红细胞计数（×10¹²/L）	<4.0	<3.5
血细胞比容（L/L）	<0.40	<0.35

（二）国外诊断贫血的标准

贫血的血红蛋白诊断标准较为统一，都以世界卫生组织（WHO）制定的贫血标准（1972年）为准。在海平面地区，血红蛋白按以下水平诊断贫血（表4-8）。

表4-8 血红蛋白诊断贫血指标

	6个月～6岁儿童	6～14岁儿童	成年男性	成年女性（非妊娠）	妊娠妇女
血红蛋白（g/L）	<110	<120	<130	<120	<110

（三）小儿贫血的诊断标准

根据世界卫生组织资料和1986年联合国儿童基金会的建议：出生10天内新生儿血红蛋白浓度小于145g/L；1个月以上小儿血红蛋白浓度小于90g/L；4个月以上小儿血红蛋白浓度小于100g/L；6个月～6岁者血红蛋白浓度小于110g/L；6～14岁者血红蛋白浓度小于120g/L，即可诊断为贫血。

以上诊断标准的地区以海平面计，海拔每增高1000m，Hb升高约4%。海拔在3500m以上的高原地区占我国国土面积的1/6，其贫血诊断标准应另补充规定。

二、确定贫血的严重程度

（一）成人贫血程度划分

根据血红蛋白浓度，成人贫血程度划分为4级。
轻度：血红蛋白介于参考值下限至91g/L，症状轻微。
中度：血红蛋白61～90g/L，体力劳动时心慌气短。
重度：血红蛋白30～60g/L，休息时感心慌气短。
极重度：血红蛋白<30g/L，常合并贫血性心脏病。

（二）小儿贫血程度的划分

1. 6个月以上小儿同成人标准。
2. 新生儿和6个月以内小儿不按照此标准。

三、查明贫血的原因

贫血的诊断以查明贫血的性质和病因最为重要，在分析各项实验室检查结果的同时，一定要紧密结合临床资料，进行综合分析。

（一）临床资料搜集和分析

1. 详细了解患者的病史 包括饮食习惯，药物史及有无接触有毒、有害物质，有无出血史（女性患者要询问其月经史及有无月经过多），有无其他慢性疾病、家庭成员贫血史、输血史、地区流行性疾病等。
2. 详细的体格检查 注意有无肝、脾、淋巴结肿大，注意皮肤、黏膜是否苍白，有无紫癜、黄疸等。

考点：贫血的诊断标准

（二）贫血的病因检查

贫血病因检查包括溶血性贫血的实验室检查、有关临床基础检验、生化检验、微生物及免疫学检验、寄生虫学检验、组织病理学检查、放射性核素检查等实验室检查和其他相关检查，如内镜检查、B超、X线检查、CT、磁共振检查等。

（三）常见贫血的实验室检查项目

贫血的诊断过程是在详细了解患者病史和仔细体格检查的基础上，先进行血液学的一般检查，根据检查结果，分析确定贫血的类型，结合临床资料，得出初步的诊断意见和明确进一步的检查方向。然后再有的放矢地选择最直接、最有效、最有价值、最经济的病因检查项目及项目组合和检验步骤。当确定贫血的形态学分类时，进一步分析诊断如下。

1. 小细胞低色素性贫血 首选有关铁代谢的检查项目，如铁蛋白（SF）、血清铁（SI）、骨髓铁染色等。①铁缺乏，多数为缺铁性贫血，如结合临床资料可找到其病因，即明确诊断，骨髓检查并非必须；如原因不明应做骨髓检查和进一步的病因检查。②如为高铁血症，应作骨髓细胞学检查和骨髓铁染色，细胞外铁增高，细胞内铁环形铁粒幼细胞超过15%，为铁粒幼细胞贫血。③正常或增高，可见于血红蛋白病，如珠蛋白生成障碍性贫血或不稳定性血红蛋白病，应做进一步相关检查。④SI降低、SF正常或增高，多数为慢性疾病导致的继发性贫血，根据临床情况做进一步检查。

2. 正细胞性贫血 首选网织红细胞检查。①网织红细胞增高：结合病史、红细胞形态、胆色素代谢等的检查结果，多为急性失血性贫血或溶血性贫血。②网织红细胞正常或减低，应做骨髓细胞学检查和（或）骨髓活检。如骨髓象大致正常，可见于肾病性贫血，内分泌异常所致贫血（包括甲状腺功能低下、肾上腺皮质功能低下、性腺功能低下、垂体功能低下等）；如骨髓增生低下，可见于造血功能障碍性贫血；如骨髓被浸润，见于白血病、骨髓瘤、癌转移、骨髓纤维化等。③网织红细胞明显减低，骨髓单纯红细胞系增生障碍，为纯红细胞再生障碍性贫血。红细胞再生障碍性贫血危象。

3. 大细胞性贫血 首选网织红细胞检查。①网织红细胞明显增高，见于急性失血后贫血、溶血后贫血及巨幼细胞贫血治疗后。②网织红细胞轻度增加或减低，应做骨髓细胞学检查。骨髓检查有巨幼细胞贫血，见于叶酸和维生素B_{12}缺乏的巨幼细胞贫血及其他原因引起的巨幼细胞贫血；骨髓检查如有红系细胞的类巨幼样变，并有粒系和巨核系异常增生及病态造血，见于红白血病和骨髓增生异常综合征；骨髓检查如无巨幼细胞造血，见于部分甲状腺功能减退、肝病性贫血和部分MDS患者等。

考点：常见贫血的实验室检验项目

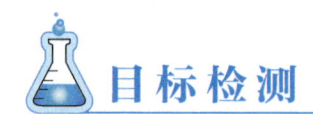

目标检测

A_1/A_2型题

1. Hb含量为70g/L，贫血程度为（　　）
   - A. 正常
   - B. 轻度
   - C. 中度
   - D. 重度
   - E. 极重度

2. 红细胞体积分布宽度能反映红细胞的（　　）
   - A. 数目
   - B. HCT
   - C. Hb含量
   - D. 体积异质性
   - E. 密度

3. 单纯小细胞性贫血（　　）
   - A. MCV 90fl　MCH 28pg　MCHC 360g/L
   - B. MCV 118fl　MCH 36pg　MCHC 360g/L
   - C. MCV 67fl　MCH 23pg　MCHC 360g/L
   - D. MCV 65fl　MCH 21pg　MCHC 220g/L
   - E. MCV 110fl　MCH 30pg　MCHC 360g/L

4. 红细胞平均寿命为（　　）
   - A. 60天
   - B. 80天
   - C. 100天
   - D. 120天
   - E. 180天

5. MCV以飞升（fl）为单位，fl等于（　　）
   - A. 10^{-9}L
   - B. 10^{-10}L
   - C. 10^{-15}L
   - D. 10^{-18}L
   - E. 10^{-6}L

（孟德娣）

第5章 缺铁性贫血

> **学习目标**
> 1. 掌握：铁代谢检查项目；缺铁的临床分期；缺铁性贫血的血常规、骨髓象特点及铁代谢检查。
> 2. 熟悉：缺铁性贫血的发病机制、临床表现。
> 3. 了解：铁代谢检查的应用评价。

案例 2-5-1

患者，女，18岁，头晕、乏力2年，近期加重3个月。平时以素食为主，13岁月经来潮，量多。体格检查：贫血貌，皮肤无黄染，肝脾无肿大。实验室检查：血常规示RBC $3.4×10^{12}$/L，Hb 85g/L，MCV 75fl，MCH 25pg，MCHC 280g/L，RDW 25.2%；外周血涂片显示红细胞大小不等，以小细胞为主，中央淡染区扩大；骨髓象显示骨髓增生明显活跃，红系占56.2%，以中、晚幼红细胞为主，幼红细胞胞体变小，胞质偏蓝，胞质边缘不整齐，胞核小深染，粒系、巨核系没有明显变化。

问题：1. 该患者最有可能患哪种贫血？
2. 诊断该病的依据是什么？
3. 进一步确诊需做哪些检查？

第1节 铁 代 谢

一、概 述

（一）铁的分布

铁是人体合成血红蛋白的原料，也是肌红蛋白、细胞呼吸酶（如细胞色素酶、过氧化物酶和过氧化氢酶）的重要组成成分，在人体氧化代谢、细胞生长与增殖、氧的运输和储存中均有重要作用，是人体生理活动不可缺少的必需微量元素。

人体内铁的总量为3～5g（男性约为50mg/kg，女性约为40mg/kg），大部分铁分布在血红蛋白中（所占比例最大约为65%），少量存在于肌红蛋白中，各种酶和血浆中呈运输状态的铁仅占全身铁的极小部分。多余的铁以铁蛋白和含铁血黄素的形式储存于肝、脾、骨髓和肠黏膜等处，其中以肝、脾含量最丰富，储存铁的多少因各人的情况不同差别较大。

（二）铁的来源

体内铁的来源有两条途径：一是外源性食物中的铁，含铁量较高的食物有海带、紫菜、木耳、香菇、动物肝等，而乳类、瓜果含铁量较低，用铁制炊具烹调食物可使食物中铁的含量明显增加，食物中铁的吸收量因人体对铁的需求而异；二是衰老红细胞破坏释放出的血红蛋白铁，体内红细胞衰老破坏时释放出的铁经处理后可作为铁的来源被再利用，每天约有6.3g血红蛋白被氧化为高铁血红蛋白，随后血红素与珠蛋白解离，并释放出约21mg的铁，其中大部分与转铁蛋白相结合，继而被机体再次利用。

(三) 铁的吸收

铁吸收的部位主要在十二指肠及小肠上段1/4处，亚铁（二价）比高价铁（三价铁）易于吸收，吸收量主要取决于体内铁的储存量及红细胞的生成速度，健康人一般从膳食中能吸收所有铁的5%~10%，而缺铁的人吸收量约占20%。不同身体状况的人群对铁的吸收量不同，健康成年男性及无月经的妇女，每天需吸收铁0.5~1.0mg，婴儿为0.5~1.5mg，月经期的妇女1~2mg，孕妇2~5mg。

(四) 铁的转运和利用

吸收入血的亚铁被氧化成高价铁之后，Fe^{3+}与血清中转铁蛋白结合并运送至利用和储存场所。每分子转铁蛋白可结合2个Fe^{3+}。幼红细胞和网织红细胞膜上有丰富的转铁蛋白受体，与转铁蛋白结合形成受体-转铁蛋白复合物，通过胞饮作用进入胞质，复合物在胞质中释放铁，进入胞质内的铁转移至线粒体内，在线粒体粗面内质网血红素合成酶的催化下，与原卟啉结合成血红素，再与珠蛋白结合成血红蛋白，转铁蛋白则返回细胞表面回到血浆中。

(五) 铁的储存

铁主要储存在肝、脾和骨髓中，储存的形式主要为铁蛋白和含铁血黄素。铁蛋白近似球形，包括两部分：一部分是不含铁的蛋白质外壳，称去铁蛋白；另一部分为中心腔，含铁多少不一，核心最多可容纳约4500个铁原子，具有很大的储铁能力。含铁血黄素是铁蛋白脱去部分蛋白质外壳后的聚合体，是铁蛋白变性的产物，也是储存铁的一种形式，比铁蛋白中的铁更难以动员和利用。由于含铁血黄素存在于幼红细胞外，位于巨噬细胞等多种细胞内，因此称为细胞外铁。幼红细胞内存在的细颗粒铁蛋白聚合体，称为细胞内铁，这种幼红细胞称为铁粒幼细胞。在铁代谢平衡时，储存铁很少动用，缺铁时储存铁首先被消耗，可足够合成全身1/3的血红蛋白。当储存铁耗尽而继续缺铁时才出现贫血。

(六) 铁的排泄

正常人铁的排泄量很少，常通过胆汁、尿液、皮肤及胃肠道脱落细胞排出体外，每日大约丢失1mg，相应地需要补充与丢失等量的铁。成年男性平均每天排泄约1mg；成年女性由于月经、妊娠、哺乳等原因，平均每天排泄约2mg；当机体内铁负荷过多时，每日可排出4mg铁。铁代谢过程见图5-1。

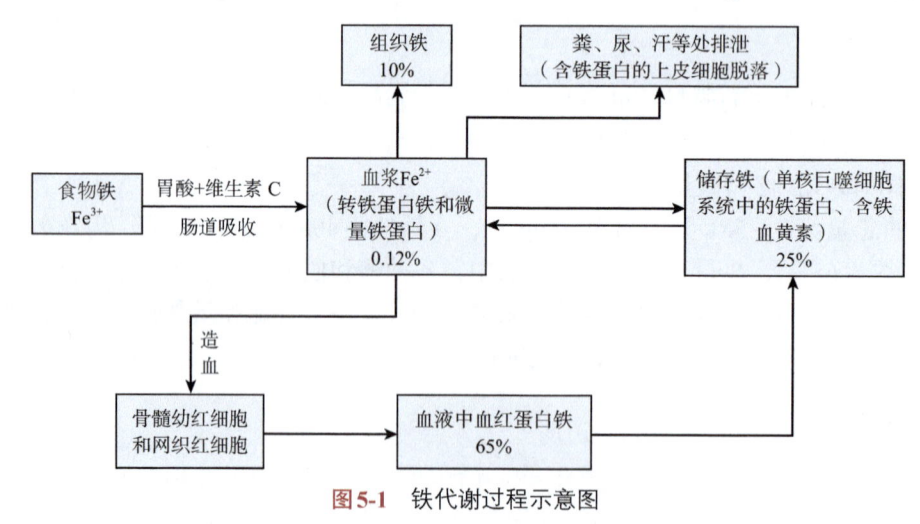

图5-1 铁代谢过程示意图

考点：铁在人体储存的形式

二、铁代谢检验

铁代谢检验是指对机体铁代谢的各类指标进行检测，包括血清铁、总铁结合力、转铁蛋白饱和度、铁蛋白、转铁蛋白、转铁蛋白受体、红细胞内游离原卟啉等的检测。

（一）血清铁测定

血清铁（serum iron，SI）是指血（清）浆中与转铁蛋白（transferrin，Tf）结合的铁，是测定机体铁含量的指标。

【实验原理】 分光光度法：血清铁以Fe^{3+}形式与转铁蛋白结合存在，降低介质pH及加入还原剂能将Fe^{3+}还原为Fe^{2+}，可使转铁蛋白对铁离子的亲和力降低而解离，解离出的Fe^{2+}与显色剂反应，生成有色络合物，同时作标准对照，计算出血清铁的含量。

【参考区间】 成年男性11.6～31.3μmol/L，成年女性9.0～30.4μmol/L。

【临床意义】

1. 降低 常见于缺铁性贫血、长期慢性失血、恶性肿瘤和感染等。其中长期慢性失血是缺铁最常见的原因。

2. 增高 常见于溶血性贫血、再生障碍性贫血、铁粒幼细胞贫血、肝病、反复输血等。

【应用评价】 血清铁是一项能直接反映体内运输铁含量的指标，但测得的值只能代表采血当时的血浆铁含量，不能代表机体储存铁的情况。且血清铁检测易受各种因素影响，如炎症和感染时，单核巨噬细胞系统释放转铁蛋白的过程受阻，故血清铁降低。另外，标本溶血、EDTA抗凝等均可影响血清铁检测的结果。因此，血清铁检测并不能准确反映机体储存铁，临床常联合其他铁代谢指标检测。

（二）总铁结合力及转铁蛋白饱和度测定

总铁结合力（total iron binding capacity，TIBC）是指血清中转铁蛋白全部与铁结合后的总量，可间接反映血浆转铁蛋白的水平。通常情况下，仅约有1/3的转铁蛋白与铁结合。

【实验原理】 在血清中加入已知过量的铁标准液，使血清中全部的转铁蛋白与铁结合达到饱和状态，再用吸附剂除去多余的铁。再测定被吸附后铁的含量，其结果为TIBC。用TIBC减去直接测得的血清铁，即为未饱和铁结合力（unsaturated iron binding capacity，UIBC）。血清铁与TIBC的百分比为转铁蛋白饱和度（transferrin saturation，TS）。

【参考区间】

1. TIBC 男性50～77μmol/L，女性54～77μmol/L。

2. UIBC 25.1～51.9μmol/L。

3. 转铁蛋白饱和度 20%～55%（分光光度法）。

【临床意义】

1. 增高 ①TIBC增高多见于缺铁性贫血、红细胞增多症、妊娠后期等铁摄入不足或铁需求量增加，但转铁蛋白合成增加的疾病；②转铁蛋白饱和度增高见于铁利用障碍和铁负荷过重。

2. 降低或正常 ①TIBC降低见于肝脏疾病、恶性肿瘤、溶血性贫血、再生障碍性贫血、慢性感染、肾病综合征、血色病和先天性转铁蛋白缺乏症等。②转铁蛋白饱和度减小常见于缺铁性贫血及慢性炎症等。

【应用评价】 TIBC结果稳定，能反映机体转铁蛋白水平，但敏感性低于血清铁蛋白。转铁蛋白饱和度是血清铁占TIBC的比值，它比血清铁和TIBC能更敏感地反映机体缺铁，可作为缺铁性红细胞生成的指标之一。可综合分析血清铁、TIBC及转铁蛋白饱和度三项参数，对鉴别缺铁性贫血、继发性贫血和其他增生性贫血具有重要价值。

> **考点**：血清总铁结合力、转铁蛋白饱和度、血清铁测定的临床意义及应用评价

（三）血清铁蛋白测定

血清铁蛋白（serum ferritin，SF）是人体内一种含铁量丰富的蛋白，主要分布于肝、脾、骨髓等组织细胞中。是诊断缺铁性贫血、铁负荷过度等疾病的有效指标。血清铁蛋白测定可采用固相免疫放射

免疫分析法、酶联免疫吸附法、化学发光法等。下面以化学发光法为例介绍。

【参考区间】 男性（年龄20～60岁）：30～400μg/L；女性（年龄17～60岁）：13～150μg/L。

【临床意义】 血清铁蛋白含量能准确反映体内储铁情况，与骨髓铁染色结果有良好的相关性。

1. 降低 血清铁蛋白减少常见于储存铁减少，是早期诊断缺铁性贫血的重要指标之一，缺铁性贫血时血清铁蛋白＜14μg/L（女性＜10μg/L）。降低亦可见于失血、慢性贫血等。

2. 增高 血清铁蛋白增高常见于原发性血色病、输血引起的体内储存铁增高；也见于急性感染、恶性肿瘤、肝病等铁蛋白合成和释放增加的疾病，主要是与肿瘤细胞的合成和释放增加有关。

【应用评价】 血清铁蛋白含量稳定，在排除肝病、感染恶性肿瘤等情况后，是判断体内储存铁最可靠、敏感的指标。血清铁蛋白与骨髓铁染色有良好相关性，比细胞外铁更准确，是诊断缺铁性贫血的敏感方法和重要依据之一。血清铁蛋白检测方法较多，有固相免疫放射免疫分析法、酶联免疫吸附法、化学发光法等。其中化学发光法灵敏度高，特异性强，目前广泛应用于临床。

（四）血清转铁蛋白测定

血清转铁蛋白（serum transferrin，sTf）是体内一种能结合Fe^{3+}的糖蛋白，是最主要的铁转运蛋白，主要由肝细胞合成，正常情况下约有1/3的转铁蛋白与血清铁结合，转运至需铁组织再将铁释放，其自身不变，可再与铁结合。目前血清转铁蛋白多用免疫散射比浊法、酶免疫法和放射免疫法检测。下面以免疫散射比浊法为例介绍。

【实验原理】 利用抗人转铁蛋白血清与待检测的转铁蛋白结合形成免疫复合物（抗原抗体复合物），其光吸收和散射浊度增加，与标准曲线比较，可计算出转铁蛋白含量。

【参考区间】 28.6～51.9μmol/L。

【临床意义】

1. 增高 常见于缺铁性贫血和妊娠，也可见于口服避孕药后。

2. 降低 常见于肾病综合征、肝硬化、恶性肿瘤、炎症、遗传性转铁蛋白缺乏症等。

【应用评价】 血清转铁蛋白是一种急性时相反应蛋白，在急性反应时降低。肝合成转铁蛋白的速度与体内储存铁成反比。当铁储存减少时，转铁蛋白增加。同时，肝细胞损伤时，转铁蛋白合成能力降低，故转铁蛋白也可作为肝细胞损伤的指标。此外，尿微量转铁蛋白测定可反映肾小球滤过膜损伤，是肾小球损伤的早期诊断指标。

（五）血清转铁蛋白受体测定

血清转铁蛋白受体（serum transferrin receptor，sTfR）是细胞膜受体的一个可溶性片段，人体中80%的转铁蛋白受体是固定在红细胞膜上，血清转铁蛋白受体是幼红细胞成熟过程中脱落游离而来，在细胞铁摄取的调节中发挥关键作用。目前血清转铁蛋白受体测定可采用酶联免疫吸附法、放射免疫法、胶乳增强的免疫比浊法等。下面以酶联免疫吸附法为例介绍。

【实验原理】 血清中转铁蛋白受体与包被在固相载体的血清转铁蛋白受体特异多克隆抗体进行反应，再加入酶标记的转铁蛋白受体抗体，使之形成特异性抗体-转铁蛋白受体-酶标抗体复合物，洗去游离的酶标抗体，加入底物和显色剂，其颜色的深浅与转铁蛋白受体的量成正比。

【参考区间】 成人：1.3～3.3mg/L。

【临床意义】

1. 升高 常见于缺铁性贫血和溶血性贫血。在缺铁性贫血早期，血清转铁蛋白受体浓度增加，且不受性别、年龄、感染等因素影响。一般采用血清可溶性转铁蛋白受体（sTfR）浓度＞8mg/L作为缺铁性红细胞生成的诊断指标。对缺铁性贫血和慢性炎症的小细胞性贫血有鉴别价值。

2. 降低 常见于再生障碍性贫血、慢性病贫血、肾衰竭等。

【应用评价】 sTfR是近年发现鉴定人体缺铁的一项特异、可靠的参数，用于反映缺铁性红细胞的生成，与SF呈负相关。转铁蛋白受体除了可用于贫血鉴别诊断外，还可用于临床观察骨髓增生状况和治疗反应，如肿瘤化疗后骨髓受抑制和恢复情况，骨髓移植后的骨髓重建情况，以及用红细胞生成素治疗各类贫血的疗效观察和剂量调整等。

（六）红细胞内游离原卟啉测定

血红蛋白由亚铁血红素和珠蛋白组成，原卟啉是构成亚铁血红素的主要成分。红细胞游离原卟啉（free erythrocyte protoporphyrin，FEP）测定有助于缺铁性贫血的早期诊断。

【实验原理】 用加酸的乙酸乙酯或无水乙醇破坏红细胞并提取红细胞内FEP。原卟啉在紫外线照射下会发荧光，可用荧光比色法加以测定。

【参考区间】 成人：（398.4±131.7）μg/L RBC。

【临床意义】

1. 升高 当铁缺乏或铁利用障碍时亚铁血红素的合成受阻，红细胞内FEP增多。铁粒幼细胞贫血、铅中毒、MDS等病时FEP亦增高。

2. 降低 营养性巨幼细胞贫血及红白血病时FEP降低。

【注意事项】

1. 原卟啉在强光下易被破坏，取得标本后要尽快检测，如血液标本收集后不能立即测定，应保存在暗处或冰箱（4℃）中，但不得超过24小时。操作过程应在避光条件下进行。

2. 荧光强度在2小时内基本稳定，随着时间的延长而逐渐衰退。

【应用评价】 各实验室宜验证参考区间，国内有些单位采用血液荧光测定仪测定血液中红细胞内锌原卟啉（zinc protoporphyrin，ZPP）含量，协助慢性铅中毒或缺铁性贫血的诊断。这是用于普查的筛检方法，测定时应严格按照使用说明书操作。一般用ZPP＞3.5μg/g Hb作为缺铁性贫血诊断指标之一。

> **链接** 血液锌原卟啉
>
> 血液锌原卟啉是指血中锌原卟啉的含量。锌原卟啉是铅干扰血红素合成而在红细胞中积聚的一种代谢物。铅接触者由于亚铁螯合酶受抑制，原卟啉代谢的最后产物原卟啉不能与二价铁等合成血红素，而是与二价锌结合成锌原卟啉聚集在红细胞中。血液锌原卟啉能代表铅的平均接触浓度，可反映酶抑制水平，可作为铅接触和铅中毒早期诊断的一项指标。在严重缺铁性贫血或红细胞生成型血卟啉病也可增高。

考点： 血清铁蛋白、血清转铁蛋白、血清转铁蛋白受体、红细胞内游离原卟啉测定的临床意义

第2节 缺铁性贫血概述

缺铁性贫血（iron deficiency anemia，IDA）是各种原因引起机体对铁的需求和供给失衡，导致体内储存铁消耗殆尽，使合成血红蛋白的铁不足而引起的贫血。缺铁性贫血是世界范围内的常见病，是临床上常见的一种贫血，其好发人群为育龄期妇女、婴幼儿和儿童。本病发生没有明显的季节性。

一、概　　述

铁缺乏的主要原因包括摄入不足、吸收不良、丢失过多。

1. 铁摄入不足 常见于：①需求量增加，常见于婴幼儿、青春期、妊娠期和哺乳期妇女；②膳食中铁不足，常见于偏食、营养不良。

2. 铁吸收不良 如胃酸缺乏、胃大部切除术后、萎缩性胃炎等胃肠道疾病及化学药物的影响。

3. 铁丢失过多 ①月经过多；②各类出血性疾病：如消化道出血等。

在以上原因中，铁摄入不足是婴幼儿和妊娠期妇女铁缺乏最常见的原因，慢性失血是成人缺铁最常见的原因。

缺铁性贫血的临床表现有贫血的常见症状，如面色苍白、乏力、头晕、头痛、心悸、气短、眼花、耳鸣、食欲减退和腹胀等；还可出现缺铁的特殊表现，如口角炎、舌炎、皮肤干燥、黏膜苍白，头发易折与脱落，指甲扁平、无光泽，重者呈反甲等体征，儿童表现为生长发育迟缓、注意力不集中、烦躁、易怒、异食癖等；缺铁原发病的表现主要有消化性溃疡、肿瘤所致的腹部不适等症状。另有部分患者的免疫功能受到影响，常导致免疫功能障碍和免疫调节紊乱。

根据病情的发展，缺铁可分为储存铁缺乏（iron deficiency，ID）、缺铁性红细胞生成（iron deficiency erythropoiesis，IDE）和缺铁性贫血（IDA）三个阶段。

二、实验室检查

（一）血常规

轻度贫血红细胞数量可在正常参考区间，血红蛋白含量可降低，红细胞形态改变不明显，可出现大小不均、RDW增加。典型的缺铁性贫血呈明显的小细胞低色素性贫血（图5-2），MCV＜80fl、MCH＜26pg、MCHC＜310g/L。血涂片中红细胞大小不等，以小细胞为主，其中心淡染区扩大，甚至呈环形，染色变浅。可出现异形红细胞，如椭圆形红细胞、靶形红细胞。网织红细胞正常或轻度增加，白细胞和血小板数量一般正常，慢性失血血小板可增多，寄生虫感染引起的缺铁性贫血，嗜酸性粒细胞可增多。

（二）骨髓象

骨髓有核细胞增生活跃或明显活跃，以红细胞系增生为主，以中、晚幼红细胞居多，粒红比值降低。各阶段幼红细胞体积偏小，胞质少且着色偏蓝，边缘不整齐，呈破布状或锯齿状，此为血红蛋白合成不足的表现。细胞核小而致密、深染，结构不清，出现核质发育不平衡，表现为"老核幼质"（图5-2）。成熟红细胞的形态与外周血一致。粒细胞系比值相对减少，各阶段比例及细胞形态大致正常，因寄生虫感染引起的缺铁性贫血，可见各阶段嗜酸性粒细胞增多。淋巴细胞、单核细胞和巨核细胞正常。

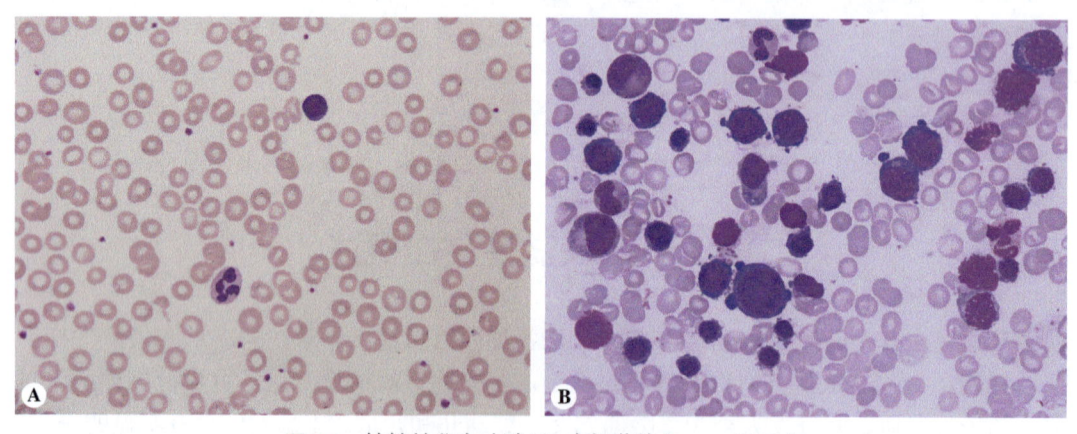

图5-2 缺铁性贫血（瑞氏-吉姆萨染色，×1000）
A.示外周血；B.示骨髓

（三）铁代谢检查

骨髓涂片铁染色是诊断缺铁性贫血的一种可靠而直接的方法。常表现为细胞外铁消失，铁粒幼细胞明显减少，铁颗粒数量减少，颗粒变小，染色变浅（图5-3）。血清铁、血清铁蛋白、转铁蛋白饱和度均明显降低，血清总铁结合力、血清转铁蛋白受体和红细胞游离原卟啉均升高。

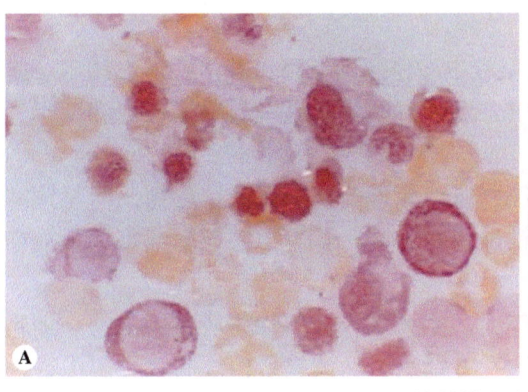

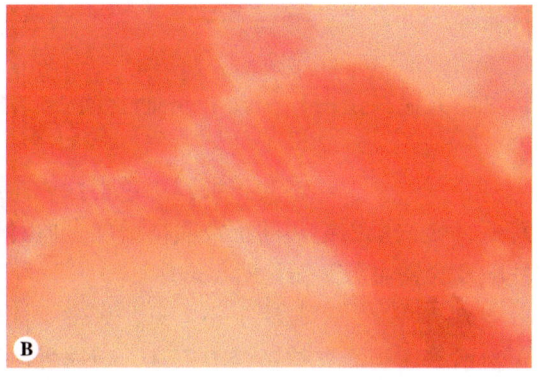

图 5-3 缺铁性贫血（铁染色，×1000）
A. 细胞内铁阴性；B. 细胞外铁阴性

三、诊断与鉴别诊断

（一）诊断

1. 储存铁缺乏诊断标准 符合以下任何一条即可诊断。
（1）血清铁蛋白＜12μg/L。
（2）骨髓铁染色显示，骨髓小粒可染铁消失，铁粒幼细胞＜15%。

2. 缺铁性红细胞生成诊断标准 符合储存铁缺乏的诊断标准，同时有以下任何一条者即可诊断。
（1）转铁蛋白饱和度＜0.15。
（2）红细胞FEP＞0.9μmol/L，或血液ZPP＞0.96μmol/L（全血），或FEP/Hb＞4.5μg/g Hb。
（3）骨髓铁染色骨髓小粒可染铁消失，铁粒幼红细胞＜15%。

3. 缺铁性贫血诊断标准 符合第1条和第2～9条中任何两条以上者即可诊断。
（1）小细胞低色素性贫血 男性Hb＜120g/L，女性Hb＜110g/L，红细胞形态呈低色素性表现。
（2）有明确的缺铁病因和临床表现。
（3）血清铁蛋白＜14μg/L。
（4）血清铁＜8.95μmol/L，总铁结合力＞64.44μmol/L。
（5）转铁蛋白饱和度＜0.15。
（6）骨髓铁染色显示骨髓小粒可染铁消失，铁粒幼细胞＜15%。
（7）红细胞FEP＞0.9μmol/L（全血），血液ZPP＞0.9μmol/L（全血），或FEP/Hb＞4.5μg/g Hb。
（8）血清可溶性转铁蛋白受体（sTfR）浓度＞26.5nmol/L（2.25mg/L）。
（9）铁治疗有效。

> **链接**
>
> 缺铁性贫血应日常注意多吃富含铁的食物，如动物肝脏、动物血及深绿色蔬菜等，及时补充机体流失的铁。缺铁性贫血患者需常规补铁治疗，补铁治疗需要考虑患者血红蛋白水平、口服铁剂的耐受性和影响铁吸收的合并症。治疗性铁剂分为无机铁和有机铁；按应用途径分为口服铁和静脉铁，二者各有其优缺点。口服铁剂中无机铁以硫酸亚铁为代表，有机铁包括右旋糖酐铁、葡萄糖酸亚铁、山梨醇铁、富马酸亚铁、琥珀酸亚铁和多糖铁复合物等。除以上铁剂外，传统中医中药是我国的重要宝藏，治疗效果好，对胃肠道刺激小。缺铁性贫血为慢性疾病，经过治疗后一般可治愈，且不会影响患者自然寿命。但根据疾病程度不同，治疗时间各异。

（二）鉴别诊断

缺铁性贫血需要与其他小细胞性贫血相鉴别，如珠蛋白生成障碍性贫血、慢性疾病性贫血、铁粒幼细胞贫血等。

1. 珠蛋白生成障碍性贫血（地中海贫血） 常有家族史，血涂片中可见较多靶形红细胞，血红蛋白电泳中可见胎儿血红蛋白F（HbF）或血红蛋白A_2（HbA_2）增加。血清铁及转铁蛋白饱和度、骨髓可染铁均增多。

2. 慢性疾病性贫血 多为正细胞正色素性或小细胞正色素性贫血。血清铁降低，但总铁结合力不增加或降低，转铁蛋白饱和度正常或稍增加。血清铁蛋白常增高。骨髓中铁粒幼细胞数量减少，巨噬细胞内铁粒及含铁血黄素颗粒明显增多。

3. 铁粒幼细胞贫血 临床上不多见，好发于老年人，主要是铁利用障碍所致。常为小细胞正色素性贫血。血清铁增高而总铁结合力正常，转铁蛋白饱和度增高，血清铁蛋白增高。骨髓中铁颗粒及铁粒幼细胞明显增多，可见较多环状铁粒幼细胞。

考点：缺铁性贫血的实验室检查及鉴别诊断

目标检测

A_1/A_2型题

1. 下列属于小细胞低色素性贫血的是（　　）
   A. 再生障碍性贫血　　B. 缺铁性贫血
   C. 感染性贫血　　　　D. 巨幼红细胞贫血
   E. 溶血性贫血

2. 关于缺铁性贫血的铁代谢检查结果，错误的是（　　）
   A. 血清铁下降
   B. 血清总铁结合力增加
   C. 血清转铁蛋白饱和度下降
   D. 红细胞游离原卟啉减少
   E. 血清转铁蛋白及可溶性转铁蛋白受体增加

3. 贫血患者，外周血涂片示红细胞大小不等，中央淡染区扩大，转铁蛋白饱和度13%，最可能的诊断是（　　）
   A. 巨幼红细胞贫血　　B. 缺铁性贫血
   C. 再生障碍性贫血　　D. 铁粒幼细胞贫血
   E. 溶血性贫血

4. 符合缺铁性贫血的实验室检查结果的选项是（　　）
   A. 血清铁降低，总铁结合力降低
   B. 血清铁降低，总铁结合力正常
   C. 血清铁正常，总铁结合力降低
   D. 血清铁降低，总铁结合力增高
   E. 血清铁增高，总铁结合力降低

5. 缺铁性贫血时骨髓铁染色（　　）
   A. 一般正常　　　　B. 轻度减少
   C. 消失　　　　　　D. 轻度增多
   E. 明显增多

6. 贫血患者，外周血涂片示红细胞大小不等，中央淡染区扩大，转铁蛋白饱和度14%。最可能的诊断是（　　）
   A. 巨幼红细胞贫血　　B. 缺铁性贫血
   C. 再生障碍性贫血　　D. 铁粒幼细胞贫血
   E. 溶血性贫血

7. 体内的铁主要分布在（　　）
   A. 血红蛋白　　　　B. 转铁蛋白
   C. 肌红蛋白　　　　D. 铁蛋白及含铁血黄素
   E. 其他组织酶中的铁

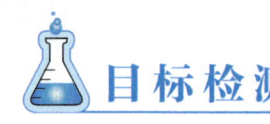

8. 关于血清铁，错误的是（　　）
   A. 是指血清中与转铁蛋白结合的铁
   B. 是反映机体铁含量的一项指标
   C. 是衡量铁储存量比较准确的指标
   D. 肝病时常升高
   E. 再生障碍性贫血时常升高

9. 患者，女，血常规检查特点如下：Hb 83g/L，MCV 75fl，MCH 22pg，MCHC 280g/L，WBC 4.32×10^9/L，PLT 485×10^9/L。首先考虑（　　）
   A. 缺铁性贫血　　　　B. 巨幼细胞贫血
   C. 原发性血小板增多症　D. 失血性贫血
   E. 急性溶血性贫血

10. 患者，女，38岁，头昏乏力1年，近2个月加重。实验室检查：Hb 60g/L，骨髓细胞外铁（++）。可排除哪种疾病（　　）
    A. 缺铁性贫血　　　　B. 慢性溶血性贫血
    C. 慢性病性贫血　　　D. 巨幼细胞贫血
    E. 再生障碍性贫血

11. 患者骨髓检查：增生明显活跃，红系占48%，中、晚幼红细胞体积小，边缘不规则，胞质偏蓝且量少，骨髓铁染色细胞外铁（-），细胞内铁阳性率6%。提示哪种疾病（　　）
    A. 巨幼细胞贫血　　　B. 珠蛋白生成障碍性贫血
    C. 慢性溶血性贫血　　D. 缺铁性贫血
    E. 再生障碍性贫血

（闫晓华）

第6章 巨幼细胞贫血

> **学习目标**
> 1. 掌握：巨幼细胞贫血的定义、血常规及骨髓象特点，诊断及鉴别诊断。
> 2. 熟悉：叶酸、维生素B_{12}检验指标及意义。
> 3. 了解：叶酸、维生素B_{12}代谢过程，巨幼细胞贫血形成机制。

案例 2-6-1

李某，女，53岁，面色苍白5个月，加重伴乏力1个月。体格检查：重度贫血貌，舌质绛红，似"牛肉舌"，舌乳头萎缩，甲床、黏膜苍白。实验室检查：RBC 1.2×10^{12}/L，Hb 48g/L，RDW 23%，HCT 12.8%，MCV 106.7fl，MCH 40pg，MCHC 375g/L，WBC 5.14×10^9/L，PLT 353×10^9/L。血常规：成熟红细胞大小不等，以大细胞为主。骨髓象：骨髓增生活跃，红细胞系占32%，有核红细胞巨幼变，巨幼红细胞占6%，幼红细胞体大，核染色质疏松，可见花瓣核、双核幼红细胞。粒细胞系占62%，分叶过多的中性粒细胞比例增高，中、晚幼粒细胞增多。

问题：1. 该患者可能患哪种疾病？
2. 还需要做哪些辅助检查明确诊断？
3. 需要与哪些情况相鉴别？

第1节 叶酸和维生素B_{12}代谢及检验

一、叶酸代谢

叶酸（folic acid，FA）又称蝶酰谷氨酸，由蝶啶、对氨基苯甲酸及 L-谷氨酸组成。性质极不稳定，容易被光和热分解。在人体内叶酸以四氢叶酸的形式发挥作用。

1. 来源及需求量 叶酸广泛存在于植物和动物制品中，人类自身不能合成叶酸，必须从食物中获得。绿叶蔬菜、动物内脏、香菇、酵母及水果中的香蕉、瓜类、柠檬等叶酸含量较高。叶酸不耐热，长时间烹煮食物叶酸易被破坏。正常成人每日约需叶酸200μg，儿童约需100μg，婴儿约需60μg，孕妇及哺乳期妇女需求量增加。体内叶酸的储存量为5~20mg，仅能供人体使用4个月左右。若补充不足，易致叶酸缺乏。

2. 吸收及转运 食物中的多聚谷氨酸型叶酸，在肠黏膜上皮细胞经蝶酰谷氨酸解聚酶作用，分解成单谷氨酸或双谷氨酸型叶酸后，在空肠近端被吸收。叶酸经肠道吸收后甲基化为有生理活性N^5-甲基四氢叶酸，在维生素B_{12}的作用下，去甲基转变为四氢叶酸进入细胞内。单谷氨酸的四氢叶酸通过多聚谷氨酸叶酸合成酶的作用，转变成多谷氨酸型叶酸，并成为细胞内辅酶。在肝内还原为甲基四氢叶酸等形式储存。

3. 排泄 叶酸及其代谢产物主要经尿液排泄，胆汁和粪便也有少量的叶酸排泄。每日排出2~5μg。

二、维生素 B_{12} 代谢

维生素 B_{12}（vitamin B_{12}）又称钴胺素或氰钴胺，是唯一含金属元素的B族维生素，易溶于水和乙醇，耐热不耐酸碱，在pH4.5～5.0条件下最稳定。

1. 来源　人体不能合成维生素 B_{12}，必须从食物中获取。维生素 B_{12} 含量丰富的食物有肉类、动物内脏、乳类、禽蛋和海洋生物等。其中肝中含量最高，其储存量可供人体使用3～6年，一般不会造成维生素 B_{12} 缺乏。但青少年发育阶段、素食者、妊娠期、甲状腺功能亢进（甲亢）等情况下，维生素 B_{12} 的需求量增加。

2. 吸收及转运　食物中的维生素 B_{12} 经胃酸和胃蛋白酶消化，从食物中游离出来，与胃黏膜壁细胞合成的R蛋白结合成R-B_{12}复合物，该复合物进入十二指肠经胰蛋白酶水解，游离出的维生素 B_{12} 再与胃壁细胞分泌的一种糖蛋白内因子（IF）结合为IF-B_{12}复合物，该复合物到达回肠末端，与IF-B_{12}受体结合后吸收入肠上皮细胞，在线粒体内与转钴蛋白Ⅱ（TCⅡ）结合入门静脉，经血再转运到各组织，其中约一半储存于肝脏。一部分维生素 B_{12} 还可经肠肝循环吸收转运，每天有5～10μg的钴胺随胆汁排入肠腔，约90%的钴胺与IF结合被重吸收利用。

3. 排泄　维生素 B_{12} 每日由尿液、粪便排出体外，经泪液、唾液、胆汁及乳汁也少量排出。随胆汁排入肠腔的维生素 B_{12} 大多数被重吸收。因此一般不易发生缺乏症。

三、叶酸和维生素 B_{12} 在DNA合成中的作用

叶酸经肠道吸收入肝，在二氢叶酸还原酶作用下转变为四氢叶酸，参与胸腺嘧啶核苷酸合成。维生素 B_{12} 主要由甲基钴胺参与代谢，在同型半胱氨酸转变为甲硫氨酸反应中提供甲基，并使 N^5-甲基四氢叶酸转变为四氢叶酸。四氢叶酸和维生素 B_{12} 是细胞核DNA合成过程中的重要辅酶。当叶酸和维生素 B_{12} 缺乏时，DNA合成受到阻滞，细胞发育周期中DNA合成期延长，影响细胞核的发育，但胞质RNA仍持续增多，细胞核的成熟与胞质的成熟不同步，一些分裂较快的造血细胞、胃肠道上皮、表皮、睾丸的生发上皮等发育均会受到影响，产生巨幼变（图6-1）。

考点：维生素 B_{12}、叶酸的代谢

脱氧尿苷 ⟶ 脱氧尿苷酸（dUMP）⟶ 脱氧胸苷酸（dTMP）⟶ 脱氧胸苷三磷酸（dTTP）⟶ DNA

亚甲基四氢叶酸 ⇌ 二氢叶酸
四氢叶酸 ← 二氢叶酸还原酶
→ 甲硫氨酸
维生素B_{12}
← 同型半胱氨酸
N^5-甲基四氢叶酸

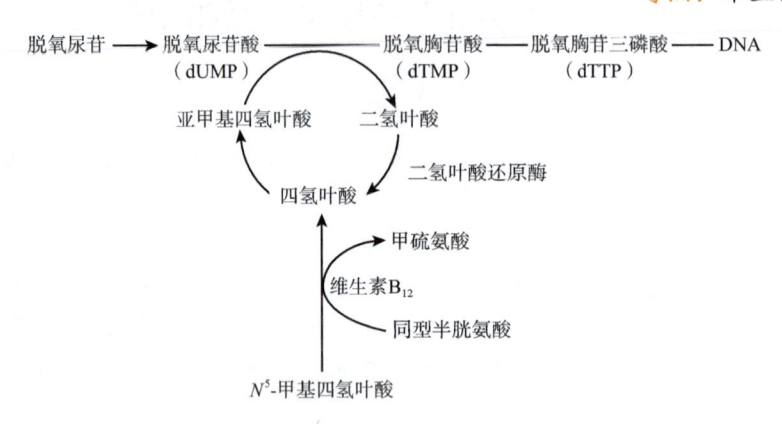

图6-1　叶酸和维生素 B_{12} 在DNA合成中的作用

🔗 链接

神经管缺陷（NTD）是胚胎在发育过程中神经管闭合不全而引起的一组缺陷，包括无脑儿、脑膨出、脊柱裂等，是最常见的新生儿缺陷疾病之一。我国是NTD的高发国家，NTD的发病主要由基因与环境的相互作用导致。1991年，英国医学研究委员会才首次证实了妊娠前后补充叶酸可预防NTD的发生。叶酸对NTD的预防作用被认为是20世纪后期最令人激动的医学发现之一。1995，我国卫生部提倡新婚和准备生育的妇女服用叶酸增补剂，使我国NTD的发生率下降50%。2000年，中国营养协会建议育龄妇女每日膳食中叶酸的推荐摄入量为400μg，各阶段的产妇为每天600μg。

第 2 节 巨幼细胞贫血概述

一、概　述

（一）概念

巨幼细胞贫血（megaloblastic anemia，MA），又称脱氧核糖核酸（DNA）合成障碍性贫血，是一组 DNA 合成障碍所导致的贫血，出现巨幼细胞是这一组疾病的形态学特征，最常见原因是维生素 B_{12} 及（或）叶酸缺乏，引起细胞核发育障碍，导致骨髓三系细胞核质发育不平衡及无效造血而导致贫血。本病特征为外周血呈大细胞性贫血及中性粒细胞核右移，骨髓粒系、红系、巨核系三系细胞巨幼变。

（二）病因和分类

临床根据病因不同将巨幼细胞贫血主要分为三类：营养性巨幼细胞贫血、恶性贫血及其他原因（酶缺乏、慢性溶血、恶性疾病）所致的巨幼细胞贫血。巨幼细胞贫血主要为维生素 B_{12}、叶酸缺乏所致，缺乏的常见原因见表 6-1。我国因叶酸缺乏所致的营养性巨幼细胞贫血多见，内因子缺乏所致恶性贫血主要见于白种人（北欧多见）。

表 6-1 巨幼细胞贫血的病因分类

原因	分类	常见疾病
叶酸缺乏	摄入不足	营养不良、婴幼儿、酗酒
	需要量增加	婴幼儿及青少年生长发育期、妊娠及哺乳、甲亢、溶血性疾病、恶性肿瘤、脱落性皮肤病（皮肤癌、银屑病）
	吸收利用障碍	慢性肠炎、热带口炎性腹泻、乳糜泻（麦胶性肠病）、空肠手术、药物干扰、先天性酶缺陷
	丢失过多	血液透析
维生素 B_{12} 缺乏	摄入不足	营养不良（长期素食者、肉类食品缺乏者）
	吸收利用障碍	胃酸缺乏、内因子缺乏、慢性胰腺疾病、小肠细菌过度生长、回肠疾病、寄生虫竞争、先天性钴胺素传递蛋白Ⅱ缺乏
药物抑制 DNA 合成	嘌呤合成抑制药	甲氨蝶呤、硫代鸟嘌呤、巯基嘌呤等
	嘧啶合成抑制药	甲氨蝶呤、6-氮杂尿苷等
	胸腺嘧啶合成抑制药	甲氨蝶呤、氟尿嘧啶等
	DNA 合成抑制药	羟基脲、阿糖胞苷等
其他	先天性缺陷	莱施-奈恩（Lesch-Nyhan）综合征、遗传性乳清酸尿症
	未能解释的疾病	MDS、维生素 B 族反应性巨幼细胞贫血

考点：了解巨幼细胞贫血病因

（三）发病机制

巨幼细胞贫血的发病机制是细胞内 DNA 合成障碍，维生素 B_{12} 及叶酸是合成 DNA 的原料，叶酸缺乏时，脱氧尿苷酸（dUMP）不能转化为脱氧胸苷酸（dTMP），使 DNA 合成必需的脱氧胸苷三磷酸（dTTP）缺乏，参与正常 DNA 合成的 dTTP 被 dUTP 代替，合成异常的 DNA，致细胞核发育迟缓、分裂速度减慢，但细胞质继续发育成熟，细胞核的发育滞后于细胞质，出现"核幼浆老"的核浆发育不平衡现象。维生素 B_{12} 和体内四氢叶酸循环有关，维生素 B_{12} 缺乏影响四氢叶酸的合成，一碳单位的代谢受阻，导致dTTP合成障碍，出现巨幼细胞贫血。维生素B_{12}还参与体内多种生化反应，参与促使甲基丙二酰辅酶A转变为琥珀酰辅酶A的化学反应。维生素B_{12}缺乏时，该反应受阻，使丙酰辅酶A堆积形成非生理性单链脂肪酸，影响神经鞘磷脂的形成，造成神经脱髓鞘的改变，出现神经系统的症状，这是维生素B_{12}缺乏所致的巨幼细胞贫血的突出特点。巨幼变以幼红细胞最明显，称巨幼红细胞。大多数巨幼红细胞易在骨髓内被破坏，出现无效造血，导致红细胞数量不足。类似的巨幼变也可见于粒细胞系和巨核细胞系，巨幼细胞贫血发病机制见图6-2。

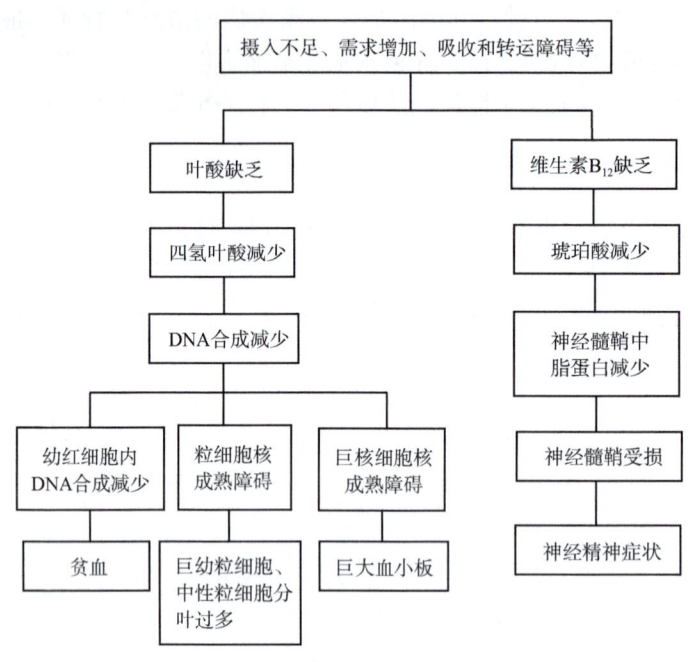

图6-2 巨幼细胞贫血发病机制

（四）临床表现

1. 血液系统 最主要的症状为中至重度贫血，一般起病较隐匿，常有头晕、乏力、面色苍白、活动后心悸气促。严重者可有轻度黄疸、全血细胞减少。机体抵抗力较差，易反复感染。

2. 消化系统 表现为反复发作的舌炎，舌乳突萎缩，味觉消失，舌面光滑，呈绛红色，即所谓的"牛肉样舌"。常有食欲减退、恶心呕吐、腹胀、腹泻或便秘等消化系统症状。

3. 神经系统 维生素B_{12}缺乏患者常有神经系统症状，主要是脊髓后、侧索和周围神经受损所致。常出现手足对称性麻木、刺痛、感觉异常、共济失调或步态不稳等。小儿及老年人常表现为脑神经受损的精神症状，如嗜睡、抑郁及精神错乱。

考点：巨幼细胞贫血的临床表现

二、实验室检查

（一）血常规

外周血常规检查是巨幼细胞贫血最重要的筛选试验，本病呈大细胞正色素性贫血，红细胞比血红蛋白减少更明显。红细胞大小不等（RDW值上升），形态不规则，着色较深，红细胞正常的中心淡染区不明显甚至完全消失。异形红细胞增多，可见巨幼红细胞、有核红细胞、豪-乔小体、嗜碱性点彩红细胞、嗜多色性红细胞。网织红细胞百分率可正常或稍高，但绝对值减少。白细胞数值正常或减低，中性粒细胞胞体偏大，核右移，细胞核分叶过多（分叶＞5个超过5%）。血小板数值正常或减低，可见大血小板。

（二）骨髓象

骨髓增生程度呈活跃或明显活跃，三系细胞均出现巨幼变，以红系为主，粒红比例降低或倒置。出现各阶段红细胞巨幼变，其比例常大于10%。原巨幼红、早巨幼红细胞比例增高，可占幼红细胞50%。巨幼红细胞体积大于同阶段的正常幼红细胞；胞核大而肿胀，成熟延迟，核染色质呈疏松的细颗粒网状，似海绵或有蚕食感，可见核畸形（图6-3A）、核碎裂，易见双核、多核、核分裂象等病理改变（图6-3B、C）和豪-乔小体；胞核与胞质发育不同步，出现"核幼浆老"现象。其中细胞核形态与"核幼浆老"现象是细胞巨幼变的两个重要特征（图6-3D）。

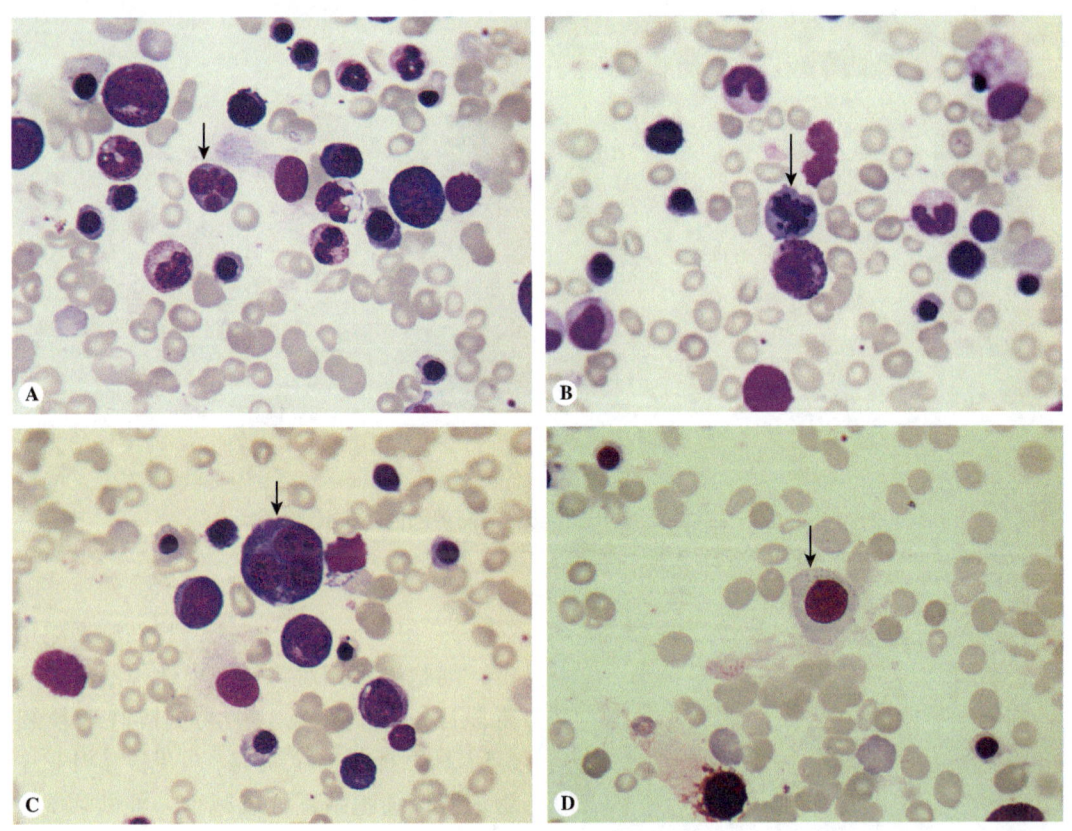

图6-3　巨幼细胞贫血（瑞氏-吉姆萨染色，×1000）
A. 核畸形；B. 多核；C. 核分裂象；D. 巨幼变

1. 红细胞系形态特征

（1）原巨幼红细胞（promegaloblast）　胞体较原始红细胞大，直径为18～30μm。核圆形或椭圆形，常偏位。核染色质细致，分布均匀、疏松，核仁2～4个。胞质丰富呈深蓝色，着色不均匀，核周淡染区明显（图6-4A）。

（2）早巨幼红细胞（basophilic megaloblast）　直径为15～25μm，核大类圆形，染色质开始聚集，呈细颗粒网状；核仁模糊或消失；胞质丰富，呈深蓝色或灰蓝色（图6-4B）。

（3）中巨幼红细胞（polychromatic megaloblast）　直径为10～20μm，胞体大，染色质聚集成细块，但较正常中幼红细胞细致，副染色质明显，呈略粗的网状，可见多核，胞质丰富，呈典型的"幼核老质"（图6-4C）。

（4）晚巨幼红细胞（orthochromatic megaloblast）　直径为10～18μm，大多呈椭圆形。核较小，常偏于一侧，部分晚幼红细胞有脱核障碍，可见多核及核碎裂现象。核染色质仍保持着网状结构痕迹。胞质量多，含丰富的血红蛋白，着色与红细胞一致或略带灰色，可见豪-乔小体（图6-4D）。

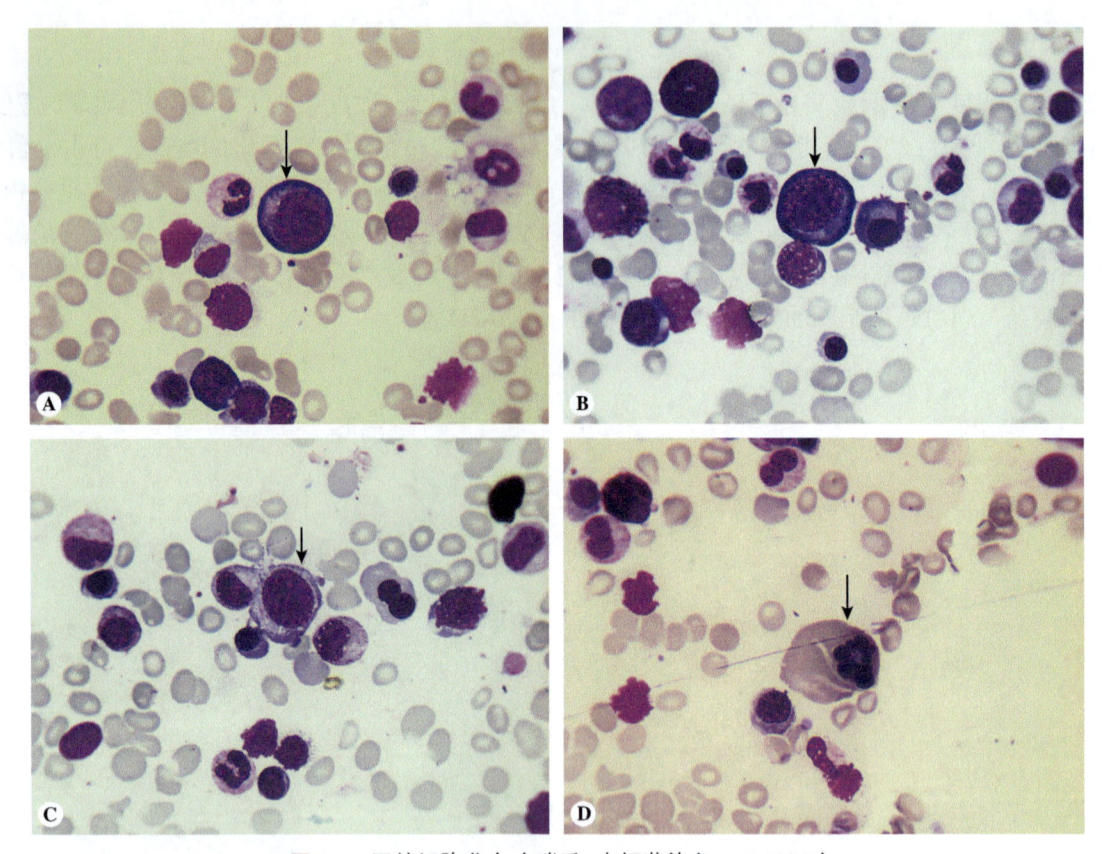

图 6-4 巨幼细胞贫血（瑞氏-吉姆萨染色，×1000）
A. 原巨幼红细胞；B. 早巨幼红细胞；C. 中巨幼红细胞；D. 晚巨幼红细胞

2. 粒细胞系形态特征 粒细胞系略增生或正常，细胞比例相对降低，中性中幼粒细胞及以下阶段巨幼变为主，其中易见巨晚幼粒细胞（图6-5）和巨杆状核粒细胞，可见巨多叶核中性粒细胞。巨核细胞系正常或减少，可见巨型核、分叶过多及核碎裂的巨核细胞，胞质内颗粒减少。骨髓细胞形态学检查对巨幼细胞贫血的诊断具有决定性作用，特别是粒细胞系巨幼变对疾病早期及疑难病例的诊断更有价值。

（三）细胞化学染色

骨髓铁染色：细胞外铁、细胞内铁均增高。

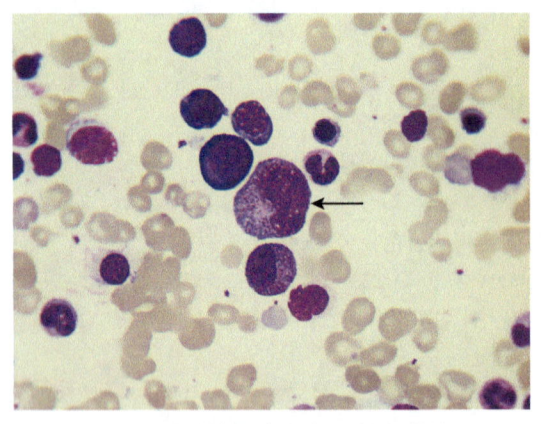

图 6-5 巨晚幼粒细胞（瑞氏-吉姆萨染色，×1000）

糖原染色：原始及幼红细胞呈阴性，偶见弱阳性。

（四）维生素 B_{12} 检验

1. 血清维生素 B_{12} 测定 采用放射性免疫法进行测定，维生素 B_{12} ＜75pmol/L 为缺乏。采用化学发光酶免疫分析法，维生素 B_{12} ＜187ng/L（＜100pg/ml）为缺乏。本项测定仅作为初筛实验，单纯血清维生素 B_{12} 测定不能作为维生素 B_{12} 缺乏的诊断依据。

2. 甲基丙二酸测定 血清甲基丙二酸正常值为 70～270nmol/L，尿液甲基丙二酸正常排出量为 5mg/24 小时尿。维生素 B_{12} 缺乏时，甲基丙二酰辅酶 A 转化为琥珀酰辅酶 A 受阻，血清甲基丙二酰辅酶 A 增高，甲基丙二酰辅酶 A 水解产生的甲基丙二酸量增多并从尿液中大量排出。血清和尿液中甲基丙二酸含量升高是维生素B_{12}缺乏的早期表现。

3. 同型半胱氨酸测定 正常值为5～16μmol/L，当维生素B_{12}或叶酸缺乏时，同型半胱氨酸转化为甲硫氨酸发生障碍，使血清同型半胱氨酸的浓度增高。

4. 维生素B_{12}吸收试验（希林试验，Schilling试验） 尿中排出量减少，巨幼细胞贫血＜7%，恶性贫血＜5%。本试验主要是对维生素B_{12}缺乏的病因诊断而不是诊断是否存在维生素B_{12}缺乏。若为内因子缺乏，加入内因子可纠正。

（五）叶酸检验

1. 叶酸测定 用放射免疫法检测，血清叶酸＜6.91nmol/L，红细胞叶酸＜227nmol/L为叶酸缺乏。血清叶酸易受食物中叶酸摄入的影响，红细胞叶酸值相对稳定，不受当时叶酸摄入量的影响，更能代表体内叶酸的实际情况，能反映机体叶酸总体水平和组织叶酸水平，诊断意义更大。

2. 脱氧尿嘧啶核苷酸抑制试验 正常情况下进行淋巴细胞或骨髓细胞培养，脱氧尿苷抑制DNA合成中胸苷的掺入。当叶酸和（或）维生素B_{12}缺乏时，脱氧尿苷对DNA合成过程中胸苷的掺入抑制发生障碍。加入所缺乏的叶酸和维生素后，此掺入障碍被纠正，即提示该维生素缺乏。

3. 组氨酸负荷试验 叶酸缺乏时，组氨酸转化为谷氨酸的过程受到阻碍，中间产物亚氨甲基谷氨酸增多，从尿液中排出，尿中含量增高。因此试验阴性结果对排除诊断意义较大。

（六）其他检验

1. 血清胆红素测定 巨幼细胞贫血骨髓原位溶血，可以出现胆红素轻度增高，以间接胆红素增高为主。

2. 胃液检查 恶性贫血患者胃液少，黏度大，胃酸缺乏，对组氨酸反应下降。

> 考点：掌握巨幼细胞贫血的实验室检查

三、诊断与鉴别诊断

（一）诊断

根据临床表现、血常规和骨髓象，以及叶酸和维生素B_{12}测定一般不难诊断。如没有条件检测叶酸、维生素B_{12}，可考虑治疗性试验辅助诊断：给予小剂量叶酸或者维生素B_{12}治疗7～10天，若4～6天后患者食欲、精神等症状好转，网织红细胞升高，应考虑相应维生素缺乏。对已确诊为营养性巨幼细胞贫血的应查找病因，因维生素B_{12}缺乏患者若使用叶酸治疗，可使造血细胞对维生素B_{12}的需求增加，加重其神经系统病变。

1. 巨幼细胞贫血诊断标准

（1）临床表现 ①贫血症状；②常伴消化道症状，如食欲缺乏、恶心、腹泻及腹胀等；舌质红、舌痛，舌乳头萎缩，表面光滑；③可有轻度溶血表现，如皮肤、巩膜黄染；④神经系统症状，主要为脊髓后侧束变性，表现为下肢对称性深部感觉及震动觉消失，严重的可有平衡失调及步行障碍，亦可同时出现周围神经病变及精神抑郁。

（2）实验室检查 ①外周血呈大细胞性贫血，多数红细胞呈大卵圆形，网织红细胞常减少。②白细胞和血小板可减少，中性分叶核粒细胞核分叶过多（5叶者＞5%或6叶者＞1%）。③骨髓增生明显活跃，红细胞系呈典型巨幼红细胞生成，巨幼红细胞＞10%。粒细胞系及巨核细胞系亦有巨型变，特别是晚幼粒细胞改变明显，核质疏松、肿胀。巨核细胞核分叶过多，血小板生成障碍。④血清叶酸测定（化学发光法）＜4ng/ml，红细胞叶酸测定（化学发光法）＜100ng/ml。⑤血清维生素B_{12}测定（化学发光法）＜180pmol/mL。

具有临床表现的①伴或不伴②、③项，加上实验室检查的①、③或②及④项者，诊断为叶酸缺乏的巨幼细胞贫血。符合临床表现的①伴或不伴②、③、④项，加上实验室检查的①、③或②及④、⑤项者诊断为维生素B_{12}缺乏的巨幼细胞贫血。

2. 恶性贫血诊断标准

（1）临床表现　①贫血的症状；②消化道症状，舌痛、舌色红、舌表面光滑；③神经系统症状，典型的脊髓后侧束联合病变及周围神经病变。

（2）实验室检查

1）大细胞性贫血，红细胞多数呈卵圆形，网织红细胞常减少。

2）白细胞和血小板可减少，中性粒细胞核分叶过多（5叶者＞5%，6叶者＞1%）。

3）骨髓红系呈典型的巨幼红细胞生成，巨幼红细胞＞10%。粒细胞系及巨核细胞系亦有巨型改变。

4）特殊检查：①血清维生素B_{12}水平降低；②血清内因子抗体阳性。

具备上述临床表现①、②、③中的一项以上，实验室检查的1）、2）及3）项和特殊检查中的①、②项者可诊断恶性贫血。

（二）鉴别诊断

巨幼细胞贫血需与下列疾病进行鉴别。

1. 再生障碍性贫血　部分巨幼细胞贫血外周血常规三系减少，但骨髓象有核细胞增生明显，以红系增生为主。再生障碍性贫血为正细胞性贫血，骨髓增生明显减低，细胞形态正常，非造血细胞增多，血清叶酸和维生素B_{12}测定正常。

2. 红白血病　红血病期骨髓象红系极度增生，呈巨幼样变，与巨幼细胞贫血较难鉴别。但红白血病红系增生，以原始及早幼红细胞为主，原始粒细胞及幼粒细胞增多常＞30%。组织化学染色幼红细胞过碘酸-希夫反应呈强阳性，巨幼细胞贫血为阴性。叶酸及维生素B_{12}测定正常，经叶酸和维生素B_{12}治疗无效。

3. 骨髓增生异常综合征　环形铁粒幼细胞难治性贫血骨髓红系呈显著增生，可见巨幼红细胞，粒系及巨核系亦有病态造血。骨髓铁染色异常，环形铁粒幼细胞常＞15%。幼红细胞过碘酸-希夫反应呈阳性。另外通过骨髓活检及染色体检查鉴别。

考点：掌握巨幼细胞贫血的鉴别诊断

课堂思政　工匠精神

罗伯特·伯恩斯·伍德沃德，美国有机化学家，现代有机合成之父，对现代有机合成做出了相当大的贡献，获1965年诺贝尔化学奖。获奖后，他并没有因为功成名就而停止工作，而是向着更艰巨复杂的维生素B_{12}化学合成方向前进。研究过程中，伍德沃德参照福井谦一提出的"前线轨道理论"，和助手霍夫曼一起创立了轨道理论，使霍夫曼和福井谦一共同获得了1981年诺贝尔化学奖。

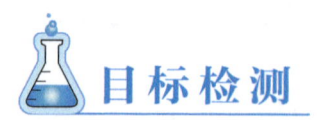

目标检测

A_1/A_2型题

1. 巨幼细胞贫血可见（　　）

　　A. MCV降低，RDW正常

　　B. MCV增高，RDW正常

　　C. MCV正常，RDW正常

　　D. MCV增高，RDW增高

　　E. MCV降低，RDW增高

2. 巨幼细胞贫血是由于缺乏（　　）

　　A. 维生素B_{12}和（或）叶酸

　　B. 铁

　　C. 锌

　　D. ATP

E. 卟啉

3. 维生素B_{12}缺乏可导致（　　）
   A. 小细胞高色素性贫血　B. 正常细胞性贫血
   C. 大细胞性贫血　　　　D. 小细胞低色素性贫血
   E. 单纯小细胞性贫血

4. 关于巨幼细胞贫血的叙述，正确的是（　　）
   A. 属于小细胞低色素性贫血
   B. 中性分叶核粒细胞核分叶过多
   C. 幼红细胞胞质发育落后于细胞核
   D. 骨髓粒红比增高
   E. 骨髓象主要表现为粒细胞系的巨幼样变

5. 红细胞大小不一最常见于（　　）
   A. 缺铁性贫血　　　B. 溶血性贫血
   C. 再生障碍性贫血　D. 失血性贫血
   E. 巨幼细胞贫血

6. 诊断巨幼细胞贫血最主要的实验室检查是（　　）
   A. 外周血三系细胞减少　B. 骨髓涂片检查
   C. 网织红细胞计数　　　D. 血涂片红细胞形态观察
   E. MCV测定

7. 巨幼细胞贫血的血常规中，分叶核粒细胞的特点是（　　）

   A. 核分叶过少　　B. 不分叶
   C. 核分叶过多　　D. 一般分为两叶呈眼睛样
   E. 一般分为三叶

8. 下列疾病血常规中不出现靶形红细胞的是（　　）
   A. 脾切除　　　B. 珠蛋白生成障碍性贫血
   C. 镰状细胞贫血　D. 缺铁性贫血
   E. 巨幼细胞贫血

9. 巨幼细胞贫血是（　　）
   A. 嗜多色素性红细胞　B. 高色素性贫血
   C. 低色素性贫血　　　D. 正色素性贫血
   E. 着色不均匀红细胞

10. 与巨幼细胞贫血无关的是（　　）
    A. 大细胞性贫血　　B. 中性粒细胞核左移
    C. 粒细胞出现巨幼变　D. 粒细胞核分叶过多
    E. 叶酸缺乏

11. 下列关于巨幼细胞贫血的说法，错误的是（　　）
    A. DNA合成障碍引起巨幼细胞贫血
    B. 在严重巨幼细胞贫血时也不会发生全血细胞减少
    C. 巨幼细胞贫血时粒系细胞巨幼变发生早于红系细胞
    D. 巨幼细胞贫血过碘酸-希夫反应红系呈阴性反应
    E. 骨髓中巨核系也有巨幼变发生

（赵　岩）

第7章
再生障碍性贫血

> **学习目标**
> 1. 掌握：再生障碍性贫血的定义、实验室检查、诊断标准。
> 2. 熟悉：再生障碍性贫血的分类及临床表现。
> 3. 了解：再生障碍性贫血的发病机制。

案例 2-7-1

患者，男，制鞋工人，因心悸气短，伴下肢反复瘀点半年就诊。体格检查：面色苍白，浅表淋巴结无肿大，肝、脾未触及。实验室检查：RBC 2.48×10^{12}/L，Hb 72g/L，MCV 90fl，MCH 29pg，MCHC 323g/L，RDW 12.4%，WBC 2.8×10^9/L，N 42%，L 50%，E 2%，M 6%，PLT 50×10^9/L，Ret 0.4%。

问题：1. 根据以上资料，该患者的初步诊断是什么？
2. 如需确诊，还需要做哪些实验室检查？

一、概　述

再生障碍性贫血（aplastic anemia，AA），简称再障，是一种骨髓造血功能衰竭综合征，是由多种原因所致的骨髓造血功能衰竭，引起外周血细胞减少的一组造血干细胞疾病。其特征是造血干细胞和（或）造血微环境功能障碍，红骨髓被脂肪组织替代，导致全血细胞减少。

（一）分类

按发病原因再生障碍性贫血可分为先天性再生障碍性贫血和获得性再生障碍性贫血。

1. 先天性再生障碍性贫血　主要为范科尼贫血（Fanconi anemia，FA），是一种进行性骨髓造血功能衰竭伴多种先天性畸形为特征的异质性常染色体隐性遗传性疾病。本病于1927年由范科尼（Fanconi）首先报道，临床上少见，多数于5～10岁发病，男女比例约为1.3:10，患者智力低下，发育不良，随年龄增长出现发育停滞现象，多合并显著的多发性先天畸形，发病无种族、地域差别。血常规表现为全血细胞、网织红细胞减少，贫血为正细胞或轻微大细胞性，血常规中偶见有核红细胞和幼粒细胞。骨髓增生减低，但发病初期表现增生活跃。浆细胞和组织嗜碱性细胞增多。

链接

范科尼贫血是一种罕见的常染色体隐性遗传病，有时也会成为常染色体疾病。该病患者常伴有先天性身体畸形，较为容易发展成为肿瘤，最终约20%发展为恶性肿瘤。目前发现多个基因亚型，FA基因突变导致DNA损伤修复功能受损，是FA主要的发病机制之一，同时与许多肿瘤的发生发展有着密切的联系。

2. 获得性再生障碍性贫血　又分为无明确病因的原发性再生障碍性贫血和有明确病因的继发性再生障碍性贫血。

目前比较公认的导致继发性再生障碍性贫血的病因包括药物及化学物质、电离辐射、生物感染和其他因素。①药物及化学物质：是引起再生障碍性贫血最常见的病因，相关性较高且常见的有氯霉素和治疗肿瘤的细胞毒药物，其中，氯霉素引起再生障碍性贫血报道最多，引起再生障碍性贫血的化学物质有苯及其衍生物、杀虫剂和重金属等，以苯及其衍生物最为常见。②电离辐射：骨髓是对电离辐射最敏感的组织，X线、γ射线和放射性核素等均可导致骨髓损伤，其损伤程度与剂量呈正相关。电离辐射可直接损伤造血干细胞和造血微环境，骨髓细胞对电离损伤的敏感性依次为红细胞系、粒细胞系和巨核细胞系，网状细胞和浆细胞能耐受照射。③生物感染：多种病毒感染与再生障碍性贫血有关，如肝炎病毒、EB病毒、微小病毒和带状疱疹病毒等，其中病毒性肝炎相关性再生障碍性贫血最为常见。④其他因素：内分泌因素包括腺垂体功能减退症、妊娠并发再生障碍性贫血等，类风湿关节炎、系统性红斑狼疮也与再生障碍性贫血有关。

（二）发病机制

再生障碍性贫血的发病机制至今仍不完全清楚，目前认为其发病机制包括免疫机制异常、造血干细胞异常和造血微环境缺陷。新近研究显示，遗传背景在再生障碍性贫血的发病及进展中也可能发挥一定作用，如端粒酶基因突变，也有部分病例发现体细胞突变。

1. 免疫机制异常 部分再生障碍性贫血患者骨髓造血衰竭的发生与其细胞免疫和体液免疫调节异常有关，目前认为T淋巴细胞异常活化、功能亢进造成骨髓损伤在原发性获得性再生障碍性贫血的发病机制中占主要地位。

2. 造血干细胞异常 绝大多数再生障碍性贫血患者骨髓细胞体外培养没有或仅有少量造血干/祖细胞集落生长。再生障碍性贫血患者$CD34^+$细胞较正常人显著减少，集落形成能力明显低于正常水平。造血干/祖细胞体外对造血生长因子反应性明显降低。骨髓移植可使部分再生障碍性贫血患者造血功能恢复，这说明再生障碍性贫血患者存在造血干细胞异常。

3. 造血微环境缺陷 骨髓微环境对造血的调节主要是基质细胞的作用，分泌胞外基质和释放多种造血生长因子，支持和调节造血细胞的生长和发育。某些致病因素在损伤造血干/祖细胞或诱发异常免疫反应的同时，累及造血微环境中的基质细胞，使其分泌的多种细胞因子出现紊乱，影响造血干细胞的增殖分化。

> **考点**：再生障碍性贫血发生原因和机制

（三）临床表现

再生障碍性贫血临床表现为进行性贫血、出血、反复感染和发热等，由全血细胞减少所致。其中出血和感染是患者死亡的重要原因。一般无肝、脾和淋巴结肿大。再生障碍性贫血分为重型再生障碍性贫血和非重型再生障碍性贫血。

1. 重型再生障碍性贫血 起病急，进展迅速。贫血呈进行性，伴有严重出血和感染，常伴有败血症，病程短，治疗效果较差，大多数患者在1年内死亡。

2. 非重型再生障碍性贫血 起病缓慢，病程较长，多为数年不等，贫血呈慢性过程，常见乏力、头晕、心悸等。出血较轻，常见皮肤出血点或轻微牙龈出血，内脏出血少见。半数患者有发热，以中度发热多见，发热时间短，很少持续1周以上。合并感染者很少，即使发生感染也较轻，易于控制。若治疗得当，可缓解甚至治愈，预后较好，但也有少数患者进展为重型再生障碍性贫血（重型再生障碍性贫血Ⅱ型），预后不良。

> **考点**：再生障碍性贫血的临床表现

二、实验室检查

（一）血常规

再生障碍性贫血血常规以全血细胞减少、网织红细胞绝对值降低为主要特征，三系减少的程度因病情各有不同。

1. 重型再生障碍性贫血　全血细胞重度减少，血红蛋白可降到30g/L左右，为正细胞正色素性贫血。血涂片示红细胞形态基本正常，无嗜多色素性红细胞和有核红细胞，网织红细胞<1%，绝对值<15×10⁹/L。白细胞降至1.0×10⁹/L左右，中性粒细胞<0.5×10⁹/L，分类时淋巴细胞相对增多，常多于60%，血小板<20×10⁹/L。

2. 非重型再生障碍性贫血　全血细胞减少较轻，血红蛋白下降速度慢，多在50g/L左右。红细胞、中性粒细胞、血小板和网织红细胞减低，但各项指标达不到重型再生障碍性贫血的程度。

（二）骨髓象

1. 重型再生障碍性贫血　骨髓涂片可见脂肪滴明显增多，多部位穿刺显示骨髓增生减低或极度减低。粒细胞系、红细胞系和巨核细胞系细胞显著减少，粒细胞多为晚幼粒细胞和成熟粒细胞，红细胞以晚幼红细胞为主，巨核细胞明显减少或缺如。非造血细胞相对增多，淋巴细胞常多于65%。浆细胞、组织嗜碱细胞和网状细胞等增多（图7-1）。

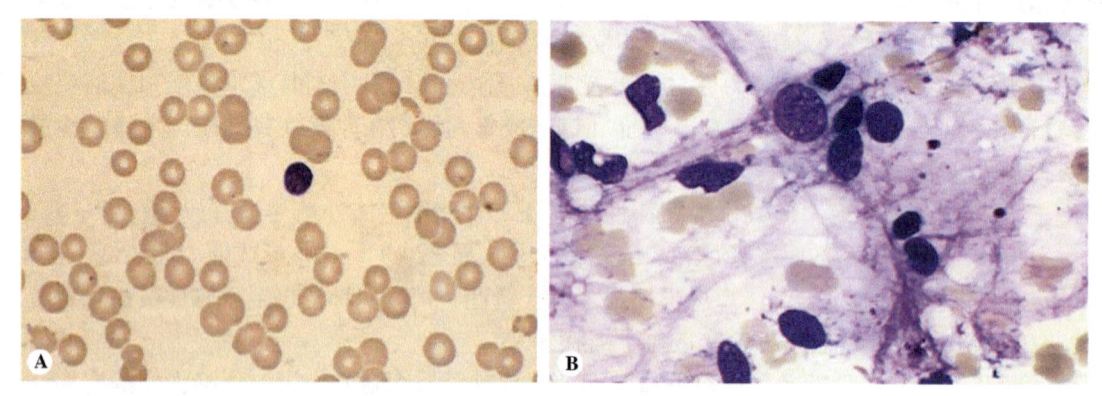

图7-1　再生障碍性贫血（瑞氏-吉姆萨染色，×1000）
A. 外周血；B. 骨髓

在骨髓小粒中造血细胞被大量脂肪所代替，为空网状结构或一团纵横交错的纤维网，其中造血细胞极少，其间散布着非造血细胞，这是再生障碍性贫血的重要标志。

2. 非重型再生障碍性贫血　不同的部位骨髓增生程度可不一致，因骨髓受累呈向心性发展，先累及髂骨，后累及脊柱和胸骨，故穿刺部位不同所得结果亦不一致。增生活跃的部位，红细胞系代偿增生，以晚幼红细胞为主，其细胞核高度固缩，染色深而呈"碳核"。偶见细胞核不规则的分叶者，这反映幼红细胞的成熟和脱核障碍。粒细胞系减少，主要为晚幼粒细胞和成熟粒细胞。巨核细胞减少，非造血细胞增多。增生减少的部位，骨髓象与重型再生障碍性贫血相似或较轻。

（三）骨髓活检

骨髓增生减少，造血组织与脂肪组织容积比降低，常小于0.34。造血细胞减少（尤其是巨核细胞减少），非造血细胞增加，并可见间质水肿、出血，甚至液性脂肪坏死。骨髓活检比骨髓涂片对再生障碍性贫血的诊断更有价值。

（四）其他检查

骨髓铁染色显示细胞内、外铁均增多，血清铁增高；中性粒细胞碱性磷酸酶活性增强；流式细胞术检测骨髓CD34⁺细胞数量降低，T细胞亚群测定多数病例CD8细胞增加，Th1与Th2细胞比值增高。

考点： 再生障碍性贫血的实验室检查

> **链接** 纯红细胞再生障碍
>
> 纯红细胞再生障碍（pure red cell aplasia，PRCA）简称纯红再障，系只引起骨髓红系细胞增殖障碍的一组异质性综合征。发病机制多数与自身免疫有关。临床上可分为先天性和获得性两大类，获得性又可按病因分为原发性和继发性，按病程分为急性和慢性两型。PRCA有一般贫血的症状，无出血、发热及肝脾大。表现为外周血红细胞、血红蛋白显著减少，而白细胞和血小板计数正常；骨髓中幼红细胞显著减少，粒细胞系、巨核细胞系增生正常，无病态造血和髓外造血。

三、诊断与鉴别诊断

（一）诊断标准

1. 血常规检查 全血细胞（包括网织红细胞）减少，淋巴细胞比例增高。至少符合以下三项中两项：Hb<100g/L；PLT<50×10^9/L；中性粒细胞绝对值（ANC）<1.5×10^9/L。

2. 骨髓穿刺 多部位（不同平面）骨髓增生减低或重度减低；小粒空虚，非造血细胞（淋巴细胞、网状细胞、浆细胞、肥大细胞等）比例增高；巨核细胞明显减少或缺如；红细胞系、粒细胞系均明显减少。

3. 骨髓活检（髂骨） 全切片增生减低，造血组织减少，脂肪组织和（或）非造血细胞增多，无异常细胞。

4. 除外检查 必须除外先天性、其他获得性和继发性骨髓造血衰竭综合征（BMF）。

根据上述标准诊断为再生障碍性贫血后，再根据临床表现、血常规、骨髓象等综合分析进一步进行重型再生障碍性贫血和非重型再生障碍性贫血分型（Camitta标准）（表7-1）。

重型再生障碍性贫血诊断标准：

（1）骨髓细胞增生程度<正常的25%；如≥正常的25%但<50%，则残存的造血细胞应<30%。

（2）血常规需具备下列三项中的两项：ANC<0.5×10^9/L；网织红细胞绝对值<20×10^9/L；PLT<20×10^9/L。

（3）若ANC<0.2×10^9/L为极重型再生障碍性贫血。

未达到重型再生障碍性贫血标准的为非重型再生障碍性贫血。

表7-1 获得性再生障碍性贫血的临床分型

	重型再生障碍性贫血	非重型再生障碍性贫血
临床表现	发病急，贫血进行性加重，伴有严重感染、内脏出血	发病慢，贫血、感染、出血相对较轻
血常规	需具备下列三项中的两项：①ANC<0.5×10^9/L。②网织红细胞绝对值<20×10^9/L；PLT<20×10^9/L。③若ANC<0.2×10^9/L为极重型再生障碍性贫血	Hb下降较慢，以中重度贫血为主，各项指标未达到重型再生障碍性贫血程度
骨髓象	①多部位增生减低，三系造血细胞明显减少，非造血细胞相对增多；②骨髓小粒中非造血细胞和脂肪细胞增加	①三系或两系减少，至少一个部位增生不良；②骨髓小粒中非造血细胞相对增加

（二）鉴别诊断

1. 阵发性睡眠性血红蛋白尿（PNH） 部分PNH患者无血红蛋白尿，而表现为全血细胞减少，不易和再生障碍性贫血鉴别。本病溶血试验（Ham试验）、蔗糖溶血试验、尿含铁血黄素试验为阳性，而再生障碍性贫血为阴性。

2. 低增生性骨髓增生异常综合征（MDS） 低增生性MDS特点：粒细胞系、巨核细胞系增生减低，外周血、骨髓涂片和骨髓活检中存在幼稚细胞。骨髓活检标本中，网状纤维、CD34$^+$细胞增加及较多的残存造血面积提示为低增生性MDS而非再生障碍性贫血。若存在前体细胞异常定位（ALIP）则更加提示MDS。红细病态造血在再生障碍性贫血中非常常见，不能据此鉴别MDS和再生障碍性贫血。

3. 低增生性白血病　一般无淋巴结、肝、脾肿大，外周血全血细胞减少，这与再生障碍性贫血相似，但骨髓原始细胞大于20%，此为与再生障碍性贫血的主要区别。

4. 原发性慢性骨髓纤维化　晚期患者常有血细胞减少，骨髓穿刺出现干抽，常显示增生低下，但本病有明显的肝脾大，外周血中有幼红细胞、幼粒细胞和泪滴状红细胞。

考点：重型再生障碍性贫血的实验室检查

目标检测

A_1/A_2型题

1. 按形态学分类，再生障碍性贫血属于（　　）
   A. 正常细胞性贫血　　B. 单纯小细胞性贫血
   C. 小细胞低色素性贫血　D. 大细胞性贫血
   E. 大细胞高色素性贫血

2. 再生障碍性贫血患者的网织红细胞（　　）
   A. 增高　　　　　　B. 正常
   C. 增高或正常　　　D. 正常或减低
   E. 减低

3. 骨髓活检对下列贫血诊断有重要价值的是（　　）
   A. 缺铁性贫血　　　B. 再生障碍性贫血
   C. 溶血性贫血　　　D. 感染性贫血
   E. 巨幼细胞贫血

4. 再生障碍性贫血患者相对增多的细胞是（　　）
   A. 粒细胞　　　　　B. 单核细胞
   C. 淋巴细胞　　　　D. 嗜酸性粒细胞
   E. 嗜碱性粒细胞

5. 再生障碍性贫血与阵发性睡眠性血红蛋白尿症最主要的鉴别点是（　　）
   A. 是否全血细胞减少　B. 是否有血小板减少
   C. 是否骨髓增生减低　D. 是否Ham试验阳性
   E. 冷凝集素试验是否阳性

6. 关于再生障碍性贫血的临床表现，错误的是（　　）
   A. 主要表现为贫血、出血及感染
   B. 常有肝脾大，罕有淋巴结肿大
   C. 分为重型再生障碍性贫血和非重型再生障碍性贫血
   D. 重型再生障碍性贫血起病急、进展快、病情重
   E. 少数非重型再生障碍性贫血可进展为重型再生障碍性贫血

7. 再障应注意与下列疾病鉴别，除外（　　）
   A. 阵发性睡眠性血红蛋白尿症
   B. 急性造血功能停滞
   C. 骨髓转移癌
   D. 骨髓增生异常综合征
   E. 免疫性血小板减少症

8. 不符合再生障碍性贫血检查特点的是（　　）
   A. 中性粒细胞碱性磷酸酶活性增高
   B. 外周血红细胞生成素水平下降
   C. 多数病例CD8细胞增加
   D. 骨髓CD34细胞比例降低
   E. 体外造血干（祖）细胞培养细胞集落明显减少或缺如

9. 对诊断再生障碍性贫血最具诊断价值的检查是（　　）
   A. 血常规检查　　　B. 网织红细胞计数
   C. 骨髓细胞形态学检验　D. 细胞化学染色
   E. 骨髓活检

10. 关于再生障碍性贫血血常规的主要特点，正确的是（　　）
    A. 全血细胞减少，网织红细胞绝对值下降
    B. 全血细胞减少，淋巴细胞比例增加
    C. 网织红细胞和中性粒细胞绝对值下降
    D. 正细胞正色素性贫血，血小板数减少
    E. 正细胞正色素性贫血，淋巴细胞比例增加

（闫晓华）

第8章 铁粒幼细胞贫血

> **学习目标**
> 1. 掌握：铁粒幼细胞贫血的定义、实验室检查。
> 2. 熟悉：铁粒幼细胞贫血的发病机制。
> 3. 了解：临床表现及鉴别诊断。

案例 2-8-1

患者，男，65岁，因"面色苍白1年半"入院。主诉患有类风湿关节炎多年。体格检查：贫血貌，皮肤无黄染，肝脾不大。实验室检查：呈低色素性贫血，外周血涂片显示红细胞呈双相性，可见异形红细胞。骨髓铁染色：环形铁粒幼细胞＞15%。

问题：1. 该患者最有可能患哪种贫血？
2. 诊断该病的依据是什么？
3. 进一步确诊需做的检查是什么？

一、概　述

铁粒幼细胞贫血（sideroblastic anemia，SA）是多种原因造成铁的利用不良而引起的血红蛋白合成不足和无效造血的一类贫血。

铁利用不良、血红蛋白合成障碍和红细胞无效生成是本病发病的主要环节，与血红素合成有关的各种酶和辅酶的缺乏、活性降低和活性受阻为本病的发病机制。任何原因影响这些酶的活性均可导致铁利用不良和血红素合成障碍。由于血红素合成障碍，铁不能与原卟啉螯合，积聚在线粒体内而利用障碍，储存过量，导致红细胞内线粒体形态和功能受损，使红细胞过量破坏，即无效生成。由于线粒体在幼红细胞内围绕核排列，故经铁染色可形成环形铁粒幼细胞。过量的铁可损坏线粒体或细胞内的微细结构和功能，使红细胞过早破坏。

本病特征为：①高铁血症，大量铁沉积于单核巨噬细胞和各器官实质细胞内；②铁动力学显示，红细胞无效生成，呈低色素性贫血；③骨髓红细胞系增生，细胞内、外铁明显增加，并伴随大量环形铁粒幼细胞。

本病分为获得性铁粒幼细胞贫血和遗传性铁粒幼细胞贫血两大类，获得性铁粒幼细胞贫血又分为原发性铁粒幼细胞贫血（原因不明，已归入骨髓增生异常综合征）和继发性铁粒幼细胞贫血。原发性铁粒幼细胞贫血多于50岁以上发病。继发性铁粒幼细胞贫血多于长时间使用异烟肼、氯霉素、硫唑嘌呤等药物后发病，也可继发于肿瘤及骨髓增殖性疾病。遗传性铁粒幼细胞贫血较少见，主要表现为性联不完全隐性遗传，患者多为青少年、男性及有家族史者。本病主要临床表现为进行性贫血，发病缓慢，常有皮肤苍白，部分患者皮肤呈暗黑色，乏力，活动后有心悸、气促等表现。肝、脾轻度肿大，后期发生含铁血黄素沉积症时，肝、脾肿大显著并可出现心、肾、肝、肺功能不全，少数可发生糖尿病。

二、实验室检查

（一）血常规

血常规表现为不同程度的贫血，呈低色素和正色素两种红细胞并存的"双形性"是本病的特征之一。可表现为红细胞大小不均、以小细胞低色素为主。可见异形红细胞、碎片红细胞、靶形红细胞或有核红细胞等。嗜碱性点彩红细胞增多（尤其是继发于铅中毒者）。网织红细胞正常或轻度增高。白细胞和血小板正常或减少。

（二）骨髓象

骨髓增生活跃，红细胞系增生明显活跃，以中幼红细胞为主，幼红细胞形态异常，可伴巨幼样改变，出现双核、核固缩，胞质呈泡沫状，伴空泡形成。粒细胞系相对减少，原发性患者可见粒细胞系的病态造血。巨核细胞一般正常（图8-1A）。骨髓铁染色显示细胞外铁增加，铁粒幼细胞明显增加，颗粒增大变粗。幼红细胞铁颗粒在5个以上，围绕并靠近核排列成环形（绕核1/3以上），称为环形铁粒幼细胞（图8-1B）。骨髓环形铁粒幼细胞≥15%以上，为本病特征和重要诊断依据。

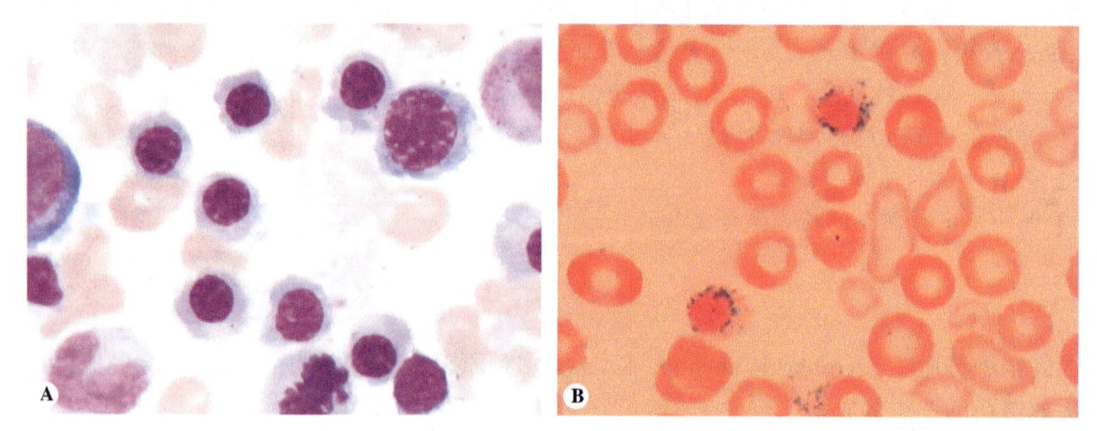

图8-1 铁粒幼细胞贫血（瑞氏-吉姆萨染色，×1000）

（三）铁代谢检查

铁代谢检查的各项结果与缺铁性贫血明显不同，血清铁、血清铁蛋白均明显增加，转铁蛋白饱和度增加甚至达到饱和；血清总铁结合力正常或降低；红细胞游离原卟啉常增加。

三、诊断与鉴别诊断

（一）诊断

铁粒幼细胞贫血的诊断依据是小细胞低色素或呈双相性贫血，骨髓红细胞系明显增生，细胞内铁和细胞外铁明显增加，并伴有大量环形铁粒幼细胞出现。血清铁、铁蛋白、转铁蛋白饱和度增加，总铁结合力降低。诊断为铁粒幼细胞贫血要结合病史和临床表现区分其类型。

1. 遗传性铁粒幼细胞贫血 男性多见，常伴有家族史，多为不完全X染色体性连锁隐性遗传，一般男性患病，通过女性遗传，极个别为常染色体隐性遗传。患者呈小细胞低色素性贫血，晚期可出现血色病表现。

2. 原发性铁粒幼细胞贫血 为干细胞克隆性疾病，多见于中老年人，男女均可发病。除贫血外，实验室检查还可见三系病态造血。现已将此病归入MDS。

3. 继发性铁粒幼细胞贫血 常有原发病表现，或者有药物或毒物接触史。铁粒幼红细胞大于15%即可诊断。

(二)鉴别诊断

本病需要和其他小细胞低色素性贫血进行鉴别。

1. 缺铁性贫血　见第5章缺铁性贫血。

2. 珠蛋白生成障碍性贫血　血红蛋白电泳异常，进行环形铁粒幼细胞计数和家族调查。

> **链接**
>
> 难治性贫血伴环形铁粒幼细胞（MDS-RAS）是MDS的一种，病因不明，MDS-RAS发病率占MDS的3%～11%，以老年男性居多，表现为中度贫血，伴有铁过载症状。其特征为：红细胞系出现形态发育异常，骨髓中环形铁粒幼细胞≥15%，粒细胞系和巨核细胞系可出现不同程度形态发育异常。

考点：铁粒幼细胞贫血的实验检查及鉴别诊断

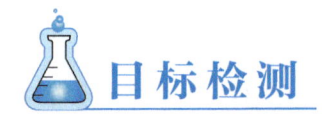

目标检测

A₁/A₂型题

1. 下列符合铁粒幼细胞贫血特点的是（　　）
   A. 血清铁降低
   B. 血清铁蛋白降低
   C. 转铁蛋白饱和度均明显增高
   D. 转铁蛋白饱和度降低
   E. 总铁结合力增高

2. 铁粒幼细胞贫血血常规特点是（　　）
   A. 同时具有低色素和高色素两种细胞群
   B. 红细胞具有双形性特征
   C. 红细胞大小不均，以大细胞低色素为主
   D. 网织红细胞明显增多
   E. 红细胞以小细胞低色素变为主

3. 铁粒幼细胞贫血铁染色结果（　　）
   A. 骨髓外铁阴性，骨髓内铁15%阳性
   B. 骨髓外铁（+++），环形铁粒幼细胞占30%
   C. 骨髓内外铁均阴性
   D. 骨髓外铁（+++），骨髓内铁100%阴性
   E. 骨髓外铁（+++），环形铁粒幼细胞占10%

4. 下列不符合铁粒幼细胞贫血的是（　　）
   A. 转铁蛋白受体降低
   B. 红细胞增多
   C. 血清总铁结合力正常或减低
   D. 红细胞游离原卟啉多增高
   E. 血清铁蛋白升高

5. 血清铁增高、转铁蛋白饱和度增高、总铁结合力减低、铁蛋白增高见于（　　）
   A. 再生障碍性贫血　　B. 铁粒幼细胞贫血
   C. 缺铁性贫血　　D. β-珠蛋白生成障碍性贫血
   E. 慢性感染性贫血

6. 下列哪项检查对诊断铁粒幼细胞贫血最有价值（　　）
   A. 血清总铁结合力
   B. 骨髓铁染色
   C. 红细胞内幼粒原卟啉测定
   D. 血清铁
   E. MCV、MCH、MCHC测定

7. 铁粒幼细胞贫血，下列说法正确的是（　　）
   A. 酸性磷酸酶染色强阳性
   B. 骨髓铁染色细胞内、外铁增加，有较多环形铁粒幼细胞
   C. 糖原染色积分值增高
   D. 过氧化物酶染色阳性
   E. 非特异性酯酶染色强阳性，酶活性可被氟化钠抑制

（闫晓华）

第9章

溶血性贫血

> **学习目标**
> 1. 掌握：溶血性贫血的定义、分类、实验室检查。
> 2. 熟悉：溶血性贫血的诊断与鉴别诊断。
> 3. 了解：溶血性贫血的临床表现。

案例 2-9-1

患者，女，36岁。于2010年1月6日因早晨排浓茶色尿液入院。10年前有过排浓茶色尿伴周身乏力史。体格检查：贫血貌，肝脾无肿大。实验室检查：血常规示 WBC $5.8×10^9$/L，中性粒细胞 0.82，RBC $2.46×10^{12}$/L，Hb74g/L，PLT $36×10^9$/L。尿常规：潜血试验（＋）。血浆游离血红蛋白测定：86mg/L，尿含铁血黄素试验（＋）。

问题：1. 患者有无溶血存在？
2. 如有溶血，属于血管内还是血管外溶血？
3. 采用哪种辅助检查项目具有确诊价值？

第1节 概 述

一、定 义

溶血性贫血（hemolytic anemia，HA）是由于不同因素引起红细胞寿命缩短、破坏过多，超过骨髓的代偿能力所致的一类贫血。

二、分类与临床表现

（一）分类

溶血性贫血的疾病很多，其类型可以分为三类。按发病和病情急缓可分为急性溶血性贫血和慢性溶血性贫血。按溶血场所可分为血管内溶血和血管外溶血，血管内溶血时红细胞主要在血液循环中被破坏，血管外溶血时红细胞主要在单核-巨噬细胞中被破坏。按病因和发病机制分为遗传性溶血性贫血和获得性溶血性贫血（表9-1）。

表9-1 溶血性贫血的病因学分类

病因		主要疾病	主要溶血部位
遗传性溶血性贫血	红细胞膜缺陷	遗传性球形红细胞增多症	血管外
		遗传性椭圆形红细胞增多症	血管外
		遗传性口形红细胞增多症	血管外
		棘细胞增多症	血管外

续表

病因		主要疾病	主要溶血部位
遗传性溶血性贫血	红细胞酶缺陷	葡萄糖-6-磷酸脱氢酶（G-6-PD）缺陷症	血管外
		谷氨酰胺-半胱氨酸合成酶缺陷症	血管外
		丙酮酸激酶缺陷症	血管外
		葡萄糖磷酸异构酶缺陷症	血管外
	血红蛋白病	珠蛋白生成障碍性贫血	血管外
		镰状细胞贫血	血管外
		不稳定血红蛋白病	血管外
获得性溶血性贫血	免疫因素	自身免疫性溶血性贫血	血管外/内
		冷凝集素综合征	血管外
		阵发性冷性血红蛋白尿症	血管内
		药物诱发的免疫性溶血性贫血	血管外/内
		新生儿同种免疫性溶血性贫血	血管外
		血型不符的输血反应	血管外/内
	物理损伤	行军性血红蛋白尿症	血管内
		心源性溶血性贫血	血管内
		微血管病性溶血性贫血	血管内
	化学因素	砷化物、硝基苯、苯肼等中毒	血管内/外
	生物因素	蛇毒、疟疾、细菌	血管内
	红细胞膜缺陷	阵发性睡眠性血红蛋白尿症	血管内
	其他	脾功能亢进	血管外

考点：溶血性贫血的分类

（二）临床表现

溶血性贫血的临床表现与溶血的急缓、程度和场所有关。急性溶血性贫血发病急骤，病情进展快，短期大量溶血引起寒战、发热、四肢及腰背疼痛，继之出现血红蛋白尿。其后出现黄疸和其他严重贫血的症状和体征。慢性溶血性贫血虽然红细胞被破坏，但由于骨髓造血代偿增生，在短期内无贫血症状，只有当病因长期持续存在，红细胞不断地破坏增多，超过骨髓代偿时，才会逐渐出现贫血，发病缓慢，病情较轻，表现为贫血、黄疸和脾大三大特征。

三、发病机制

1. 血管内溶血 主要在血管内发生。受损的红细胞在血管内发生溶血，释放游离血红蛋白形成血红蛋白血症。游离血红蛋白（Hb）与血液中的结合珠蛋白（Hp）相结合。Hb-Hp分子量大，不能通过肾小球滤过，被肝细胞摄取并清除，最后形成胆红素，进行胆红素代谢。如果大量血管内溶血超过了结合珠蛋白的处理能力，游离的血红蛋白可通过肾小球滤出，超过了近曲小管重吸收能力，则出现血红蛋白尿。血红蛋白尿的出现说明有快速血管内溶血。Hb被肾小管上皮细胞重吸收的血红蛋白分解为卟啉、珠蛋白及铁，铁以铁蛋白或含铁血黄素的形式沉积在肾小管上皮细胞内。随上皮细胞脱落随尿排出，即形成含铁血黄素尿。含铁血黄素尿常见于慢性血管内溶血，如阵发性睡眠性血红蛋白尿症及机械性溶血性贫血。

2. 血管外溶血 红细胞由于内在缺陷，在脾、肝或骨髓的单核-巨噬细胞系统中被破坏，释放血红蛋白，后者进一步分解为珠蛋白和血红素。血红素在单核-巨噬细胞内微粒体的作用下分解为铁和胆红素。游离胆红素与白蛋白结合形成未结合胆红素，到达肝细胞，经肝细胞摄取，胆红素与葡糖醛酸结合形成结合胆红素，从胆汁中排入肠道。经肠道细菌作用还原为胆素原，大部分胆素原与粪便结合形成粪胆原排出。少量胆素原又被肠道重吸收进入血循环，重吸收的胆素原再次通过肝细胞重新随胆汁排泄到肠腔，形成"胆素原的肠肝循环"，其中小部分胆素原通过肾随尿排出，称为尿胆原。当溶血程度超过肝处理胆红素的能力时，会发生溶血性黄疸。慢性血管外溶血由于长期高胆红素血症导致肝功能损害，可出现结合胆红素升高。

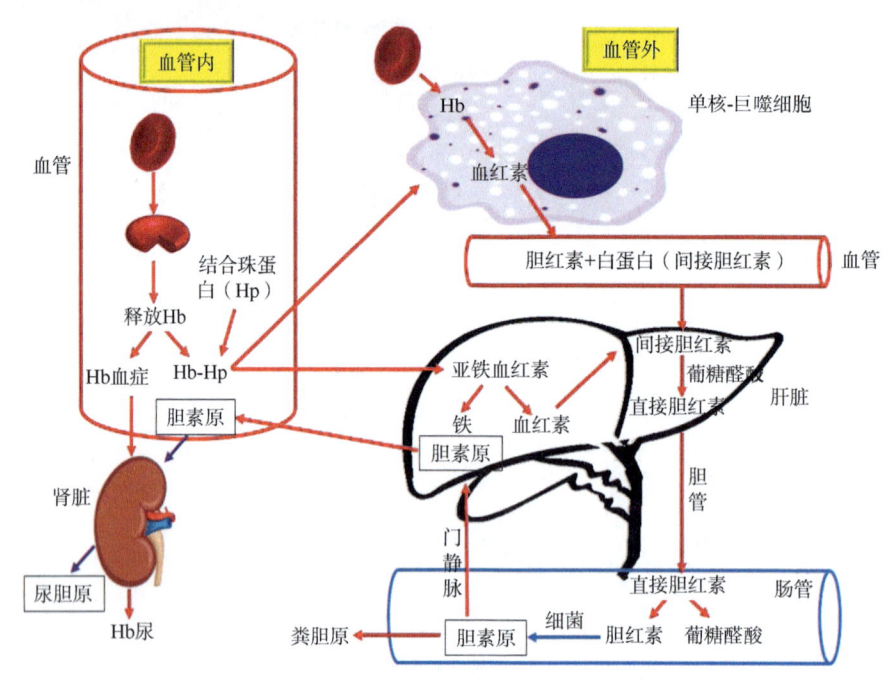

图 9-1 血管内、血管外溶血性贫血红细胞 Hb 代谢

第 2 节 溶血性贫血的诊断

一、确定溶血存在

1. 红细胞破坏过多或血红蛋白代谢产物增多的依据

（1）胆红素 总胆红素增高，间接胆红素增高，直接胆红素正常。尿胆原增高呈阳性。粪胆原、粪胆素阳性，尿胆红素正常。

（2）血浆游离血红蛋白 在血管内溶血时升高，而血管外溶血时正常。

（3）血清结合珠蛋白 减少或消失。大量血管内溶血时消失，大量血管外溶血时减少，但不消失。

（4）血浆血结素 大量血管内溶血时减少或消失。

（5）血浆高铁血红素白蛋白 严重血管内溶血试验阳性，并且一次溶血后阳性可持续存在多天，对诊断尤其有价值。

（6）血红蛋白尿 见于急性溶血发作后的第1～2次尿中。

（7）含铁血黄素尿 尿含铁血黄素试验（Rous试验）在慢性血管内溶血可呈阳性，并持续数周，而溶血初期本试验暂可阴性。

（8）血浆乳酸脱氢酶 增多。

（9）红细胞形态异常 外周血出现球形红细胞和破碎红细胞（如盔形、三角形、刺芒状）等。

（10）红细胞寿命 缩短，测定需要特殊仪器设备和操作技术，且检查过程需时较长，故在临床工作中极少应用。

2. 红细胞系造血代偿性增生的检查

（1）网织红细胞计数　增高（常＞5%）。如能排除其他原因引起的网织红细胞增多，对诊断有重要意义，但必须结合患者具体情况全面考虑。

（2）外周血出现有核红细胞和多色素性红细胞。

（3）骨髓细胞学检查　增生性骨髓象，骨髓红细胞系增生明显活跃，粒红比值减低或倒置，原始红细胞及幼红细胞有丝分裂象增多，成熟红细胞大小不均，出现多色素性红细胞、嗜碱性点彩红细胞、豪-乔小体和卡伯特环等。

二、判断溶血部位

血管内溶血常为急性，突然起病，多为获得性溶血性贫血；血管外溶血多为慢性，症状较轻，常伴脾大。根据临床特征和实验室检查分析对其进行鉴别（表9-2）。

表9-2　血管内溶血和血管外溶血的鉴别

特征	血管内溶血	血管外溶血
病因	获得性多见	遗传性多见
红细胞主要破坏场所	血管内	单核-巨噬细胞系统
病程	多为急性	常为慢性，急性加重
贫血、黄疸	常见	常见
肝脾大	少见	常见
红细胞形态学改变	少见	常见
红细胞脆性改变	变化小	多有改变
血浆游离血红蛋白	增高	轻度增高
血红蛋白尿	常见	无或轻度
尿含铁血黄素	慢性可见	一般阴性
骨髓再障危象	少见	急性溶血加重时可见
血清乳酸脱氢酶	增高	轻度增高

考点：血管内溶血和血管外溶血的鉴别

三、确定溶血原因

依据病史，结合临床表现和体征，正确选择筛选试验和确诊试验，对不同类型溶血性贫血进行确诊（表9-3）。但是少数病例的病因和发病机制仍不明确，有待进一步研究。

表9-3　不同类型溶血性贫血试验选择

溶血部位	疑及的病因	疑及的疾病名称	筛选/排除试验	确诊试验
血管外	红细胞膜异常	遗传性球形红细胞增多症	红细胞形态检查 渗透脆性试验	高渗冷溶血试验
		遗传性椭圆形红细胞增多症	红细胞形态检查 渗透脆性试验 酸化甘油溶血试验	膜蛋白电泳分析 膜脂质分析
		遗传性口形红细胞增多症	红细胞形态检查 自身溶血试验、红细胞腺苷三磷酸活性 抗人球蛋白试验（Coombs试验）	膜蛋白电泳分析 家系调查

续表

溶血部位	疑及的病因	疑及的疾病名称	筛选/排除试验	确诊试验
血管外	红细胞酶异常	先天性非球形红细胞性溶血性贫血（CNSHA）	高铁血红蛋白还原试验、G-6-PD荧光斑点试验、硝基四氮唑蓝试验、海因茨小体（Heinz小体）生成试验	红细胞G-6-PD活性基因分析
		丙酮酸激酶缺乏症	红细胞形态检查 PK荧光斑点试验	PK活性定量测定
	血红蛋白异常	珠蛋白生成障碍性贫血、血红蛋白病	红细胞形态检查 红细胞包涵体试验 异丙醇沉淀试验 热变性试验 Heinz小体生成试验	血红蛋白电泳 红细胞镰变试验 珠蛋白肽链分析 基因分析 吸收光谱测定
	免疫因素	温抗体型自身免疫性溶血性贫血	红细胞形态检查	Coombs试验
		冷凝集素综合征	红细胞形态检查 Coombs试验	冷凝集素试验
		药物致免疫性溶血性贫血（半抗原型、自身免疫型）	红细胞形态检查 Coombs试验	加药后间接抗球蛋白试验（IAGT）
		新生儿同种免疫性溶血症	红细胞形态检查、网织红细胞（Ret）、胆红素代谢检查、血型鉴定	Coombs试验、孕妇产前免疫性抗体检查
		迟发性溶血性输血反应	红细胞形态检查、Ret、进一步血型鉴定	Coombs试验、聚凝胺试验
血管内	红细胞膜异常	阵发性睡眠性血红蛋白尿症	蔗糖溶血实验 尿含铁血黄素试验 尿隐血试验	CD55、CD59测定 酸化血清溶血试验（Ham试验） 补体敏感性试验
	红细胞酶异常	蚕豆病	高铁血红蛋白还原试验 G-6-PD荧光斑点试验 硝基四氮唑蓝试验 Heinz小体生成试验	红细胞G-6-PD活性基因分析
	免疫性因素	阵发性冷性血红蛋白尿症	Rous试验 Coombs试验	冷热溶血试验
		药物致免疫性溶血性贫血（奎尼丁型）	Coombs试验	IAGT、加药后IAGT
		急发性溶血性输血反应	Coombs试验	血型鉴定及不同方法的交叉配血试验
	物理因素	微血管病性溶血性贫血	红细胞形态检查、Ret、血小板计数、血浆游离血红蛋白测定等	止血与血栓相关检查及其他有关检查

先天性溶血性贫血表现为膜结构异常、酶异常和Hb异常，可通过红细胞渗透脆性试验过筛（图9-2）。

（1）红细胞渗透脆性增高，提示红细胞膜异常，观察红细胞的形态学变化。

（2）红细胞渗透脆性正常，提示红细胞酶异常，测定红细胞酶类的活性。

（3）红细胞渗透脆性降低，提示血红蛋白异常，血红蛋白电泳测定。

考点：不同类型溶血性贫血相应的试验选择

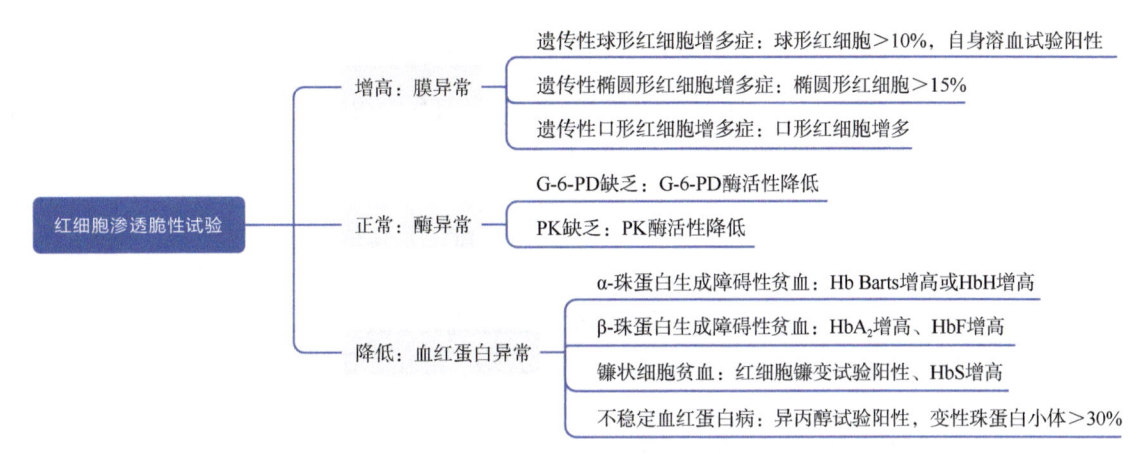

```
                                         ┌─ 遗传性球形红细胞增多症：球形红细胞>10%，自身溶血试验阳性
                    ┌─ 增高：膜异常 ──────┼─ 遗传性椭圆形红细胞增多症：椭圆形红细胞>15%
                    │                    └─ 遗传性口形红细胞增多症：口形红细胞增多
                    │
                    │                    ┌─ G-6-PD缺乏：G-6-PD酶活性降低
红细胞渗透脆性试验 ─┼─ 正常：酶异常 ─────┤
                    │                    └─ PK缺乏：PK酶活性降低
                    │
                    │                    ┌─ α-珠蛋白生成障碍性贫血：Hb Barts增高或HbH增高
                    └─ 降低：血红蛋白异常┼─ β-珠蛋白生成障碍性贫血：HbA₂增高、HbF增高
                                         ├─ 镰状细胞贫血：红细胞镰变试验阳性、HbS增高
                                         └─ 不稳定血红蛋白病：异丙醇试验阳性，变性珠蛋白小体>30%
```

图9-2　先天性溶血性贫血的过筛试验

第3节　溶血性贫血过筛试验

一、血浆游离血红蛋白测定

【实验原理】　邻-甲联苯胺法：Hb结构中的亚铁血红素有类似过氧化物酶的作用，可催化过氧化氢释放新生态氧，使无色的邻-甲联苯胺氧化而呈蓝色，加酸后呈黄色，在波长为435nm处有最大吸收峰。根据显色深浅，可测定血浆游离血红蛋白含量。

【参考区间】　＜40mg/L。

【临床意义】　测定血浆游离Hb可判断红细胞的破坏程度。

1. 游离Hb明显增高　是判断血管内溶血的指征。蚕豆病、PNH、阵发性冷性血红蛋白尿症、冷凝集素综合征、溶血性输血反应等明显增高；自身免疫性溶血性贫血、珠蛋白生成障碍性贫血可轻到中度增高。

2. 血管外溶血、红细胞膜缺陷不增高。

二、血清结合珠蛋白测定

结合珠蛋白（Hb）是由肝脏合成的一种α₂-糖蛋白，具有结合游离Hb的能力，在Hb降解为胆红素的过程中发挥重要作用，同时结合珠蛋白本身也被分解。溶血性贫血时，结合珠蛋白因消耗而降低。

【实验原理】　醋酸纤维薄膜电泳法：于待测血清中加入一定量的Hb液，与Hp形成Hp-Hb复合物。电泳使Hp-Hb复合物与未结合的Hb分开，测定Hp-Hb复合物的量，可得血清Hp含量。

【参考区间】　0.5～1.5g/L Hb。

【临床意义】

1. 减低　见于各种溶血性贫血尤其是血管内溶血，血清Hp含量明显减少甚至缺如。严重肝病、先天性无Hp血症、传染性单核细胞增多症等，Hp均明显减低。

2. 增高　Hp为急性时相反应蛋白，各种感染、恶性疾病、组织损伤和胆道堵塞等情况Hp可增高。

三、血浆高铁血红素白蛋白测定

【实验原理】　血浆中的白蛋白和特异性血红素结合蛋白（Hx）均能结合血红素。但血红素与Hx的亲和力远高于与白蛋白的亲和力，当Hp和Hx耗尽后，高铁血红素与白蛋白结合，形成高铁血红素白蛋白，后者与硫化铵形成铵血色原，在波长为558nm处有最大吸收峰。

【参考区间】　阴性。

【临床意义】　只有在严重溶血时，Hp和Hx均被耗尽后，高铁血红素方与白蛋白结合成高铁血红素白蛋白，故血清中出现高铁血红素白蛋白是溶血严重的指标。

四、血红蛋白尿测定

【实验原理】 干化学法：尿液中Hb中的亚铁血红素与过氧化物酶的结构和功能相似，具有弱过氧化物酶活性，能催化过氧化氢释放新生态氧，氧化色原物而呈蓝色，借以检出尿液中微量的血红蛋白。

【参考区间】 阴性。

【临床意义】 正常人尿液中无游离Hb。当体内大量溶血，尤其是血管内溶血时，血液中游离Hb可大量增加。常见于血型不合输血、阵发性睡眠性血红蛋白尿症、急性溶血性疾病等。还可见于各种病毒感染、链球菌败血症、大面积烧伤、手术后所致的红细胞大量破坏等。

五、尿含铁血黄素试验（Rous试验）

【实验原理】 含铁血黄素中的Fe^{3+}，在酸性环境中与亚铁氰化钾作用，产生蓝色的亚铁氰化铁沉淀，显微镜下可见蓝色闪光颗粒，即普鲁士蓝反应。

【参考区间】 阴性。

【临床意义】 阳性见于慢性血管内溶血，如阵发性睡眠性血红蛋白尿症。在溶血初期，虽有血红蛋白尿，但Hb尚未被肾小管上皮细胞所吸收，未能形成含铁血黄素排出，该试验可呈阴性，而隐血试验可呈阳性；有时Hb含量少，隐血试验亦可能呈阴性，而本试验呈阳性。

第4节 红细胞膜缺陷检验及疾病

一、红细胞膜缺陷的检验方法

（一）红细胞渗透脆性试验

【实验原理】 红细胞渗透脆性试验为简易半定量法，可检测红细胞对不同浓度低渗盐溶液的抵抗力。红细胞在低渗盐溶液中，当水渗透其内部达一定程度时，红细胞发生膨胀破裂。根据不同浓度的低渗盐溶液中，红细胞溶血的情况，通过计算红细胞表面积与容积的比值，反映其对低渗盐溶液的抵抗性。比值越小，红细胞抵抗力越小，渗透脆性增加。反之，红细胞抵抗力增大。

【参考区间】
1. **开始溶血** 75.2～82.1mmol/L（4.4g/L～4.8g/L）NaCl溶液。
2. **完全溶血** 47.5～54.7mmol/L（2.8g/L～3.2g/L）NaCl溶液。

【临床意义】
1. **脆性增加** 见于遗传性球形红细胞增多症，也见于自身免疫性溶血性贫血伴球形红细胞增多者。
2. **脆性降低** 见于缺铁性贫血，各型珠蛋白生成障碍性贫血，HbC、HbD、HbE病，脾切除术后及阻塞性黄疸等。

（二）酸化血清溶血试验

【实验原理】 正常人红细胞在酸化（pH 6.6～6.8）的自身新鲜血清中（内含补体和备解素），经37℃孵育1小时不溶血。而PNH患者，因红细胞膜缺陷，对补体溶血效应敏感性增强，则发生溶血。

【参考区间】 阴性。

【临床意义】 正常人为阴性。阳性见于PNH。遗传性球形红细胞增多症及自身免疫性溶血性贫血也可呈阳性。主要与红细胞球形化有关。血清加热破坏补体，若本试验转为阴性则更支持PNH。

（三）蔗糖溶血试验

【实验原理】 低离子强度的等渗蔗糖溶液，在温育条件下可促进补体与红细胞膜的结合，使红细胞对补体损伤的敏感性增强而导致溶血。

【参考区间】 阴性。

【临床意义】 阳性见于PNH。本试验较Ham试验敏感，是PNH诊断的筛选试验，但特异性较差。阵发性睡眠性血红蛋白尿-再生障碍性贫血综合征、巨幼红细胞贫血、自身免疫性溶血性贫血也可呈阳性。本试验最好与Ham试验同时操作，用正常血清代替患者血清做试验，可除外患者补体异常所致的假阴性。

二、遗传性球形红细胞增多症

（一）病因和临床特征

遗传性球形红细胞增多症（hereditary spherocytosis，HS）是一种红细胞膜蛋白异常的遗传性溶血性贫血。该病2/3为成年发病，贫血、黄疸和脾大为主要临床表现，轻重程度不一。脾切除是目前治疗HS的唯一方法，且该治疗方法对所有类型的HS患者的贫血症状都有改善。

（二）发病机制

该病大部分呈常染色体显性遗传，研究显示第8号染色体短臂缺失，引起红细胞膜蛋白基因异常，影响收缩蛋白四聚体的形成，导致膜的结构和功能异常。红细胞膜通透性增加，钠、水过量进入细胞内，使红细胞球形变，变形能力减退。同时其膜上Ca^{2+}-ATP酶受到抑制，钙沉积在膜上，使膜的柔韧性降低。这类球形红细胞通过脾时极易碎裂形成溶血。

（三）实验室检查

1. 血常规 血片中出现球形红细胞为本病的细胞形态学特征。球形红细胞较正常红细胞小且圆，大小比较均一，染色后细胞中央淡染区消失，多数患者球形红细胞在10%以上，有的可高达60%～70%，但有20%的患者缺乏典型的球形红细胞（图9-3A）。网织红细胞增加，一般为5%～10%。多色素性红细胞增多，外周血中可出现少数幼红细胞。

2. 骨髓象 有核细胞增生活跃或明显活跃，粒红比值降低，红细胞系以中、晚幼红细胞为主，可占有核细胞的25%～60%（图9-3B）；当发生再障危象时，骨髓中红细胞系再生低下，有核红细胞减少。

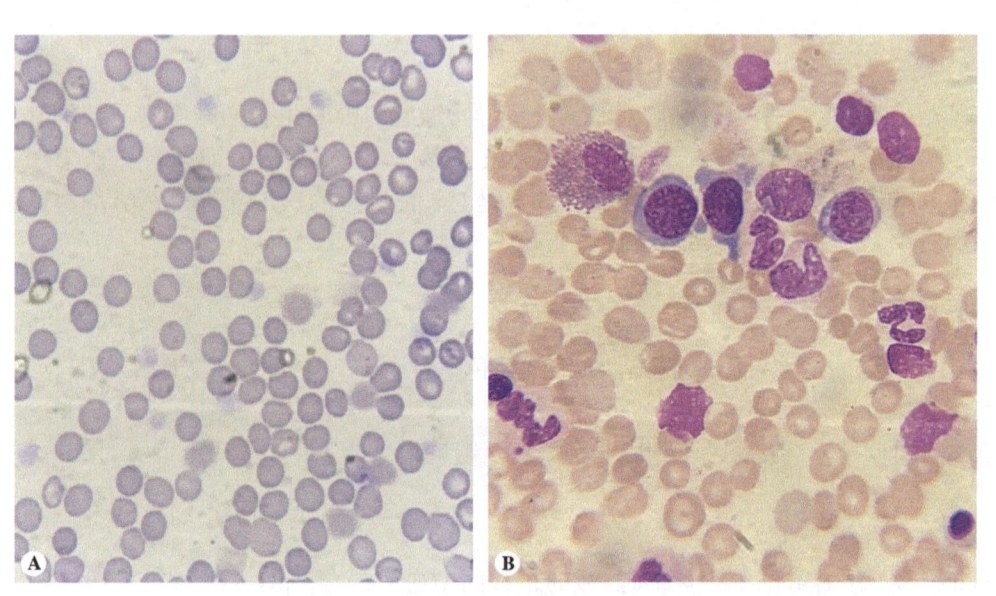

图9-3 遗传性球形红细胞增多症（瑞氏-吉姆萨染色，×1000）
A. 示外周血；B. 示骨髓

3. 红细胞渗透脆性试验 红细胞渗透脆性增高，常于5.2～7.2g/L的低渗盐水开始溶血，4.0g/L的低渗盐水中完全溶血。

4. 红细胞膜电泳分析 红细胞膜蛋白各组分的百分率，80%的患者可发现异常。

5. 红细胞膜蛋白定量测定 有一种或多种膜蛋白缺乏，采用放射免疫法测定每个红细胞膜蛋白的含量，是一种可靠的方法。

6. 分子生物学技术应用 应用PCR结合核苷酸测序检出膜蛋白基因的突变位点。

（四）诊断与鉴别诊断

（1）有HA的临床表现和血管外溶血为主的实验室依据。

（2）外周血涂片中胞体小、染色深、中央淡染区消失的球形细胞增多（10%以上）。

（3）渗透脆性试验提示渗透脆性增加。5.2～7.2g/L的盐水中就开始溶血，在3.6～4.5g/L时已完全溶血。红细胞于37℃温育24小时后再做渗透脆性试验，有助于轻型病例的发现。

据以上三点即可诊断。如伴有常染色体显性遗传的家族史，红细胞膜蛋白电泳或基因检查发现膜蛋白的缺陷，更有利于诊断。应与化学中毒、烧伤、自身免疫性HA等引起的继发性球形红细胞增多相鉴别。

（五）治疗

脾切除对本病有显著疗效。术后球形红细胞依然存在，但数天后黄疸及贫血即可改善。所以诊断一旦肯定，年龄在10岁以上，无手术禁忌证，即可考虑脾切除。溶血或贫血严重时应加用叶酸，以防叶酸缺乏而加重贫血或诱发再障危象。本病预后良好，少数死于溶血危象或脾切除后并发症。

> **考点：** 遗传性球形细胞增多症的实验室检查

三、阵发性睡眠性血红蛋白尿症

（一）病因和临床特征

阵发性睡眠性血红蛋白尿症（paroxysmal nocturnal hemoglobinuria，PNH）是一种获得性造血干细胞良性克隆性疾病。临床上表现为与睡眠有关、间歇发作的慢性血管内溶血和血红蛋白尿，可伴有全血细胞减少或反复血栓形成。PNH是干细胞疾病，异基因骨髓移植有可能治愈本病。

（二）发病机制

由于红细胞膜有缺陷，所以红细胞对激活补体异常敏感。PNH患者的红细胞、粒细胞、单核细胞及淋巴细胞上磷脂酰肌醇（GPI）锚连膜蛋白部分或全部丧失，提示PNH是一种造血干细胞水平基因突变所致的疾病。患者体内红细胞部分正常，部分是对补体敏感的PNH细胞。后者的数量决定了血红蛋白尿发作的频率。

（三）实验室检查

1. 血常规 因尿液中铁丢失过多，呈小细胞低色素性贫血，中到重度。血涂片中有红细胞碎片。半数有全血细胞减少。

2. 骨髓象 骨髓增生活跃，幼红细胞明显增多。晚期增生低下。

3. 血管内溶血检查

4. 特异性血清学试验

（1）Ham试验 患者红细胞与含5%盐酸的正常同型血清混合，pH 6.4，37℃孵育2小时，溶血明显。本试验特异性高，敏感性差。

（2）蛇毒因子溶血试验　蛇毒因子能通过补体交替途径，使补体敏感的红细胞发生溶血。本试验特异性强，敏感性优于Ham试验。

（3）热溶血试验和蔗糖溶血试验　因特异性差，常作为筛选方法。

5. 流式细胞术测CD55和CD59　PNH时，红细胞、淋巴细胞、粒细胞和单核细胞的细胞膜上的CD55和CD59表达下降。

（四）诊断与鉴别诊断

有PNH临床表现，有肯定的血管内溶血实验室依据；酸化血清溶血、蛇毒因子溶血或尿含铁血黄素试验中有任两项阳性即可诊断。流式细胞术发现粒细胞的CD55和CD59表达下降，是诊断本病比较特异和敏感的指标。本病需与自身免疫性HA，尤其是阵发性冷性血红蛋白尿症或冷凝集素综合征相鉴别。有低色素性贫血时，应与缺铁性贫血及血红蛋白病相鉴别。全血细胞减少时，要考虑阵发性睡眠性血红蛋白尿-再生障碍性贫血综合征的可能。

（五）治疗

尽量避免感染、劳累等诱发因素，以免加重PNH的病情。支持疗法包括输血、应用雄激素刺激造血、小剂量治疗量应用铁剂。口服华法林预防血管栓塞，PNH是干细胞疾病，异基因骨髓移植有可能治愈本病。

> **考点**：阵发性睡眠性血红蛋白尿症的实验室检查

第5节　红细胞酶缺陷检验及疾病

一、红细胞酶缺陷检验的方法

（一）高铁血红蛋白还原试验

【实验原理】　葡萄糖-6-磷酸脱氢酶（glucose-6-phosphate dehydrogenase，G-6-PD）在戊糖旁路中使6-磷酸葡萄糖转变为6-磷酸葡萄糖酸，同时催化氧化型辅酶Ⅱ（NADP）形成还原型辅酶Ⅱ（NADPH），再使氧化型谷胱甘肽（GSSG）形成还原型谷胱甘肽（GSH）。NADPH是高铁血红蛋白还原酶的辅酶，在递氢体亚甲蓝和高铁血红蛋白还原酶的作用下，使暗褐色的高铁血红蛋白还原为红色的血红蛋白。当红细胞内G-6-PD含量不足或缺乏时，高铁血红蛋白还原速度减慢，甚至不能还原。

【参考区间】　高铁血红蛋白还原率＞75%（比色法）。

【临床意义】　本试验用于G-6-PD缺乏症的过筛检查，蚕豆病和伯氨喹型药物性溶血性贫血患者，由于G-6-PD缺陷（隐性遗传），高铁血红蛋白还原率明显下降。杂合子型多在74%～31%，纯合子型常在30%以下。

（二）变性珠蛋白小体检查

【实验原理】　氧化物质可使G-6-PD缺乏患者的红细胞中积蓄大量的H_2O_2等氧化剂，使血红蛋白氧化变性。而与某些碱性染料（如煌焦油蓝）或结晶紫孵育后形成蓝黑色或紫黑色颗粒定位于红细胞内。

【参考区间】　正常人无变性珠蛋白小体。

【临床意义】　阳性见于G-6-PD缺乏症患者（3%～82%），随着溶血的恢复逐渐减少或消失。还见于异常血红蛋白病，呈单一的圆形或卵圆形粗大颗粒，附着于红细胞膜或突出于其外。另外，硝基苯、苯胺、苯肼等化学物质中毒者也可出现变性珠蛋白小体。

（三）G-6-PD荧光斑点试验

【实验原理】 在葡萄糖-6-磷酸（G-6-P）和NADP同时存在时，G-6-PD能使NADP还原成NADPH，后者在紫外线照射下可发出荧光。

【参考区间】 G-6-PD正常者可见明亮荧光，严重缺乏者无荧光，杂合子介于两者之间（弱荧光）。

【临床意义】 正常人有很强的荧光。G-6-PD缺乏者荧光很弱或无荧光；杂合子型或某些G-6-PD变异体者可有轻度或中度荧光，本试验适用于大批量筛选，但不利于杂合子型的检出。

（四）丙酮酸激酶测定

【实验原理】 由丙酮酸激酶（PK）产生的丙酮酸作用于乳酸脱氢酶（LDH），使其转变为乳酸，同时还原型烟酰胺腺嘌呤二核苷酸（NADH）转变为烟酰胺腺嘌呤二核苷酸（NAD^+）。在长波紫外线照射下NADH有荧光，NAD^+无荧光，故反应后荧光逐渐消失。

【参考区间】 PK活性正常者荧光在20分钟内消失，中间缺乏者（杂合子）荧光在25~60分钟内消失，严重缺乏者（纯合子）荧光60分钟内不消失。

【临床意义】 正常人本试验为阴性，即荧光逐渐消失。丙酮酸激酶缺乏症患者呈阳性（荧光不消失），可用于丙酮酸激酶缺乏症的过筛试验。

二、葡萄糖-6-磷酸脱氢酶缺乏症

（一）病因和临床特征

葡萄糖-6-磷酸脱氢酶缺乏症是由于G-6-PD基因突变所致红细胞G-6-PD活性降低和（或）酶性质改变而导致的以溶血为主要表现的一类疾病。

根据临床表现将G-6-PD缺乏症分为以下5种类型。

1. 先天性非球形红细胞溶血性贫血（CNSHA） 可在无诱因情况下出现慢性溶血，常于婴幼儿期即发病，约半数病例在新生儿期以高胆红素血症起病。重型者呈慢性溶血过程，具有黄疸、贫血、脾大三大特征。轻型者平时贫血较轻，无明显黄疸、脾大，每于感染或药物诱发溶血时出现溶血危象。可见大红细胞增多，红细胞大小不均和异形，间有嗜碱性点彩红细胞。

2. 蚕豆病（favism） 在蚕豆收获的季节便是发病高峰的时期。多发生于小儿，母亲吃蚕豆可以通过哺乳使婴儿发病。发病急剧，多于食用蚕豆后数小时至数天发生急性血管内溶血。主要症状为倦怠、头晕、苍白、发热、恶心、呕吐、腹痛、烦渴、食欲减退、黄疸，尿色可呈茶色、红葡萄酒色、血红色、酱油色等。严重病例可有少尿、昏迷、抽搐、谵妄、脱水、酸中毒等表现。体检半数有肝大，少数病例脾大。尿液检查大多有血红蛋白尿，少数表现为尿胆原及尿胆红素增多，有时可见红细胞、白细胞及颗粒管型。

3. 新生儿高胆红素血症（neonatal hyperbilirubinemia） 在G-6-PD缺乏高发地区，G-6-PD缺乏是新生儿高胆红素血症的主要原因。患者多在出生后3天内出现黄疸，黄疸的高峰在出生后4~7天出现，黄疸程度较重，一般在出生后5~8天起黄疸开始消退。

4. 药物性溶血（drug induced hemolysis） G-6-PD缺乏者服用氧化性药物后，可引起急性溶血。常于接触氧化性药物后1~2天起病，出现头晕、头痛、食欲减退、恶心、呕吐、倦怠，继而出现发热、黄疸、腹背疼痛、血红蛋白尿，尿色从茶色至酱油色不等。与此同时，出现进行性贫血，贫血程度不等，网织红细胞正常或轻度增加，还可出现肝脾大。少数严重病例可出现少尿、无尿，伴酸中毒和急性肾衰竭而死亡。停药后10~40天，红细胞破坏显著减慢，贫血逐渐恢复。引起G-6-PD缺乏症患者溶血的药物主要有以下几类。①抗疟药：伯氨喹、扑疟喹啉、戊喹等；②磺胺类药物：磺胺甲噁唑、磺胺吡啶、对氨基苯磺酰胺、磺胺醋酰等；③解热镇痛药：乙酰苯胺、氨基比林、保泰松等；④呋喃类：呋喃妥因、呋喃唑酮、呋喃西林等；⑤其他：噻唑砜、萘啶酸、尼立达唑、三硝基甲苯、萘（樟脑主要成分）、亚甲蓝、黄连、甲苯胺蓝等。

5. 感染诱发的溶血性贫血（infectious hemolytic anemia） 感染也可诱发G-6-PD缺乏者溶血发作，在感染后数天出现血管内溶血，通常表现轻微，但有时也可导致严重溶血。诱发G-6-PD缺乏患者溶血的感染，常见的是细菌性肺炎、病毒性肝炎和伤寒，其他还有流行性感冒、传染性单核细胞增多症、钩端螺旋体病、水痘、腮腺炎、细菌性痢疾、坏死性小肠炎，以及沙门菌属、变形杆菌属、大肠埃希菌、β链球菌、结核杆菌和立克次体感染等。

G-6-PD缺乏症除某些变异型可以发生慢性溶血外，大多数只有在某些诱发因素作用下才会出现溶血。根据急性溶血性贫血特征，有半月内食用蚕豆史或2天内服用可疑药物史或感染、糖尿病酸中毒等诱因存在的证据，经筛选试验或酶活性测定有G-6-PD缺乏者即可确认。

（二）发病机制

突变基因位于X染色体上（Xq28），呈X连锁不完全显性遗传，男性多于女性。基因呈复杂的多态性，可形成多种G-6-PD缺乏症的变异型。G-6-PD缺乏症患者一旦受到氧化剂的作用，因G-6-PD的酶活性减低，NADPH和GSH等抗氧化损伤物质缺乏，导致高铁血红素和变性珠蛋白包涵体（Heinz小体）生成。后者在光学显微镜下为1～2μm大小的折光小体，大多分布在红细胞膜上。含有这种小体的红细胞，极易被脾索阻滞而被单核/巨噬细胞所吞噬。

（三）实验室检查

1. 高铁血红蛋白还原试验 患者血标本加入亚甲蓝时，高铁血红蛋白还原低于正常值（75%），严重者低于30%。本法简便，适用于过筛试验或群体普查。

2. 变性珠蛋白小体生成试验 在所采血样中加入乙酰苯肼，37℃温育后再做甲基紫或煌焦油蓝活体染色。G-6-PD缺乏的红细胞内可见变性珠蛋白小体，计数大于5%有诊断意义。

3. G-6-PD活性测定 最为可靠，是主要的诊断依据。溶血高峰期及恢复期，酶的活性可以正常或接近正常。通常在急性溶血后2～3个月后复测可以比较正确地反映患者的G-6-PD活性。

（四）诊断与鉴别诊断

1. 有性不完全显性遗传的家族史，自幼发病。
2. 有HA的临床表现和实验室证据，有G-6-PD活性缺乏的实验室检查结果。
3. 抗人球蛋白试验阴性，外周血涂片无异形红细胞，温育后红细胞渗透脆性正常；无异常血红蛋白病，可排除其他溶血性贫血的可能。

具备以上三点即可诊断红细胞G-6-PD缺乏症。

（五）治疗

脱离可能诱发溶血的因素。如停止服用可疑的药物和蚕豆，不要接触樟脑丸，控制感染，注意纠正水电解质酸碱失衡和肾功能不全等。输红细胞及使用糖皮质激素可改善病情，慢性患者可使用叶酸。脾切除效果不佳。患本病的新生儿发生HA伴胆红素脑病，可换血、光疗或苯巴比妥注射治疗。

考点：红细胞葡萄糖-6-磷酸脱氢酶缺乏症的实验室检查

第6节 珠蛋白合成异常检验及疾病

一、珠蛋白合成异常检验的方法

（一）血红蛋白电泳

【实验原理】 利用各种Hb（包括正常或异常Hb）的等电点不同，在一定电场和pH缓冲液中电泳方向和速度亦不相同，Hb的等电点与缓冲液的pH差别越大，Hb电泳速度越快；相反则电泳速度越慢。

【参考区间】 1.1%～3.2%。

【临床意义】

1. HbA₂增高 是轻型地中海贫血的重要特征。此外，巨幼红细胞贫血、恶性贫血、某些不稳定血红蛋白病等，HbA₂也相对增高。

2. HbA₂减低 见于缺铁性贫血及铁粒幼红细胞性贫血等。

（二）抗碱血红蛋白检测

【实验原理】 抗碱血红蛋白具有抗碱变性的能力，在碱性溶液中不易变性沉淀，其他Hb在碱性溶液中可变性而被沉淀剂沉淀，测其滤液中Hb含量即HbF的含量。

【参考区间】 成人1.0%～3.1%。新生儿55%～85%，2～4个月后逐渐下降，1岁左右接近成人水平。

【临床意义】 β地中海贫血HbF明显升高，重者可达30%～90%。白血病、淋巴瘤、再障、PNH、真性红细胞增多症等HbF也轻度升高。HbF升高还应结合Hb电泳图谱，以判定是HbF升高，还是Hb Bart升高。

（三）异丙醇沉淀试验

【实验原理】 不稳定Hb较正常Hb更容易裂解。在异丙醇等非极性溶剂中，Hb分子内部氢键减弱，稳定性降低，不稳定Hb很快裂解沉淀，显现浑浊和絮状沉淀。观察Hb液在异丙醇中的沉淀现象，可对不稳定Hb进行筛检。

【参考区间】 正常人结果为阴性（30分钟内不沉淀）。

【临床意义】 本试验阳性，提示不稳定Hb存在或HbF、HbH、HbE，则需作进一步检测。

（四）红细胞包涵体试验

【实验原理】 是将煌焦油蓝染液与新鲜血液一起37℃孵育，不稳定Hb易变性沉淀，形成包涵体。HbH病红细胞内包涵体一般在10分钟至2小时内形成，而其他不稳定Hb形成包涵体需温育更长时间。温育2小时后，油镜下观察500个红细胞中含包涵体红细胞的百分率，可了解是否有HbH等不稳定Hb的存在。

【参考区间】 正常人<1%。

【临床意义】 不稳定Hb孵育1～3小时，多数红细胞内可出现变性珠蛋白肽链沉淀，形成包涵体。G-6-PD缺乏或细胞还原酶缺乏及化学物质中毒等，红细胞中也可出现包涵体。HbH病患者阳性的红细胞可达50%以上。

（五）HbA₂测定

【实验原理】 同血红蛋白电泳。

【参考区间】 1.0%～3.1%。

【临床意义】 增多见于β地中海贫血，为杂合子的重要实验室诊断指标。

二、地中海贫血

（一）病因和临床特征

地中海贫血原名珠蛋白生成障碍性贫血，又称海洋性贫血，是一组遗传性溶血性贫血。是由于遗传的基因缺陷致使血红蛋白中一种或一种以上珠蛋白链合成缺如或不足所导致的贫血或病理状态。根据病情轻重的不同，分为轻型、中间型和重型。轻型者轻度贫血或无症状，中间型者轻度至中度贫血，大多可存活至成年。重型者出生数日即出现贫血、肝脾大进行性加重、黄疸，并有发育不良。本病为常染色体遗传，产前基因诊断可有效预防严重地中海贫血胎儿出生，对计划生育和遗传保健有重要意义。

（二）发病机制

1. α地中海贫血　α珠蛋白基因缺失或缺陷导致α珠蛋白链合成减少或缺乏，称为α地中海贫血。主要分布在东南亚，特别是泰国，意大利、希腊等地中海地区。我国的广东、广西、海南、四川等地均为好发地区。

（1）静止型或标准型　α链的合成为两对连锁的α珠蛋白基因所控制，如果4个α基因仅缺失1个，表现为静止型；如缺失2个则为标准型。新生儿期血红蛋白电泳Hb Bart低于5%～15%，几个月后消失。患者无症状。经煌焦油蓝温育后，少数红细胞内有血红蛋白H（HbH）包涵体。血红蛋白电泳无异常发现。

（2）HbH病　4个α基因缺失3个则为血红蛋白H（β4）病。新生儿期血红蛋白电泳Hb Bart达25%，发育中Hb Bart为HbH替代。贫血轻到中度，伴肝脾大和黄疸，少数贫血可达重度。感染或服用氧化性药物后，贫血加重。红细胞低色素性明显，靶形红细胞可见，多少不一。红细胞渗透脆性降低。温育后煌焦油蓝染色可见大量HbH包涵体。HbH在pH 8.6或8.8缓冲液行血红蛋白电泳时，向阳极方向移动，泳速快于HbA。

（3）Hb Bart胎儿水肿综合征　父母双方均为α地中海贫血，胎儿4个α基因全部缺失。α链绝对缺乏，γ链自相聚合成Hb Bart（γ4）。临床上表现为Hb Bart胎儿水肿综合征，是海洋性贫血中最严重的类型。胎儿苍白，全身水肿伴腹水，肝、脾显著肿大；血红蛋白电泳见Hb Bart占80%～100%，Hb Bart氧亲和力高，致使组织严重缺氧，胎儿多在妊娠30～40周于宫内死亡或产后数小时死亡。

2. β地中海贫血　β珠蛋白基因缺陷导致β珠蛋白链合成减少或缺乏，称为β地中海贫血。β地中海贫血是常染色体显性遗传病。β地中海贫血可分成两种主要类型：一种完全不能产生β链，称为β⁰地中海贫血；另一种β链尚能合成，但其产量不足，称为β地中海贫血。世界上至少有1.5亿人携带一种β珠蛋白基因缺陷。本病多见于地中海区域、中东各国和东南亚。在我国β地中海贫血最多见于西南和华南一带，其次为长江以南各地，北方很少见。患者α链相对增多，未结合的α链自聚成不稳定的聚合体，在幼红细胞内沉淀，形成包涵体，引起膜的损害而致溶血。γ和δ链代偿合成，致HbA$_2$（α$_2$δ$_2$）和HbF（α$_2$γ$_2$）增多，HbF的氧亲和力高，将加重组织缺氧。

（1）轻型　临床可无症状或有轻度贫血，偶有轻度脾大。血红蛋白电泳HbA$_2$大于3.5%（4%～8%），HbF正常或轻度增加（小于5%）。父亲或母亲为地中海贫血杂合子。

（2）中间型　贫血中度，脾大。可见靶形细胞，红细胞呈小细胞低色素性，HbF可达10%。少数有轻度骨骼改变，性发育延迟。

（3）重型　患儿出生后半年逐渐苍白，贫血进行性加重，有黄疸及肝脾大。生长发育迟缓，骨质疏松，甚至发生病理性骨折；额部隆起，鼻梁凹陷，眼距增宽，呈特殊面容。Hb低于60g/L，呈小细胞低色素性贫血。靶形红细胞在10%～35%。骨髓红系细胞极度增生，细胞外铁及内铁增多。血红蛋白电泳HbF高达30%～90%，HbA多低于40%甚至0。红细胞渗透性脆性明显减低。X线检查见颅骨板障增厚，皮质变薄，骨小梁条纹清晰，似短发直立状。父母双方均为轻型β地中海贫血。

（三）实验室检查

1. 血常规　贫血轻重不一。靶形红细胞增多（10%～35%），红细胞大小不均、异形、低色素和嗜碱性点彩红细胞都很明显（图9-4A）。网织红细胞增高至2%～15%。泪滴形红细胞在脾切除前比切除后更易见到。红细胞渗透脆性显著减低。

2. 骨髓象 红系增生明显活跃,铁染色显示细胞外铁、细胞内铁均增多(图9-4B)。

3. 血红蛋白分析 β地中海贫血患者HbF和HbA$_2$增加,α地中海贫血患者HbH或Hb Bart增多。

4. 基因诊断 能在DNA水平,转录(mRNA)和转录后(蛋白)水平上对地中海贫血提出诊断意见。通过聚合酶链反应、基因探针及限制性内切酶图谱法等对外周血或脐血进行基因分析,可确定是否患病及具体的分子缺陷类型。通过对绒毛细胞或羊水细胞进行DNA检测,对胚胎脐血进行基因诊断可进行产前诊断以防止纯合子患儿的出生。

(1)缺失型和非缺失型α地中海贫血基因检测 缺失型α地中海贫血基因检测采用Gap-PCR法(又称裂口PCR,跨越断裂点PCR),即在待测的缺失基因片段两端设计引物进行扩增,再通过琼脂糖凝胶电泳,根据电泳片段的大小判断检测样品的基因型,可检测东南亚型缺失(--^{SEA})、右向缺失(-α$^{3.7}$)、左向缺失(-α$^{4.2}$)等3种常见类型。非缺失型采用PCR-反向点杂交(RDB-PCR)技术,将PCR扩增产物与固定在尼龙膜上可特异性识别某种基因型的寡核苷酸探针进行分子杂交,通过显色反应判断待测样品的基因型,可检测α^{WS}、α^{QS}、α^{CS}等3种α地中海贫血点突变。

(2)β地中海贫血基因检测 采用RDB-PCR技术检测常见的如下17种点突变:41-42M、654M、-28M、71-72M、17M、βEM、IVS-I-1M、27/28M、43M、-29M、31M、-32M、-30M、14-15M、CAPM、IntM与IVS-I-5M。

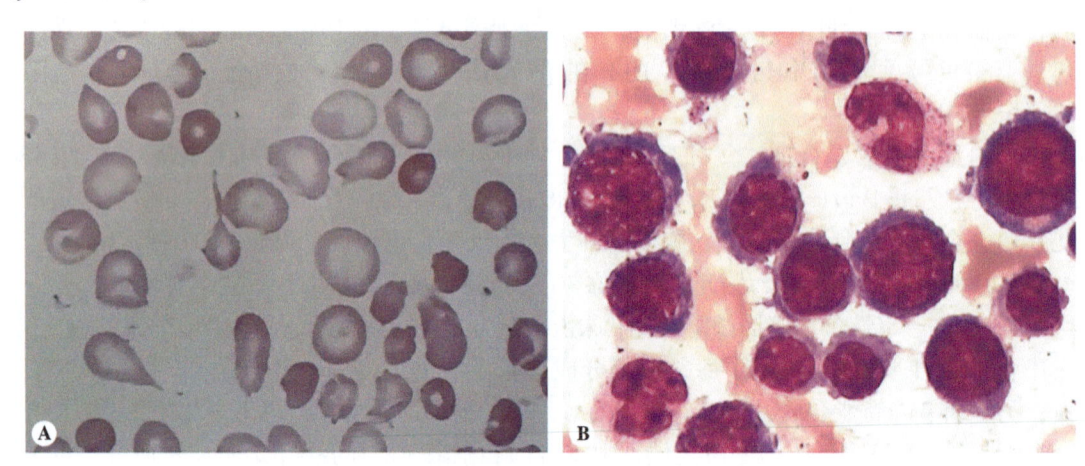

图9-4 地中海贫血(瑞氏-吉姆萨染色,×1000)
A. 示外周血;B. 示骨髓

(四)诊断与鉴别诊断

本病根据临床特点和实验室检查,结合阳性家族史,一般可做出诊断。有条件时可作基因诊断。本病须与下列疾病鉴别:

1. 缺铁性贫血 轻型地中海贫血的临床表现和红细胞的形态改变与缺铁性贫血有相似之处,故易被误诊。但缺铁性贫血常有缺铁诱因,血清铁蛋白含量减低,骨髓外铁、骨髓铁粒幼红细胞减少,红细胞游离原卟啉升高,铁剂治疗有效等可资鉴别。

2. 传染性肝炎或肝硬化 因HbH病贫血较轻,还伴有肝脾大、黄疸,少数病例还可有肝功能损害,故易被误诊为黄疸型肝炎或肝硬化。但通过病史询问、家族调查及红细胞形态观察、血红蛋白电泳检查即可鉴别。

(五)治疗

轻型地中海贫血一般不需治疗。对诱发溶血的因素如感染等应积极防治。脾切除适用输血量不断增加,伴脾功能亢进及明显压迫症状者。青少年应采用高量输血疗法,保持血红蛋白在110～130g/L,

以保证比较正常的生长发育。为了减少输血反应，可使用滤去白细胞和血小板的浓集红细胞，并可用铁螯合剂去铁胺促进铁的排泄。已有地中海贫血患者应用异基因骨髓移植获得成功的报道。虽然轻型患者不需治疗，但患者间婚配可能产生重型的纯合子患儿，产前基因诊断可有效预防重型地中海贫血胎儿出生，故对计划生育和遗传保健有重要意义。

三、镰状细胞贫血

（一）病因和临床特征

因β珠蛋白链第6位谷氨酸被缬氨酸替代所致，形成异常的血红蛋白——HbS。患者出生后3~4个月即有黄疸、贫血及肝脾大，发育较差。因镰状细胞阻塞微循环而引起的脏器功能障碍，可表现为腹痛、气急、肾区痛和血尿。患者常因再障危象、贫血加重，并发感染而死亡。体外重亚硫酸钠镰变试验时可见大量镰状红细胞，有助于诊断。杂合子红细胞内HbS浓度较低，除在缺氧情况下一般不发生镰变和贫血，临床无症状或偶有血尿、脾梗死等表现。

（二）发病机制

HbS在缺氧情况下分子间相互作用，成为溶解度很低的螺旋形多聚体，使红细胞扭曲成镰状细胞。这类细胞变形性差，在微循环内易被淤滞而破坏，发生HA。

（三）实验室检查

1. 血常规 网织红细胞计数常在10%以上。血涂片上可看到多色素性、嗜碱性点彩红细胞增多，大小不均和异形红细胞增多，并可见到豪-乔小体、靶形红细胞和有核红细胞。镰状细胞通常很少见，在体外血液中加入还原剂可见到大量的镰状细胞。红细胞的渗透脆性明显减低。红细胞的生存时间缩短。当有感染或大量溶血时，白细胞计数及分类中性粒细胞常常增多，并出现左移现象。血小板数量大多正常，但可以显著增高。

2. 骨髓象 骨髓检查常显示红系细胞显著增生，如有叶酸缺乏，可出现类巨幼改变。在骨髓片中容易看到镰状的成熟红细胞。当骨髓发生再生障碍危象时，红系细胞显著减少，血液中网织红细胞可消失。

3. 血红蛋白电泳 可见HbS带，位于HbA和HbA_2间，HbS达80%，HbF增加至2%~15%，HbA_2正常，HbA缺乏。

（四）诊断与鉴别诊断

本病诊断依据为根据种族和家庭史，血红蛋白电泳出现HbS为主要成分，镰变试验阳性。也可以采用聚合酶链反应（PCR）和限制性酶切片段长度多态性（RFLP）作出基因诊断。

（五）治疗

本病无特殊治疗，宜预防感染和防止缺氧。溶血发作时可予供氧、补液和输血等。

四、血红蛋白E病

（一）病因和临床特征

血红蛋白E（HbE）病是在1954年发现的，患者β链第26位谷氨酸被赖氨酸替代而生成异常血红蛋白，为我国最常见的异常血红蛋白病。HbE病的临床症状和体征，分为HbE基因纯合子状态、HbE与HbA基因杂合子状态、HbE和地中海贫血的双重杂合子状态三种类型。一般为轻度HA，呈小细胞低色素性，易感染并使贫血加重。类型不同，临床表现轻重不一，实验室检查结果也有所差异。

（二）发病机制

目前暂无相关资料。

（三）实验室检查

1. 血常规 本病外周血为小细胞低色素性（有时为正色素性）贫血。成熟红细胞体积小或正常，但靶形红细胞可高达50%以上。网织红细胞计数5%左右。红细胞渗透脆性减低。

2. 骨髓象 骨髓增生明显活跃，红细胞系统增生更为突出，原始和早幼红细胞多见，中幼红细胞增生旺盛。其他系统细胞无显著异常。

3. 血红蛋白电泳 HbE明显增多。

4. 异丙醇沉淀试验阳性、热变性试验弱阳性、变性珠蛋白小体阳性。

（四）诊断与鉴别诊断

通过血红蛋白电泳显示血红蛋白种类及含量来确定三种类型状态的HbE。HbE基因的纯合子状态：HbE占75%~92%，无HbA，HbF正常或轻度增加；HbE与HbA基因的杂合子状态：HbE占30%~45%，其余为HbA；HbE和地中海贫血的双重杂合子状态：Hb明显增多，并具有地中海贫血的血红蛋白电泳特征。

（五）治疗

轻者不需治疗，重者需长期输血以维持生命。

五、异常血红蛋白病

（一）病因和临床特征

异常血红蛋白病是由于控制血红蛋白肽链的基因突变，使某些维持稳定性的氨基酸被取代或缺失，形成结构、功能异常的血红蛋白。各种异常血红蛋白的不稳定程度各异，相应临床表现差异很大，可从完全无症状到伴显著脾大和黄疸的严重慢性溶血性贫血。

（二）发病机制

异常血红蛋白易发生变性和沉淀，形成变性珠蛋白小体附着于红细胞膜上，使红细胞膜的变形性下降，在脾容易破碎，引起溶血性贫血。目前已发现有130余种异常血红蛋白。

（三）实验室检查

本病诊断有重要意义的是变性珠蛋白小体检查、热变性试验和异丙醇试验为阳性，一般用异丙醇试验筛选，用热变性试验和变性珠蛋白小体检查诊断。血常规检查多为正细胞性贫血，红细胞大小不均，有异形和碎片，有时可见靶形红细胞，网织红细胞增加。血红蛋白电泳仅有部分病例可分离出异常血红蛋白区带。

（四）诊断与鉴别诊断

异常血红蛋白的存在是诊断本病的主要依据。应用变性珠蛋白小体检查、热变性试验和异丙醇试验可进行异常血红蛋白的常规检查，再结合临床表现进行诊断。应与红细胞G-6-PD缺乏症及其他血红蛋白病鉴别。

（五）治疗

控制感染和避免服用磺胺类及其他氧化性药物，可防止病情加重。脾切除可使红细胞寿命延长，溶血减轻，但对重型患者可能无效。

考点：血红蛋白病的实验室检查

第7节　免疫性溶血性贫血检验及疾病

一、免疫性溶血性贫血的检验方法

（一）抗人球蛋白试验（Coombs试验）

【实验原理】　直接试验应用抗人球蛋白试剂（抗IgG/抗C3d）与红细胞表面的IgG分子结合，如红细胞表面存在自身抗体，则出现凝集反应。间接试验应用Rh（D）阳性O型正常人红细胞与受检血清混合孵育，如血清中存在不完全抗体，红细胞致敏，再加入抗人球蛋白血清，可出现凝集反应。

【参考区间】　正常红细胞Coombs试验直接反应呈阴性。

【临床意义】

1. 自身免疫性溶血性贫血时Coombs试验常为阳性。
2. 部分慢性淋巴细胞白血病、淋巴瘤、传染性单核增多症、巨球蛋白血症、重链病、系统性红斑狼疮（SLE）可出现Coombs试验阳性。

（二）冷凝集素试验

【实验原理】　冷凝集素综合征患者血清中的冷凝集素能与自身红细胞、O型红细胞或与患者同型红细胞在0～4℃条件下产生凝集现象。当加热至37℃时，已凝集的红细胞可发生完全可逆性的散开。

【参考区间】　冷凝集素效价＜32。

【临床意义】　在梅毒、传染性单核细胞增多症、疟疾、多发性骨髓瘤等疾病，冷凝集素效价都可增高（＞64）。冷凝集素综合征多高达256以上，且此种异常的冷凝集素作用的温度范围也常扩大，有时在30℃时效价仍高，这就很有诊断意义。故如4℃时效价增高不很明显而又疑为本病者，应再于20℃、30℃条件下作试验。为使诊断更明确，应进一步做冷热溶血试验及冷球蛋白试验，以除外阵发性冷性血红蛋白尿症（PCH）及冷球蛋白血症等冷敏感性疾病。

（三）冷热溶血试验

【实验原理】　PCH患者体内存在一种冷热溶血素，属IgG抗体，当温度低于20℃时，该溶血素能牢固结合于自身红细胞表面，温度恢复至37℃时，激活补体使红细胞溶解而溶血。

【参考区间】　在6个试验管中，第1管及第3管溶血，而其他管无溶血，即为阳性结果，说明患者血浆中有冷热溶血素。

【临床意义】　正常人各管均无溶血。阳性主要见于PCH，是诊断PCH的主要依据。先天性梅毒、水痘、流行性腮腺炎、传染性单核细胞增多症等。

二、自身免疫性溶血性贫血

（一）病因和临床特征

自身免疫性溶血性贫血（autoimmune hemolytic anemia，AIHA）系免疫识别功能紊乱，自身抗体吸附于红细胞表面而引起的一种HA。起病缓慢，成人多见，无性别差异。贫血程度不一，系正细胞正色素性贫血。临床表现为虚弱及头晕。体征包括皮肤黏膜苍白，黄疸；轻中度脾大，质较硬，无压痛；中度肝大（30%），肝质地硬但无压痛。

自身免疫性溶血性贫血是因自身免疫机制所引发的一组溶血性贫血。导致溶血的抗红细胞自身抗体主要为温型抗体，其发病机制为：①病毒、药物等使红细胞膜抗原变性，刺激机体产生相应自身抗体；②某些微生物刺激机体所产生的抗体，可与红细胞膜抗原发生交叉反应；③机体免疫调节功能紊乱，将红细胞膜抗原识别为非己抗原而产生抗体。

（二）发病机制

根据致病抗体作用于红细胞时所需温度的不同，AIHA 分为温抗体型和冷抗体型两种。以温抗体型 AIHA 更为常见，是获得性溶血性贫血中最重要的一种，既可原发也继发于其他疾病。原因不明的原发性 AIHA 占 45%。继发性的病因有：①感染，特别是病毒感染；②结缔组织病，如系统性红斑狼疮、类风湿关节炎、溃疡性结肠炎等；③淋巴增殖性疾病，如慢性淋巴细胞白血病、淋巴瘤、骨髓瘤等；④药物，如青霉素、头孢菌素、甲基多巴、氟达拉滨等。患者红细胞表面吸附有不完全抗体（IgG/C3），37℃最活跃，在单核-巨噬细胞系统被破坏而形成血管外溶血。

（三）实验室检查

1. 血常规　外周血涂片可见球形红细胞。1/3 的患者血涂片中可见数量不等的幼红细胞。网织红细胞增高，个别可高达 0.50。

2. 骨髓象　骨髓有核细胞增生，以幼红细胞增生为主。

3. 其他检查　Coombs 试验是测定吸附在红细胞膜上的不完全抗体和补体较敏感的方法，是诊断 AIHA 的重要依据。根据加入的抗人球蛋白不同，可鉴别使红细胞致敏的是 IgG 抗体还是 C3。

（四）诊断与鉴别诊断

患者如有溶血性贫血，Coombs 试验阳性，近 4 个月内无输血或可疑药物服用史；冷凝集素效价正常，可以考虑温抗体型 AIHA 的诊断。Coombs 试验阴性，但临床表现较符合，糖皮质激素或切脾有效，除外其他 HA 尤其是遗传性球形红细胞增多症，可诊断为 Coombs 试验阴性的 AIHA。

本病与遗传性球形红细胞增多症相鉴别。温抗体型 AIHA，是由于抗体附着在红细胞表面，导致红细胞呈球形，而遗传性球形红细胞增多症，可有阳性家族史，但无抗自身红细胞的温抗体。

（五）治疗

口服糖皮质激素，红细胞数恢复正常后，维持治疗剂量 1 个月。温抗体型 AIHA 切脾后，术后有效率为 60%。应用糖皮质激素和脾切除都不缓解者或者脾切除有禁忌者可以使用免疫抑制剂如达那唑、霉酚酸酯、硫唑嘌呤、环磷酰胺等；贫血较重者应输洗涤红细胞。继发性 AIHA 积极寻找病因，治疗原发病。

考点：自身免疫性溶血性贫血的实验室检查

> **🔗 链 接**　伊文思综合征
>
> 伊文思（Evans）等于 1951 年首次报道伊文思综合征（Evans 综合征），定义为自身免疫性溶血性贫血（AIHA）及免疫性血小板减少同时或序贯发生，有时可伴有免疫性白细胞减少，病因未知。发病机制不明，但目前研究表明本病与免疫异常有关，其中体液免疫异常在发病中起主要作用。由于免疫监视和自身识别发生障碍，机体产生抗体，不仅累及血细胞而且会累及不同的脏器。患者常常表现为迁延、反复发作的血小板减少及溶血，最终可导致死亡。Evans 综合征治疗首选糖皮质激素，糖皮质

激素可直接刺激前体造血细胞增殖并刺激干细胞，促进骨髓造血，但糖皮质激素单独应用缓解率低且易复发，常联合应用静脉丙种免疫球蛋白（IVIG）。治疗无效或无法获得持续反应的患者给予二线治疗，加用环孢素（CsA）、达那唑（DNZ）、长春新碱（VCR）、环磷酰胺（CTX）、硫唑嘌呤（AZP）等。

目标检测

A₁/A₂型题

1. 下列哪项实验室检查有利于血管内溶血的诊断（ ）
   A. 外周血网织红细胞计数增高
   B. 血液间接胆红素增高
   C. 血液中游离血红蛋白
   D. 尿中尿胆原增高
   E. 尿中胆红素阴性

2. 下列哪项符合血管外溶血的实验室指标（ ）
   A. 血浆中出现高铁血红素
   B. 血浆血红素结合蛋白下降
   C. 尿中含铁血黄素试验阴性
   D. 尿中出现游离血红蛋白
   E. 血浆中结合珠蛋白增高

3. 下列属于血管内溶血的疾病是（ ）
   A. PNH   B. β地中海贫血
   C. 再生障碍性贫血   D. 巨幼细胞贫血
   E. 遗传性球形红细胞增多症

4. 下列哪项不是溶血的实验诊断依据（ ）
   A. 网织红细胞计数增高 B. 骨髓红系增生明显活跃
   C. 间接胆红素正常   D. 尿胆原增高
   E. 乳酸脱氢酶增高

5. 下列哪种溶血性贫血是由红细胞膜异常所致（ ）
   A. 遗传性球形细胞增多症
   B. 自身免疫溶血性贫血
   C. 行军性血红蛋白尿
   D. 微血管病性溶血性贫血
   E. 地中海贫血

6. 下列红细胞膜缺陷性疾病中何项是获得性的（ ）
   A. 球形红细胞增多症
   B. 椭圆形红细胞增多症
   C. 口形红细胞增多症
   D. 阵发性睡眠性血红蛋白尿症
   E. 蚕豆病

7. 重型α地中海贫血患者血清中血红蛋白含量最高的是（ ）
   A. HbA   B. HbA₂
   C. HbF   D. Hb Bart's
   E. HbH

8. 抗人球蛋白试验阳性时，应首先怀疑下列哪种疾病（ ）
   A. 再生障碍性贫血   B. 自身免疫性溶血性贫血
   C. 巨幼细胞贫血   D. 缺铁性贫血
   E. 缺铁性贫血

9. 在溶血性贫血中红细胞破坏增加的直接依据为（ ）
   A. 红细胞及血红蛋白降低
   B. 血直接胆红素降低
   C. 尿中含铁血黄素试验阴性
   D. 网织红细胞降低
   E. 乳酸脱氢酶降低

10. 下列哪些疾病为血管外溶血（ ）
    A. 再生障碍性贫血
    B. 自身免疫性溶血性贫血
    C. 遗传性球形红细胞增多症
    D. PNH
    E. 行军性血红蛋白尿

（孟德娣）

第10章

继发性贫血

> **学习目标**
> 1. 掌握：继发性贫血的定义、分类、实验室检查。
> 2. 熟悉：继发性贫血的诊断与鉴别诊断。
> 3. 了解：继发性贫血的治疗现状。

案例 2-10-1

患儿，女，10岁，反复性血尿3年余，加剧1周入院。前1周上体育课后出现肉眼血尿，伴尿急，无尿痛尿频，面色苍白，四肢乏力，面部轻微水肿，无发热咳嗽、呕吐盗汗等，无出血及外伤史。体格检查：血压正常，心肺无异常发展，肝脾肋下未触及，腹水征阴性，四肢无水肿。实验室检查：RBC $2.85×10^{12}/L$，Hb 80g/L，WBC $6.0×10^9/L$，分类正常；尿RBC（++）、蛋白（+），WBC少许，无管型；B超示泌尿系未发现异常声影，胸片示心肺正常。

问题：1. 实验室检查中异常的指标有哪些？原发病为什么疾病？
2. 如有贫血，属于什么类型的贫血？

继发性贫血是由全身系统性疾病为原发病所导致的一类贫血。这种贫血是由造血组织以外的机体的其他脏器原发所引起，也称症状性贫血。常见的病因有慢性肾脏疾病、慢性肝脏疾病、内分泌疾病、恶性肿瘤、慢性感染等。全身系统性疾病引起造血功能异常，主要原因除了原发病营养摄入不足、储存铁减少、红细胞丢失或破坏过多、红细胞再生障碍之外，还有多种造血负调节因子抑制骨髓。

第1节 慢性系统性疾病贫血

一、病因和临床特征

慢性系统性疾病贫血是由慢性肾脏疾病、慢性肝脏疾病、内分泌疾病所引起的贫血。慢性肾脏疾病贫血主要原因是肾小管旁器红细胞生成素分泌减少，抑制红细胞生成素的物质增多（滞留体内的代谢产物），导致骨髓红系祖细胞的分化增殖障碍而引起贫血；慢性肝脏疾病贫血主要是由于造血原料如蛋白质合成、叶酸和（或）维生素B_{12}代谢障碍所导致的造血物质缺乏引起的贫血；内分泌疾病贫血主要是调节造血活动的内分泌素不足，使骨髓增生不良，甚至低下，见于甲状腺、肾上腺、垂体和性腺功能减低疾病。临床表现主要是慢性系统性疾病的症状和体征。贫血程度随病情进展表现不一。

二、实验室检查

慢性肾脏疾病贫血外周血血常规大多为正细胞、正色素性贫血。血涂片中常见棘形、盔形、三角形等异常形态红细胞。骨髓象基本正常，骨髓铁染色正常。尿毒症晚期，可见骨髓增生低下，幼红细胞成熟受阻现象。

慢性肝脏疾病贫血血常规可呈正细胞、正色素性贫血，也可呈大细胞性贫血。红细胞变大，可见棘形红细胞、口形红细胞。骨髓增生活跃或明显活跃。红系明显增生，可见巨幼红细胞或巨红细胞。

内分泌疾病贫血中不同内分泌疾病引起的贫血各自不同，一般的表现为铁代谢的变化，血清铁下降、总铁结合力减低、血浆铁蛋白饱和度下降、骨髓铁粒幼细胞减少、铁储存量正常或增加。

三、诊断与鉴别诊断

在各种原因的慢性系统疾病明确后贫血诊断容易。外周血红细胞计数、血红蛋白含量、血细胞比容减少，诊断可初步确立。

四、治　　疗

慢性肾脏疾病贫血发病机制复杂，临床采用综合治疗方法。处于慢性肾功能不全期的患者，一般无症状者不需治疗贫血，对于肾功能急剧恶化者，需采用同种肾移植，定期血透或持续腹膜透析治疗。

慢性肝脏疾病贫血以原发肝脏疾病的治疗为主，如肝病病因去除或改善，贫血常随之纠正。

内分泌疾病贫血多为轻度，无明显症状，一般不需治疗。应用相应的激素治疗内分泌疾病后贫血可自行纠正。

第2节　慢性感染所致贫血

一、病因和临床特征

慢性感染中结核、肺脓疡、骨髓炎、肾盂肾炎、亚急性细菌性心内膜炎、盆腔炎、败血症最多见。主要原因是病原微生物和组织破坏释放的毒素，造成红细胞生成素释放减少和骨髓对红细胞生成素反应迟钝、铁代谢障碍。临床主要以原发感染症状为主。轻度感染一般不引起贫血，重症感染可引起轻至中度贫血，甚至引起直接溶血。

二、实验室检查

慢性感染引起贫血血常规大部分是正细胞正色素性贫血，还有一部分为小细胞低色素性贫血，红细胞形态轻度大小不等，中心淡染。网织红细胞多正常。血清铁减低，总铁结合力降低，转铁蛋白饱和度正常或降低。储存铁增多而骨髓细胞内铁减少。骨髓象粒红比值正常或稍减低，血常规和骨髓象的变化很少有特异性。

三、诊断与鉴别诊断

贫血在常见的慢性感染，如亚急性细菌性心内膜炎、肺结核、脓胸、慢性支气管扩张、慢性骨髓炎、蜂窝织炎、慢性腹膜炎、慢性肝脓肿、膈下脓肿、慢性胆囊胆道炎、慢性肾盂肾炎、慢性盆腔炎、布鲁氏菌病、肠伤寒、溃疡性结肠炎、慢性深部真菌感染及其他各种化脓性疾病和各种炎症持续1~2个月后发生，中度贫血，血红蛋白为70~110g/L，其临床表现常被原发病掩盖。最关键是具备引起贫血的原发感染性疾病的诊断。需与非感染性慢性失血鉴别。

四、治　　疗

最重要治疗方法是消除病原微生物，治疗原发感染性疾病。原发感染性疾病治愈后，贫血自然逐渐纠正。

第3节　骨髓病性贫血

一、病因和临床特征

骨髓病性贫血指骨髓被异常组织浸润后所导致的贫血，如骨髓转移癌和骨髓纤维化等。正常造血组织被破坏，异常组织恶性增生，释放毒素，争夺或干扰造血物质的利用。另外异常细胞分泌的物质抑制正常造血的功能，临床上有贫血、出血、发热等症状，除此之外有明显骨髓浸润所致的全身骨骼疼痛和局部压痛。

二、实验室检查

1. 血常规 贫血程度不一，呈正常细胞性，血涂片中红细胞大小不等和异形，有泪滴状、碎片状，嗜多色性红细胞和嗜碱性点彩红细胞多见。网织红细胞增高，出现幼红细胞和幼粒细胞。血小板通常减低，呈畸形、巨大的血小板。

2. 骨髓象 骨髓涂片找到瘤细胞，即可确诊骨髓转移瘤。

3. X线检查 骨骼有浸润和破坏性改变。

三、诊断与鉴别诊断

凡病因明确者诊断容易。但部分患者在肿瘤确诊之前即有贫血，甚至贫血为肿瘤患者首发症状，常见于消化道肿瘤。因此，对贫血原因不明的患者，应当在鉴别诊断时考虑到肿瘤可能。肿瘤骨髓转移时需详细检查骨髓涂片，可见到肿瘤细胞聚集成长。如骨髓是"干抽"，需作骨髓活组织检查以确诊。

四、治 疗

本病不是单独的一个疾病，而是一组疾病的临床表现。由于病因不同，其治疗应针对原发病。本病治疗效果不理想，特别对于肿瘤引起的骨髓浸润，治愈的希望是极微的。

考点： 继发性贫血的分类、实验室检查及诊断

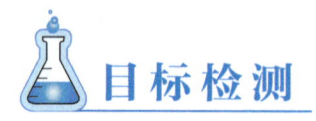

目标检测

A₁/A₂型题

1. 患者，女，12岁，反复巩膜黄染6年。体检：巩膜轻度黄染，肝肋下1cm，脾肋下3cm。检验：血红蛋白90g/L，白细胞及血小板正常，网织红细胞11.2%；总胆红素34μmol/L，间接胆红素28μmol/L，HbsAg（＋）；Coombs试验（－），红细胞渗透脆性增加。最可能的诊断是（　　）
   A. 先天性非溶血性黄疸
   B. 遗传性球形红细胞增多症
   C. 自身免疫性溶血性贫血
   D. 慢性肝病性贫血
   E. 地中海贫血

2. 缺铁性贫血与慢性感染性贫血鉴别要点是（　　）
   A. 血清铁测定　　　B. 小细胞低色素性贫血
   C. 骨髓红细胞内铁　D. 骨髓红细胞外铁
   E. 红细胞形态改变

3. 患者，男，30岁，诊断为慢性骨髓炎半年左右发现贫血，为小细胞低色素性。血清铁8.95μmol/L（50μg/dl），总铁结合力41.14μmol/L（230μg/dl）；骨髓铁染色，骨髓外铁（＋＋＋），铁粒幼细胞减少。其贫血诊断为（　　）
   A. 缺铁性贫血　　　B. 铁粒幼细胞贫血
   C. 慢性感染性贫血　D. 失血性贫血
   E. 巨幼细胞贫血

4. 骨髓病性贫血最常见的原因是（　　）
   A. 感染　　　　B. 肾衰竭
   C. 恶性肿瘤　　D. 系统性红斑狼疮
   E. 肝病

5. 骨髓病性贫血骨髓象特有的细胞为（　　）
   A. 原始细胞　　B. 嗜碱性粒细胞
   C. 嗜酸性粒细胞 D. 肿瘤细胞
   E. 杜勒体

6. 患者，男，45岁，发热、咳嗽、吐黄脓痰2个月。胸片诊断为右上肺脓肿。实验室检查：RBC 3.0×10¹²/L，Hb 80g/L，WBC 23×10⁹/L，分类示中性粒细胞90%。确诊贫血是慢性感染引起，下列哪项不是该例贫血铁代谢特点（　　）
   A. 血清铁降低　　　　B. 骨髓铁染色外铁降低
   C. 总铁结合力降低　　D. 骨髓铁染色铁粒幼细胞减少
   E. 网织红细胞正常

7. 慢性肾病时肾脏中哪种激素产生不足导致贫血（　　）
   A. 促红细胞生成素　B. 血管紧张素
   C. 肾素　　　　　　D. 前列腺素
   E. 雌激素

（孟德娣）

第3篇

白细胞检验临床应用

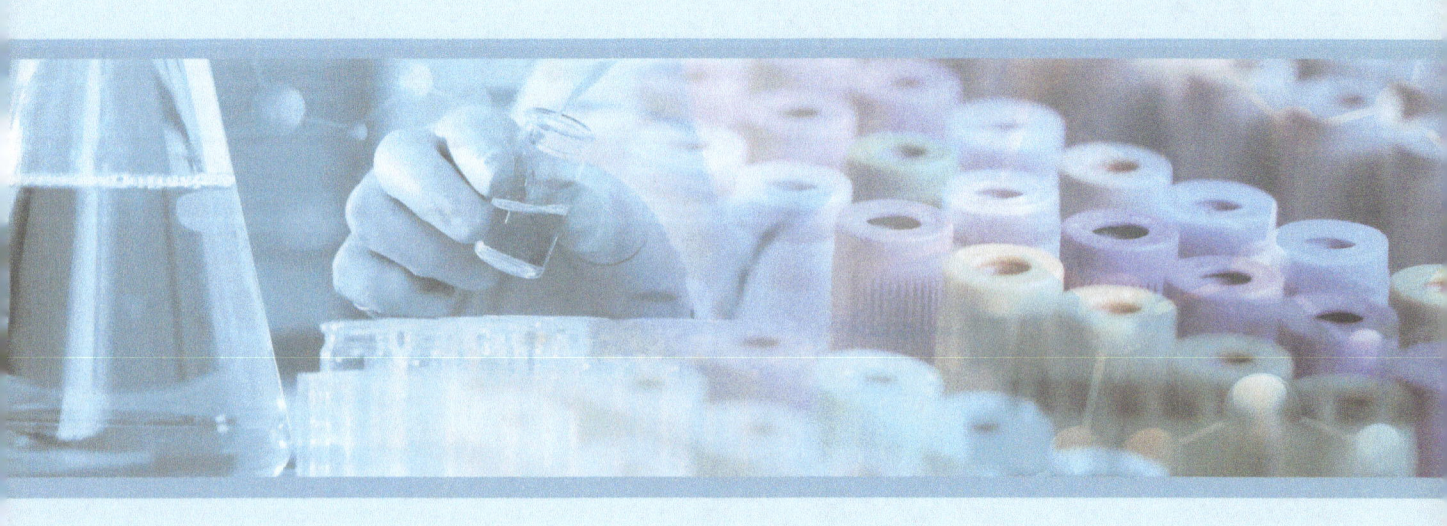

第11章 急性白血病

学习目标

1. 掌握：白血病的概念；急性白血病的WHO分型依据；常见急性白血病伴重现性遗传学异常的常见异常染色体和融合基因；急性髓系白血病非特指型各亚型骨髓象变化特点；急性淋巴细胞白血病骨髓象变化特点。

2. 熟悉：造血和淋巴组织肿瘤WHO分型基本框架；急性白血病的临床表现、诊断与鉴别诊断及疗效标准。

3. 了解：白血病的病因、发病机制及治疗。

案例 3-11-1

发热1周，腿部见瘀斑2天。体格检查：右腿部散在瘀斑，腋窝、腹股沟淋巴结肿大，胸骨压痛明显，心肺无特殊，肝脏未扪及，脾肋下一指。实验室检查：血常规示Hb 55g/L，WBC 2.3×10^9/L，PLT 3×10^{10}/L；凝血功能PT 17s，APTT 89s，D-二聚体阳性；骨髓细胞学检查结果：骨髓增生极度活跃，涂片上可见大量原始细胞，分类占80%，粒、红、巨核三系增生受抑，成熟红细胞大小不等，血小板散在少见。

问题：1. 全血细胞减少的原因是什么？
2. 诊断该病的诊断依据是什么？
3. 需进一步做的实验室检查是什么？

第1节 白血病概述

白血病（leukemia）属于造血系统的恶性肿瘤，是一组高度异质性的造血干细胞恶性克隆性疾病，其特征是白血病细胞异常增生、分化成熟障碍并伴有细胞凋亡减少，细胞发育可停滞在不同阶段，若细胞发育停滞在较早阶段称为急性白血病，细胞发育停滞在较晚阶段称为慢性白血病。临床表现为不同程度贫血、感染、出血和肝、脾、淋巴结肿大。

白血病病因尚不完全清楚，可能与许多因素有关。例如，各种感染尤其是病毒感染（如Ⅰ型人类T细胞白血病病毒、EB病毒等）；长期接触化学毒物和药物（如杀虫剂、苯及其衍生物、化疗药物等）；也可能与电离辐射、环境污染等因素有关；还可能与遗传性因素有关，如有遗传性疾病、染色体异常、基因异常者比正常人易患白血病。

考点：白血病概述

一、发病情况

白血病是我国常见的恶性肿瘤之一，在恶性肿瘤死亡中，白血病居第6位（男性）和第8位（女性），在儿童及35岁以下成人中居第一位。急性白血病（acute leukemia，AL）和慢性白血病（chronic leukemia，CL）多见（约5.5∶1），其中以急性髓系白血病（acute myeloid leukemia，AML）最多，急性淋巴细胞白血病（acute lymphoblastic leukemia，ALL）次之，慢性髓细胞性白血病（chronic myeloid leukemia，CML）、慢性淋巴细胞白血病（chronic lymphoblastic leukemia，CLL）及其他类型白血病少见。男性发病率高于女性（1.81∶1）。成人急性白血病中以急性粒细胞白血病（急粒）和急性单核细胞白血病多见，儿童急性白血病以ALL多见，慢性粒细胞白血病（慢粒）随年龄增长，发病率逐渐升高，CLL多见于50岁以上的老年人。

我国白血病发病率与亚洲其他国家相近，低于欧美国家。我国CLL少见（不足白血病的5%），而欧美国家CLL则较常见（占白血病的25%）。目前有关白血病的病因尚未完全清楚，认为与病毒、电离辐射、化学因素、遗传因素等有关。

二、白血病的分类

白血病有多种分类法，如按白血病细胞分化程度和自然病程、细胞类型、FAB分型和WHO分型等。其中，按白血病细胞分化程度和自然病程可分为以下类型。

（一）急性白血病

急性白血病是指骨髓或血液中某一系列原始细胞≥20%，一般自然病程短于6个月的白血病。主要包括ALL和AML。ALL分为T淋巴母细胞白血病/淋巴瘤（T-ALL）和B淋巴母细胞白血病/淋巴瘤（B-ALL）（又分为伴重现性遗传学异常和非特殊类型）；AML主要分为AML伴重现性遗传学异常、AML伴骨髓增生异常改变、治疗相关的AML、非特殊类型AML（又分为9个亚型）、髓细胞肉瘤、唐氏综合征相关髓系白血病等类型。

（二）慢性白血病

慢性白血病是指骨髓中某一系列白血病细胞增多，以接近成熟的细胞增生为主，原始细胞不超过10%，自然病程多数大于1年的白血病。主要包括慢性髓细胞性白血病、慢性淋巴细胞白血病、慢性中性粒细胞白血病、慢性单核细胞白血病和慢性粒-单核细胞白血病等。

（三）其他类型白血病

多为少见的特殊类型白血病，自然病程长短不一，诊断标准各有差异，如多毛细胞白血病、幼细胞白血病、成人T细胞白血病、全髓白血病、急性混合细胞白血病、嗜酸性粒细胞白血病等。

考点：白血病分类

三、白血病的临床表现

在白血病时，骨髓中大量白血病细胞异常增生累积，使正常造血功能受到抑制，引起红细胞、白细胞、血小板生成减少；同时，白血病细胞可浸润其他组织和器官，引起各种临床表现和体征。由于白血病起病缓急和类型不同，其出现的症状和严重程度会有一定差异，但常有下列临床症状和体征。

（一）贫血

在白血病时，正常红细胞生成减少，早期即可出现贫血症状，表现为乏力、面色苍白、心悸、气促等症状，并随病情进展加重。

（二）发热和感染

发热是最常见的症状之一，主要是白细胞减少和功能异常，抵抗力下降，引起各种感染导致发热，其中以口腔炎、牙龈炎、扁桃体炎、上呼吸道感染、肺炎、肛周脓肿等较常见。严重者可发生败血症、脓毒血症等。严重感染是白血病患者的死亡原因之一。

（三）出血

出血也是常见症状，由于血小板减少和止凝血功能障碍而引起出血，以皮肤、牙龈、鼻腔出血最常见，也可有体内消化道、呼吸道、泌尿道等出血，女性常见月经过多。严重出血是白血病患者死亡的主要病因。

（四）浸润症状和体征

1. 淋巴结和肝脾大 ALL较急性非淋巴细胞白血病（ANLL）多见，肿大程度也较明显。

2. 骨骼和关节疼痛 常见胸骨压痛。白血病细胞浸润关节、骨膜或在骨髓腔内过度增殖可引起骨和关节痛，儿童多见，ALL较ANLL常见且显著。

3. 皮肤和黏膜病变 急性单核细胞白血病（AMoL）和急性粒-单核细胞白血病较常见。表现为牙龈增生、肿胀、皮肤弥漫性斑丘疹、皮肤结节或肿块等。

4. 中枢神经系统白血病 可发生在疾病的各时期，但常发生在治疗后缓解期。ALL较ANLL常见。常表现为头痛、头晕、烦躁，严重时出现呕吐、颈项强直，视神经乳头水肿和脑神经、脊髓瘫痪等。

5. 绿色瘤（chloroma） 又称粒细胞肉瘤（granulocytic sarcoma），见于2%~14%的ANLL，常累及骨、骨膜、软组织、淋巴结或皮肤，但以眼眶部位最常见。可表现为眼球突出、复视或失明。

6. 睾丸白血病 白血病细胞浸润睾丸，在男性幼儿或青年是仅次于中枢神经系统白血病（central nervous system leukemia, CNSL）的白血病髓外复发根源。主要表现为一侧无痛性肿大，ALL多于ANLL。

7. 其他 白血病细胞还可浸润心脏、呼吸道、消化道，但临床表现不多。胸腔积液多见于ALL。肾脏浸润常见，可发生蛋白尿、血尿。

考点：白血病临床表现

四、白血病的诊断要点

白血病诊断是根据患者的临床表现和体征，在细胞形态学诊断的基础上，结合细胞化学染色、免疫学检查、细胞遗传学、分子生物学检查、骨髓活检等情况，综合分析判断，最后作出诊断。主要从下列几个方面着手。

（一）临床表现和体征

急性白血病常起病急骤，进展快，而慢性白血病起病隐匿，数周至数月内逐渐进展；常见症状有感染发热、进行性贫血、出血和皮肤黏膜浸润等表现。常有肝、脾和淋巴结肿大，胸骨压痛和关节疼痛等体征，少数出现中枢神经系统浸润的临床症状。

（二）细胞形态学检查

1. 血常规 红细胞多数进行性减少，并可见幼红细胞；白细胞计数，约60%患者增高，分类时可见原始及幼稚细胞，比例多少不定；约40%患者白细胞数量正常或减少，不易找到幼稚细胞，此类白血病又称非白血性白血病；血小板在急性白血病时多数下降，部分功能障碍，慢性白血病初诊时可正常或增高。

2. 骨髓象 骨髓象检查是诊断白血病的重要依据。血液学主要的特征表现：①有核细胞增生明显活跃或极度活跃。②某系细胞异常增生；在急性白血病时，原始细胞（或原始细胞+幼稚细胞）增高，比例≥20%，该类细胞系成熟受阻，停顿于某一阶段，其以下成熟阶段细胞减少，则称为"断尾"现象；或者在原始细胞与成熟细胞之间缺乏中间过渡阶段的细胞，则称为"白血病裂孔"现象。在慢性白血病时，原始细胞≤10%，以成熟或接近成熟阶段细胞为主。③白血病细胞形态畸形，如细胞大小不等、形态不规则、核浆发育不平衡、胞质可见Auer小体；细胞核出现各种畸形或双核，核仁多而明显，易见分裂象和破碎细胞。④其余各系增生也受抑制。⑤少数白血病患者骨髓有核细胞增生减低，但原始细胞比例仍达到诊断标准，此类白血病又称为低增生性白血病。

（三）细胞化学染色

过氧化物酶染色是急性白血病诊断最常用的一种细胞化学染色方法，对于鉴别AML和ALL有重要的意义；另外，还有苏丹黑B染色、α-丁酸萘酚酯酶染色、糖原染色、氯乙酸AS-D萘酚酯酶染色、乙酸萘酚酯酶染色等，有利于协助白血病细胞鉴别和诊断。当细胞化学染色结果特点不典型时，应结合免疫表型分析综合诊断。

（四）免疫表型分析

通过流式细胞术对白细胞分化抗原进行检测，有利于诊断和鉴别AML、T-ALL、B-ALL、混合型白血病及亚型分型等。细胞形态学结合细胞化学、免疫表型分析，诊断符合率可达99%。

（五）细胞遗传学和分子生物学检查

白血病患者常有染色体核型异常及基因异常，有些具有重现性，通过对染色体和特异性基因检查，有助于白血病及亚型的诊断和鉴别诊断。

（六）骨髓活检

骨髓活检比骨髓涂片能更准确地反映骨髓增生程度和浸润情况，尤其在骨髓"干抽"、穿刺稀释和有核细胞增生低下时，通过骨髓活检可明确及协助诊断白血病。骨髓活检对淋巴瘤、骨髓纤维化、骨髓增生异常综合征、再障、骨髓转移癌等有较高的诊断率。

考点：白血病的血常规、骨髓象特点、细胞化学染色特点

第2节 急性白血病分型及疗效判断标准

一、急性白血病分型

急性白血病正确分型对临床治疗、疗效观察、预后判断等十分重要。由于免疫学、细胞遗传学和分子生物学技术的发展，在FAB形态学分型基础上目前提出了形态学、免疫学、细胞遗传学和分子生物学分型方案（morphological, immunological, cytogenetics, molecular biology, MICM），使白血病诊断从细胞形态水平上升到亚细胞水平、分子水平，这对进一步了解白血病的发病机制和生物学特性以及指导临床治疗、预后判断有重要意义。

（一）FAB分型

1976年法（F）、美（A）、英（B）协作组提出了FAB的形态学分型方案和诊断标准，规定原始细胞≥30%为急性白血病诊断标准，根据原始细胞类型分为ALL和AML两大类及其亚型，并于1985年和1991年作了修改和增补；我国在FAB分型的基础上，结合国内特点制定了我国急性白血病形态学分型标准，具体见表11-1。

表 11-1 急性白血病 FAB 分型

类型		分型标准
AML	M0	骨髓原始细胞≥30%（NEC）；胞质无嗜天青颗粒，MPO 及苏丹黑 B 阳性细胞＜3%；电镜下 MPO 阳性，CD33 及 CD13 可阳性，淋系抗原阴性，但可有 CD7⁺、TdT⁺
	M1	骨髓中原始粒细胞（Ⅰ+Ⅱ型）≥90%（NEC），其中至少有 3%MPO 及苏丹黑染色阳性，早幼粒细胞很少，中幼粒细胞以下阶段不见或罕见
	M2	M2a 骨髓中原始粒细胞（Ⅰ+Ⅱ型）占 30%～90%（NEC），单核细胞＜20%，早幼粒细胞以下至中性分叶核粒细胞＞10%；M2b 原始粒细胞及早幼粒细胞增多，且以异常形态的中性中幼粒细胞为主，此类细胞＞30%
	M3	骨髓中以异常的颗粒增多的早幼粒细胞增生为主，≥30%（NEC），多数＞50%，且形态较一致，原始粒细胞及中幼粒细胞以下各阶段细胞较少。根据颗粒大小可分为 M3a（粗颗粒型）、M3b（细颗粒型）、M3v（微颗粒型、核型扭曲、分叶）
	M4	按粒系和单核细胞系形态不同，包括以下四种类型。M4a：骨髓中以原始粒细胞及早幼粒细胞为主，原始、幼稚、成熟的单核细胞≥20%（NEC）；M4b：骨髓中以原单核细胞及幼单核细胞为主，原始粒细胞、早幼粒细胞＞20%（NEC）；M4c：骨髓中原始细胞既具有粒细胞系统的特点，也具有单核细胞系统的特点，此类细胞比例≥30%；M4E0：除上述特点外，嗜酸性粒细胞比例增多，5%～30%，形态学上除胞质中有典型的嗜酸性颗粒外，可夹杂少许嗜碱性颗粒
	M5	可分为以下两种亚型，M5a：骨髓中原始单核细胞≥80%（NEC），胞体大小可不一致；M5b：骨髓中原单核细胞、幼单核细胞≥30%（NEC）但原单核细胞应＜80%
	M6	骨髓中红细胞系统≥50%，且伴有形态学的异常，呈巨幼样变；原始粒细胞（或原单核细胞、幼单核细胞）≥30%（NEC）；若外周血中原始粒细胞（或原单核细胞、幼单核细胞）＞5%（NEC），则骨髓中原始粒细胞（或原单核细胞、幼单核细胞）＞20%（NEC）
	M7	外周血中有原巨核细胞（小巨核细胞），骨髓中原巨核细胞≥30%，且此类巨核细胞能被单克隆抗体或电镜所证实。骨髓中细胞可减少或干抽。病理活检有原始巨核细胞等巨核细胞增生，且有网状纤维的增生
ALL	L1	以小细胞为主，大小较一致，核染色质较粗，核仁小不清晰
	L2	以大细胞为主，大小不一，核染色质较疏松，核仁大而清晰
	L3	以大细胞为主，大小一致，核染色质细点状均匀，核仁清晰，胞质嗜碱，深蓝色，有较多空泡

注：1. 原始细胞：不包括原始红细胞及小巨核细胞，原始细胞包括Ⅰ型+Ⅱ型，Ⅰ型为典型原始细胞，Ⅱ型胞质中可出现少许细小嗜天青颗粒。核质比例稍低，其他同Ⅰ型原始细胞。2. NEC：非红细胞系计数，指不包括浆细胞、淋巴细胞、组织嗜碱细胞、巨噬细胞及所有有核红细胞的骨髓有核细胞计数。

FAB 分型主要根据细胞形态学进行分型，缺乏分子生物学、细胞遗传学和免疫学相关检查，存在许多不足和缺陷。因此，WHO 分别于 2001 年、2008 年和 2016 年对其进行修订，主要表现为：第一，诊断急性白血病的原始细胞比例下降，①外周血和（或）骨髓中原始细胞≥20%可诊断急性白血病；②当骨髓原始细胞＜20%，但伴有明确的重现性遗传学异常也可诊断急性白血病。第二，由于诊断急性白血病原始细胞由 30%下降至 20%，原来的 AML-6 型被诊断为 AML 伴骨髓增生异常改变或非特殊类型的 AML。第三，急性淋巴细胞白血病形态学分型与临床治疗、预后判断关联不大，形态学分型目前临床上基本不用，多数以免疫学分型为主，ALL-3 型归为 Burkitt 淋巴瘤。

考点：白血病的 FAB 分型

（二）急性白血病 WHO 分型

1999 年 WHO 在欧美淋巴组织肿瘤分类方案修订版的基础上，将造血和淋巴组织肿瘤分为髓系细胞肿瘤、淋巴系细胞肿瘤、肥大细胞疾病、组织细胞和树突状细胞肿瘤四大类，称为 WHO 分型，此后经 2008 年、2016 年等修订，将肥大细胞疾病归入骨髓增殖性肿瘤，单独列出系列模糊急性白血病，具体见表 11-2。WHO 分型的主要特点是以 MICM 分型内容为依据，结合临床特点来界定生物同源性和临床表现实体疾病，对白血病诊断分型、指导治疗和预后判断有重要意义，目前已经逐步被临床接受和应用。本节重点介绍 AML 及相关前驱髓细胞肿瘤和前驱淋巴细胞肿瘤（ALL 或淋巴母细胞白血病）分型情况。

表 11-2 造血和淋巴组织肿瘤 WHO 分型基本框架

1. 髓系细胞肿瘤	2. 淋巴系细胞肿瘤	3. 系列模糊急性白血病	4. 组织细胞和树突状细胞肿瘤
AML 及相关前驱髓细胞肿瘤	前驱淋巴细胞肿瘤（ALL 或淋巴母细胞白血病）	急性未分化型白血病	分为 8 个类型，略
骨髓增生异常综合征（MDS）	成熟 B 细胞肿瘤		
骨髓增殖性肿瘤（MPN）	成熟 T 和 NK 细胞肿瘤	混合表型急性白血病	
骨髓增生异常/骨髓增殖性肿瘤	霍奇金淋巴瘤		
髓系、淋系肿瘤伴嗜酸性粒细胞增多和 PDGFRA、PDGFRAB、PGFRL 基因异常	移植后淋巴细胞增殖紊乱		

1. AML 及相关前驱髓细胞肿瘤分型（WHO，2016 年） 2016 年 WHO 将 AML 及相关前驱髓细胞肿瘤分为 7 个亚型，具体分型见表 11-3。与 2008 年分型相比，主要有如下修订。

表 11-3 AML 和相关髓系肿瘤（2016，WHO 分型）

1. 伴重现性遗传学异常的 AML
   - AML 伴 t(8;21)(q22;q22)；*RUNX1-RUNX1T1*
   - AML 伴 inv(16)(p13.1;q22) 或 t(16;16)(p13.1;q22)；*CBFB-MYH11*
   - APL 伴 *PML-RARα*
   - AML 伴 t(9;11)(p22;q23)；*MLLT3-KMT2A*
   - AML 伴 t(6;9)(p23;q34)；*DEK-NUP214*
   - AML 伴 inv(3)(q21;q26.2) 或 t(3;3)(q21;q26.2)；*GATA2*，*MECOM*
   - AML（原始巨核细胞性）伴 t(1;22)(p13;q13)；*RBM15-MKL1*
   - AML 伴 *BCR-ABL1*（暂定类型）
   - AML 伴 *NPM1* 突变
   - AML 伴 *CEBPA* 双等位基因突变
   - AML 伴 *RUNX1* 突变（暂定类型）
2. AML 伴骨髓增生异常（病态造血）相关改变
3. 治疗相关性 AML
4. 非特殊类型 AML
   - AML 微分化型
   - AML 未成熟型
   - AML 部分成熟型
   - 急性粒-单核细胞白血病
   - 急性原单核细胞白血病/急性单核细胞白血病
   - 纯红细胞白血病
   - 急性巨核细胞白血病
   - 急性嗜碱性粒细胞白血病
   - 急性全髓增殖症伴骨髓纤维化
5. 髓细胞肉瘤
6. 唐氏综合征相关的骨髓增生
   - 短暂性髓细胞生成异常
   - 髓系白血病伴随唐氏综合征
7. 原始浆细胞样树突状细胞肿瘤
8. 急性未定系列白血病

注：(1) 取消了急性红白血病类型（AML-M6 型）；(2) 原来母细胞性浆细胞样树突细胞肿瘤未列入 2016 年修订的 AML 相关肿瘤类型；(3) 伴重现性遗传学异常的 AML 类别中修改较多：①由 2008 年的 9 个类型增加到 11 个类型，新增 AML 伴 *BCR-ABL1*（暂定类型）和 AML 伴 *RUNX1* 突变（暂定类型）；②AML 伴 *CEBPA* 突变由单基因突变改为双等位基因突变；③APL 更名为 APL 伴 *PML-RARα*。

2. 前驱淋巴细胞肿瘤（ALL 或淋巴母细胞白血病）分型　淋巴瘤和淋巴细胞白血病是同一种肿瘤不同疾病时期的表现，两者在临床表现上很难区分，WHO 将其归纳为一大类，并根据细胞来源（B 细胞或 T 细胞）和细胞发育的阶段（前驱细胞或成熟细胞）分为前驱淋巴细胞肿瘤（ALL 或淋巴母细胞白血病）、成熟 B 细胞肿瘤、成熟 T 和 NK 细胞肿瘤、霍奇金淋巴瘤和移植后淋巴细胞增殖紊乱等五类。前驱淋巴细胞肿瘤又称 ALL 或淋巴母细胞白血病（LBL），根据细胞来源（T 细胞或 B 细胞）、是否有重现性细胞遗传学异常来分型，具体见表 11-4。

表 11-4　WHO 关于前驱淋巴细胞肿瘤分型（2016 年）

1. B 淋巴母细胞白血病/淋巴瘤	B-ALL/LBL 伴 t(5; 14)(q31; 32); *IL3-IGH*
（1）B-ALL/LBL；非特殊类型	B-ALL/LBL 伴 t(1; 19)(q23; p13); *E2A-PBX1*
（2）B-ALL/LBL 伴重现性遗传学异常	B-ALL/LBL，*BCR-ABL1* 样（暂定类型）
B-ALL/LBL 伴 t(9; 22)(q34; q11.2); *BCR-ABL1*	B-ALL/LBL 伴；*iAMP21*（暂定类型）
B-ALL/LBL 伴 t(v; 11q23.3); *KMT2A* 重排	2. T 淋巴母细胞白血病/淋巴瘤
B-ALL/LBL 伴 t(12; 21)(p13; q22); *TEL-AML1*(*ETV6-RUNX1*)	早期前体 T 淋巴母细胞白血病（暂定类型）
B-ALL/LBL 伴超二倍体	NK 细胞淋巴母细胞白血病/淋巴瘤（暂定类型）
BALL/LBL 伴亚二倍体	

考点：白血病的细胞遗传学分型

（三）免疫学分型

造血细胞在分化成熟为不同谱系、不同阶段的过程中，在细胞质或细胞膜表面会出现不同的白细胞分化抗原，利用单克隆抗体通过流式细胞术进行测定，可帮助识别细胞类别，提高急性白血病诊断的准确性，是细胞形态学分型的极好补充。但白血病细胞的异质性和发育非同步性，在分化抗原表达上会出现紊乱和差异，如 CD5 正常情况下只在 T 淋巴细胞表达，在白血病时部分 B 淋巴细胞上也可表达，少数 AML 也可表达 T 细胞抗原如 CD2、CD4、CD7、CD10 等。因此，免疫标记在诊断白血病时需结合形态学、细胞化学等相关信息综合判断运用。常用于急性白血病分型的单克隆抗体见表 11-5。

表 11-5　急性白血病分型常用单克隆抗体

细胞系列	一线单克隆抗体	二线单克隆抗体
非系列特异性	CD34、HLA-DR、TdT	—
髓细胞系	CD117、CD33、CD13、Anti-MPO	CD14、CD15、CD11、CD64
红细胞系	CD71、血型糖蛋白 A	—
巨核细胞系	CD61、CD41、CD42	—
T 淋巴细胞系	CD2、CyCD3、CD7	CD1、CD4、CD5、CD8
B 淋巴细胞系	CD10、CD19、CyCD22、CD79a	CD20、CD24、Cyμ、SmIg

注：Cy 表示胞质表达，Sm 表示细胞膜表达，TdT 为末端脱氧核苷酸转移

1. 急性淋巴细胞白血病（ALL 或淋巴母细胞白血病）免疫分型　ALL 主要分为 T 淋巴细胞白血病（约占 20%）和 B 淋巴细胞白血病（约占 80%）。T 淋巴细胞白血病经常表达 TdT、CyCD3 和 CD7，但

只有CyCD3具有特异性，分为4个亚型[早前T-ALL（pro-T-ALL）、前T-ALL（PreT-ALL）、皮质T-ALL、髓质T-ALL]。B淋巴细胞白血病主要表达CD19、CyCD22、CD79a，根据TdT、CD10、CyIg、SmIg表达情况又分为4个亚型[早前B-ALL（ProB-ALL）、前B-ALL（PreB-ALL）、普通B-ALL（Common B-ALL）和成熟B-ALL（B-ALL）]。免疫学分型与预后有关，普通ALL和前B-ALL预后较好，早前B-ALL预后较差，B-ALL及T-ALL预后差。

2. AML免疫分型 免疫学检查对AML的类别和亚型诊断有重要价值，常见特点：①CD34为造血干细胞标志，与低分化AML相关；②CD13、CD15和CD33与分化程度相对较高的AML相关；③CD14与单核细胞白血病相关；④髓过氧化物酶（MPO）为AML特有，比CD33、CD13更敏感；⑤CD117对髓系的特异性比CD13和CD33更好，且敏感性高；⑥血型糖蛋白A是红系特有标志，血小板GPⅡb/Ⅲa（CD41a）、Ⅰb（CD41b）、Ⅱa（CD61）、Ⅰb（CD42b）是巨核细胞的标志，可用来鉴别红白血病和巨核细胞白血病。抗原表达与判断疗效及预后密切相关，CD13+的预后差，生存期短，CD34+AML缓解率明显低于CD34–AML，表达淋巴系相关抗原的AML预后差。

考点：白血病的免疫分型

（四）细胞遗传学分型

急性白血病常表现为染色体异常，一部分染色体异常具有特异性和重现性，这些染色体异常更能代表疾病的根源和本质，可作为诊断和治疗的依据，其消失或重新出现也可作为病情缓解和复发的观察指标。另一部分染色体异常则表现为随机性，往往缺乏特异性。

在AML中具有病理意义的染色体异常检出率占60%左右，其中重现性染色体异常约占所有AML的30%。这些异常染色体发生相互易位或倒位的平衡型畸变，引起染色体结构重排，形成融合基因，进而产生融合蛋白，部分融合蛋白具有转录因子或酪氨酸激酶功能，可造成骨髓细胞分化阻滞或恶性增殖；AML中平衡型畸变往往与AML亚型有一定相关性。另外，一部分染色体常为非平衡畸变，表现为随机性和非特异性，多数为数目异常，如+8、+21、–5/5q–、–7/7q–等，与AML型不相关。

在ALL中大约90%以上患者可检出染色体异常，其中66%为染色体平衡型畸变，这些异常主要累及TCR基因（T细胞）或Ig基因（B细胞）。T-ALL常见染色体异常有t（11；14）（p15；q11）、t（8；14）（q24；q11）、t（1；14）（p32；q11）、t（10；14）（q24；q11）、t（7；9）（q34；q32）等，多数累及TCR位点14q11（TCRα，δ）、7q34-36（TCRβ）和7q15（TCRγ）。B-ALL染色体异常部分具有重现性，可用于B-ALL亚型诊断，如t（1；19）（q23；q13.3）、t（12；21）（p13；q22）和t（9；22）（q34；q11.2）等。另外，部分染色体数目异常是随机性，缺乏特异性，以亚二倍体、超二倍体、单倍体为主。

（五）分子生物学分型

在白血病时，一些染色体发生易位后产生了基因重排，形成各种融合基因，而且与白血病发病机制有关，在疾病过程中比较稳定，已经成为诊断或治疗白血病可靠的特异性分子标志物。在伴重现性染色体异常的AML中，APL伴PML-RARα患者90%以上出现t（15；17）（q22；12）易位，形成的PML-RARα融合基因，是诊断和治疗急性早幼粒细胞白血病的重要依据；染色体t（8；21）（q22；q22）易位形成AML1/ETO融合基因，在AML（成熟型）中其检出率高达90%，可作为分子标志物。特异性免疫球蛋白重链和轻链基因重排可作为B-ALL的特异性克隆标志；T细胞受体β基因和γ基因重排见于所有T-ALL及半数B-A1L，这说明TCR和Ig基因重排存在交叉。

考点：白血病的细胞遗传学分型

二、急性白血病的诊断

急性白血病的诊断是以形态学诊断为基础，结合免疫学、细胞遗传学和分子生物学检验的MICM综合性诊断方法（图11-1）。

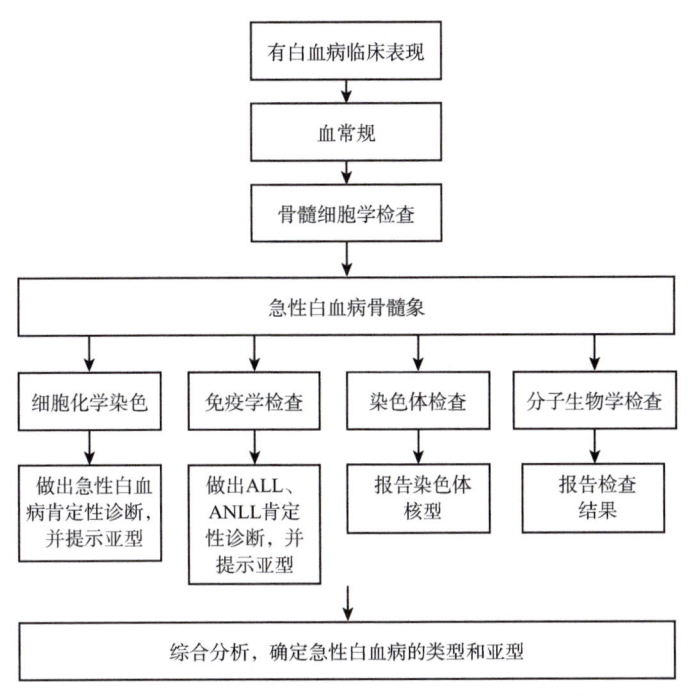

图 11-1　急性白血病及其亚型 WHO 诊断标准及步骤

三、急性白血病疗效判断标准

急性白血病患者经过治疗后，大部分患者症状明显好转或消失，有的可获得完全缓解甚至达到临床治愈；但有些患者在缓解后会发生复发。具体急性白血病疗效判断标准如下。

（一）缓解标准

1. 完全缓解（complete remission，CR）

临床：无白血病浸润所致的症状和体征，生活正常或接近正常。

血常规：男性血红蛋白≥110g/L，女性及儿童血红蛋白≥90g，中性粒细胞绝对值≥$1.5×10^9$/L，血小板≥$100×10^9$/L，外周血白细胞分类中无白血病细胞。

骨髓象：原始粒细胞Ⅰ型+Ⅱ型（原单核细胞+幼单核细胞或原淋巴细胞+幼淋巴细胞）≤5%，红细胞及巨核细胞系正常。

AML伴t（8；21）（q22；q21）；*RUNX1-RUNX1T1*；原始粒细胞Ⅰ型+Ⅱ型≤5%，中性中幼粒细胞比例在正常范围。

APL伴*PML-RARα*：原始粒细胞+早幼粒细胞≤5%。

M_3（急性粒-单核细胞白血病）：原始粒细胞Ⅰ型+Ⅱ型、原单核细胞+幼单核细胞≤5%。

M_4（急性单核细胞白血病）：原单核细胞+幼单核细胞≤5%。

M_7（急性巨核细胞白血病）：粒、红两系比例正常，原巨核细胞及幼巨核细胞基本消失。

2. 部分缓解（partial remission，PR）　骨髓原始粒细胞Ⅰ型+Ⅱ型（原单核细胞+幼单核细胞或原淋巴细胞+幼淋巴细胞）>5%而≤20%；或临床、血常规2项中有1项未达完全缓解标准者。

3. 未缓解（non-remission，NR）　骨髓象、血常规及临床3项均未达到上述标准者。

（二）复发标准

有下列三项之一者称为复发。

1. 骨髓原始粒细胞Ⅰ型+Ⅱ型（原单核细胞+幼单核细胞或原淋巴细胞+幼淋巴细胞）>5%且

≤20%，经过有效抗白血病治疗一个疗程仍未达骨髓完全缓解者。

2. 骨髓原始粒细胞Ⅰ型+Ⅱ型（原单核细胞+幼单核细胞或原淋巴细胞+幼淋巴细胞）>20%者。

3. 骨髓外白血病细胞浸润者。

（三）持续完全缓解

持续完全缓解：从治疗后完全缓解之日起计算，其间无白血病复发达3~5年者。

（四）长期存活

白血病确诊之日起，存活时间（包括无病或带病生存）达5年或5年以上者。

（五）临床治愈

临床治愈是指停止化学治疗5年或无病生存达10年者。

考点：白血病的缓解标准

四、急性白血病微量残留白血病的检测

微量残留白血病（minimal residual leukemia，MRL）也称微小残留病（minimal residual disease，MRD），是指白血病患者经过化疗或骨髓移植，按目前所确定的疗效标准取得完全缓解后，体内残存微量白血病细胞状态，估计体内还可能有10^6~10^8个白血病细胞存在，这些细胞是白血病复发的根源，用常规显微镜检查不能查出这些细胞，但用更敏感的方法如流式细胞术（flow cytometry，FCM）及聚合酶链式反应（polymerase chain reaction，PCR）等能检测到这些细胞。检测MRD的关键是找到白血病的相关标志，并要求特异性强，敏感性高，重复性好，快速简便，定量分析。

第3节 急性淋巴细胞白血病

淋巴细胞白血病是淋巴细胞在造血组织中异常增殖并浸润各组织器官的恶性克隆性疾病，病变可累及周围血液、淋巴结及全身脏器。根据恶性淋巴细胞的成熟程度、细胞形态和自然病程不同，分为急性淋巴细胞白血病、慢性淋巴细胞白血病和其他少见淋巴细胞白血病，如幼淋巴细胞白血病、多毛细胞白血病、成人T淋巴细胞白血病等。

急性淋巴细胞白血病（ALL）主要是淋巴母细胞（原淋巴细胞）在造血组织中异常增殖并浸润各组织器官的恶性克隆性疾病，自然病程多短于6个月。免疫学分型将ALL分为急性T淋巴细胞白血病和急性B淋巴细胞白血病，各自又分为4个亚型。WHO分型将ALL分为B淋巴母细胞白血病伴重现性遗传学异常、B淋巴母细胞白血病非特指型和T淋巴母细胞白血病3个类型。

（一）B淋巴母细胞白血病伴重现性遗传学异常

B淋巴母细胞白血病伴重现性遗传学异常（B lymphoblastic leukemia with recurrent genetic abnormalities）是指B淋巴母细胞白血病伴有重现性、特异性细胞遗传学及分子生物学异常。各年龄均可发病，但以儿童和青壮年为主。临床上可出现发热、中至重度贫血，轻至中度肝脾大，50%以上的患者可以出现无痛性淋巴结肿大、关节疼痛和胸骨压痛。

【实验室检查】

1. 血常规 白细胞数常增高，可高达$100×10^9/L$，部分病例可正常或降低，分类可见原始及幼稚淋巴细胞，易见涂抹细胞；红细胞和血红蛋白多中度降低；血小板常降低。

2. 骨髓象 骨髓有核细胞增生极度活跃、明显活跃或增生活跃。原淋巴细胞≥20%，部分可高达90%以上。部分病例以小原淋巴细胞为主，大小较一致，胞体较小；胞质量较少，染蓝色，有透明感；

胞核较规则，染色质粗而致密，核仁少而欠清晰。部分病例以大原淋巴细胞为主，胞体明显大小不一；胞质量较多，染蓝色，部分胞质中可见粗大的嗜联苯胺蓝颗粒和（或）少量空泡，有的胞质边缘不整齐，可有伪足突起；胞核形态多不规则，凹陷或折叠常见，核染色质细致，有一或多个明显而清楚的核仁。以典型小原淋巴细胞为主的患者，常无t(9；22)(q34.1；q11.2)；*BCR-ABL*存在；以典型大原淋巴细胞为主的患者，常有t(9；22)(q34.1；q11.2)；*BCR-ABL1*存在。粒细胞系、红细胞系增生受抑，幼粒细胞、幼红细胞比值明显或极度减少。巨核细胞常减少，血小板常明显减少。

3. 细胞化学染色 原始细胞MPO和SBB染色阳性率<3.0%；PAS染色阳性可呈粗颗粒状、块状、珠状反应；α-NAE染色呈阴性或弱阳性，阳性不被NaF抑制；NAP染色活性增强，积分增加。

4. 免疫表型分析 对判断是否是B-ALL十分重要，原淋巴细胞高表达B淋巴细胞的系列抗原CD19、cCD79a和CD22，不同程度表达CD10、CD20、CD34、TDT和Cyμ，不表达髓细胞系标志性抗原cMPO、T淋巴系标志性抗原CD3，但部分病例可伴有髓系抗原CD13和（或）CD33的表达，少数还可交叉表达CD15。根据免疫表型特征将B-ALL分为ProB-ALL、Common B-ALL、PreB-ALL及成熟B-ALL共4个亚型。不同遗传学类型的B-ALL的免疫表型有所差异，有时根据免疫表型可以推测B-ALL的遗传学类型。

【诊断】 具有急性白血病的临床表现。骨髓和（或）外周血中原淋巴细胞≥20%，形态学可初步诊断为ALL。根据免疫表型确定系列，确定ALL是否为B-ALL，并鉴定其免疫学亚型为ProB-ALL、Common B-ALL、PreB-ALL和成熟B-ALL中的哪一型。进行细胞遗传学和分子生物学检验，根据出现的特定染色体和（或）基因，诊断为WHO分型中的某一特定亚型。当骨髓中B淋巴母细胞<20%并伴重现性的遗传学异常和无髓外瘤块时，也可诊断为B-ALL。

（二）B淋巴母细胞白血病非特指型

B淋巴母细胞白血病非特指型（B lymphoblastic leukemia，B-ALL，NOS）是一类原淋巴细胞具有B淋巴细胞免疫表型特征，但不具有重现性遗传学和分子生物学异常的淋巴母细胞白血病。成人及儿童均可发病，但主要见于儿童，男性多于女性。患者常有贫血，肝、脾及淋巴结肿大常见。预后与年龄有关，儿童比成人相对较好。本型主要依据原淋巴细胞的形态学、细胞化学染色和免疫表型特征进行诊断，骨髓和（或）外周血中原淋巴细胞≥20%是形态学诊断的主要依据。

【实验室检查】

1. 血常规、骨髓象及细胞化学染色 B-ALL非特指型的血常规、骨髓象及细胞化学染色特征与B-ALL伴重现性遗传学异常基本相同，细胞形态特征也相似，部分病例以小原淋巴细胞为主，部分病例以大原淋巴细胞为主（图11-2）。

2. 免疫表型 免疫表型分析对判断是否是B-ALL十分重要。原淋巴细胞抗原表达情况与B-ALL伴重现性遗传学异常相同。根据不同阶段原淋巴细胞抗原表达种类和强度的不同，将B-ALL非特指型分为ProB-ALL、Common B-ALL、PreB-ALL和成熟B-ALL共4个亚型。

【诊断】 具有急性白血病的临床表现。骨髓和（或）外周血中原淋巴细胞≥20%，形态学可初步诊断为ALL。应用免疫表型确定系列，确定ALL是否为B-ALL，并鉴定其免疫学亚型为ProB-ALL、Common B-ALL、PreB-ALL和成熟B-ALL中的哪一种。进行细胞遗传学及分子生物学检查，在B-ALL中未检测到重现性染色体和（或）基因异常，有助于WHO分类中B-ALL非特指型的诊断。

（三）T淋巴母细胞白血病

T淋巴母细胞白血病（T lymphoblastic leukemia，T-ALL）又称急性T淋巴细胞白血病，是定向于T淋巴细胞系的淋巴母细胞（原淋巴细胞）肿瘤，约占成人ALL的25%、儿童ALL的15%。与儿童相比，T-ALL更常见于青少年，男性多于女性。常有肝、脾、淋巴结肿大，易并发中枢神经系统白血病，预后较B-ALL差。

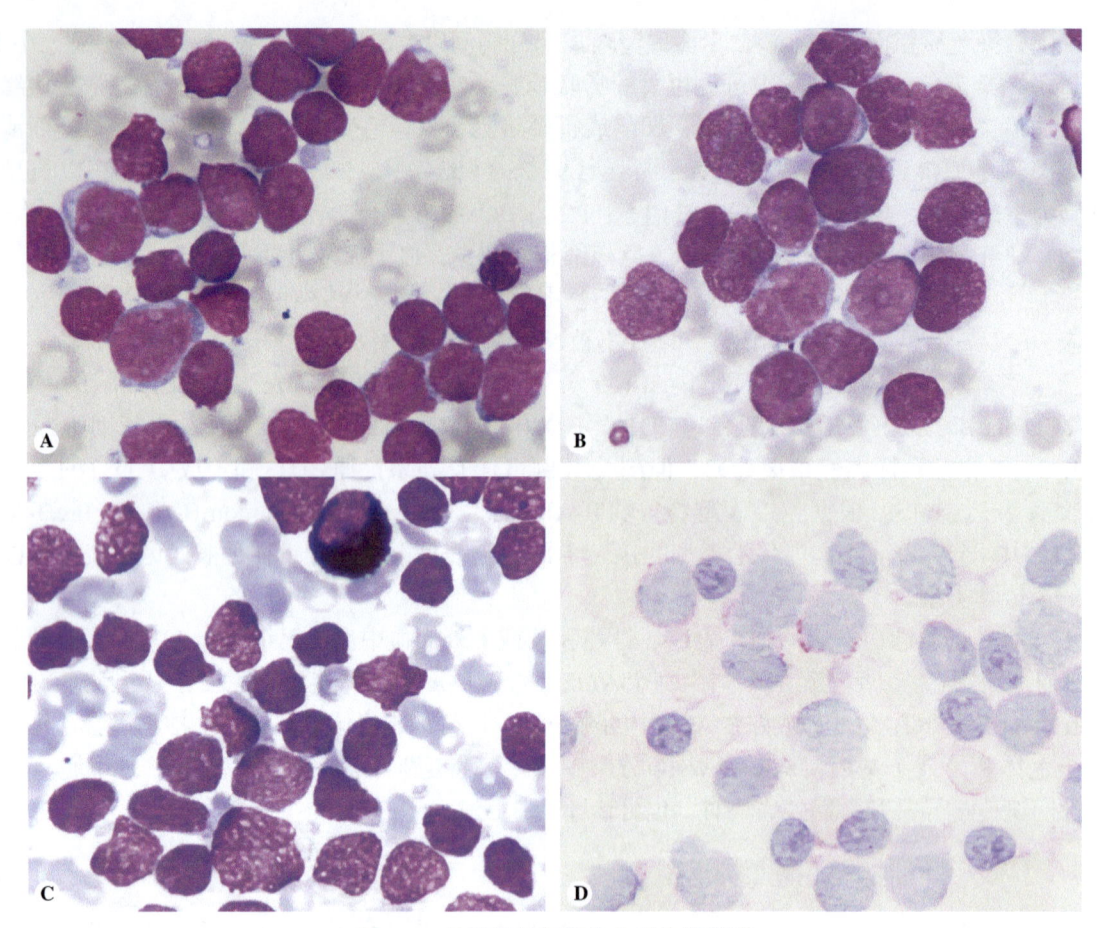

图 11-2　B 淋巴母细胞白血病非特指型

A、B. 瑞氏-吉姆萨染色，×1000；C. POX 染色，×1000；D. PAS 染色×1000

A、C、D 示骨髓；B 示外周血

【实验室检查】

1. 血常规　白细胞多数增高，少数降低；红细胞和血红蛋白常降低；血小板数常明显降低；分类可见原淋巴细胞及幼淋巴细胞，易见篮状（涂抹）细胞。

2. 骨髓象　骨髓有核细胞常增生极度活跃或明显活跃；以淋巴细胞系统增生为主，其中原淋巴细胞≥20%，并伴有形态异常，类似于 B-ALL，但部分病例细胞可出现胞体和胞核的明显不规则改变，此常为部分 T-ALL 的形态学特征之一（图 11-3）。粒细胞系、红细胞系增生受抑，幼粒细胞、幼红细胞比例减少。巨核细胞常减少，血小板常明显减少。

3. 细胞化学染色　与 B-ALL 相同，原始细胞 MPO 和 SB 染色阳性率＜3.0%；PAS 染色阳性可呈颗粒状、块状及珠状；α-NAE 染色呈阴性或弱阳性，阳性不被 NaF 抑制。

4. 免疫表型　是诊断 T-ALL 的重要手段。原淋巴细胞常表达 TDT、CD34，并不同程度表达 T 细胞的抗原标志，如 CD1a、CD2、CD3、CD4、CD5、CD7、CD8，其中 cCD3 和 CD7 阳性率最高，但仅胞质和胞膜的 CD3 表达 T 细胞的抗原标志，CD34、TDT、CD1a 和 CD99 是前体细胞阶段的重要标志。根据原淋巴细胞抗原表达种类和强度的不同，将 T-ALL 分为 ProT-ALL、PreT-ALL、皮质 T-ALL 和髓质 T-ALL 四个亚型。2018 版 WHO 分型中的早期前体急性淋巴细胞白血病（early precursor acute lymphocytic leukemia，ETP-ALL）具有独特的免疫表型和基因表达谱，保留了一些干细胞和髓系特征，其免疫表型特征为 cCD3、CD7、CD34，不表达 CD1a、CD4 和 CD8，微弱表达或不表达 CD5，并表达 1 个或 1 个以上髓系标志（如 CD13、CD11b 或 CD65 等），但髓系特异性标志 cMPO 阴性。

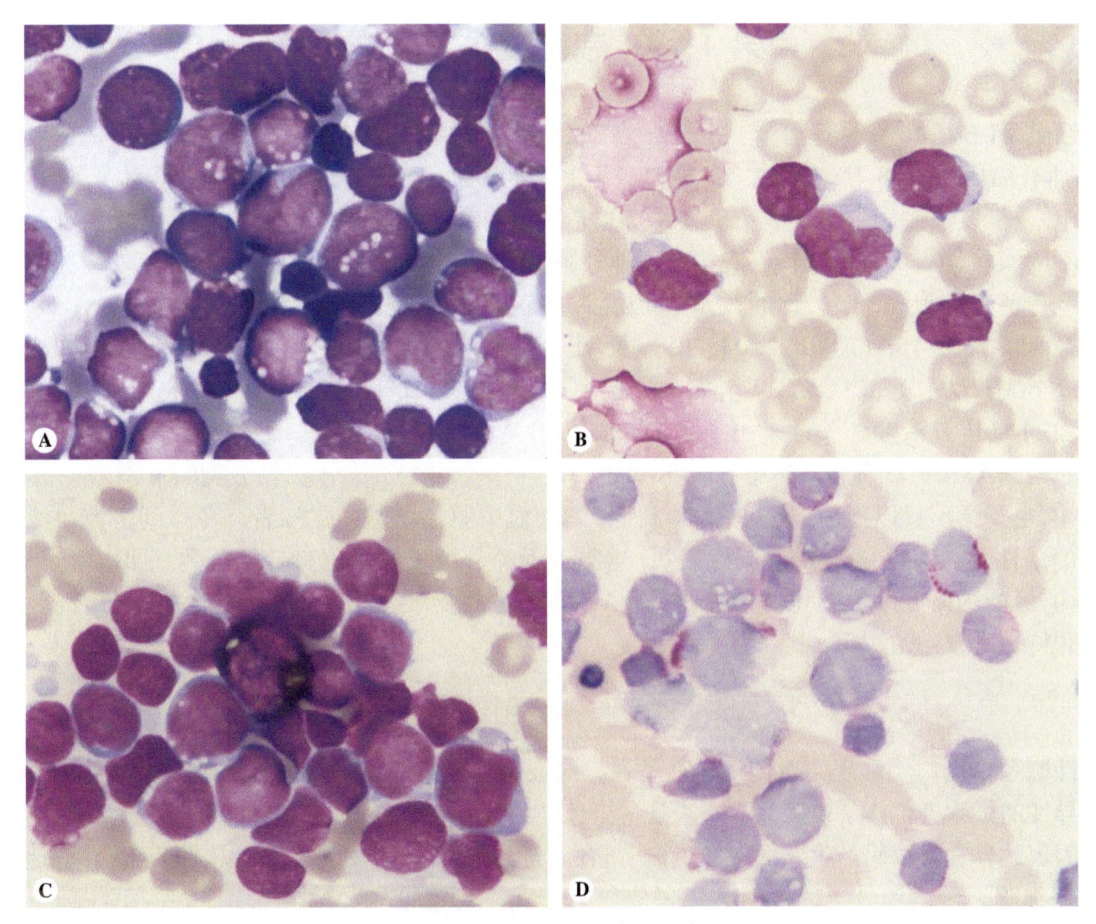

图 11-3　T淋巴母细胞白血病

A、B. 瑞氏-吉姆萨染色，×1000；C. POX染色，×1000；D. PAS染色，×1000

A、C、D示骨髓；B示外周血

5. 细胞遗传学和分子生物学检验　细胞遗传学和分子生物学检查在T-ALL的诊断与治疗中十分重要，几乎所有的T-ALL均有TCR基因重排，但仅有20%左右的病例IgH呈单克隆重排。50%~70%的病例存在染色体核型异常，主要累及4个TCR基因，即14q11的TCRα和TCRδ、7q35的TCBβ、7p14-p15的TCRγ，多数是由于发生易位的基因与TCR基因调节序列并置，导致表达失控，与T-ALL的发生及预后不良有关。某些遗传学异常采用常规核型分析难于发现，如t(1;14)(p32;q11)检出率仅3%，但用FSH和PCR技术进行检测，发现20%~30%的T-ALL患者有TAL1(SCL)基因的易位。T-ALL还可以出现一些非特异性染色体异常，如6q-、9p-、12p-。

【诊断】　具有急性白血病的临床表现。骨髓和（或）外周血中原淋巴细胞≥20%，形态学可初步诊断为ALL。免疫表型确定系列，确定ALL是否为T-ALL，并鉴定其免疫学亚型为ProT-ALL、PreT-ALL、皮质T-ALL和髓质T-ALL中的哪一种。细胞遗传学及分子生物学检查有助于T-ALL的诊断，并对判断预后和微量残留病检测具有重要意义。

考点：急性淋巴细胞白血病的诊断

链接　淋巴瘤

淋巴瘤是一组源于淋巴结或其淋巴组织的恶性肿瘤。淋巴组织遍布全身，且与单核-巨噬细胞系统、血液系统关系密切，所以淋巴瘤可以发生在人体的任何部位。淋巴瘤常以实体瘤形式生长于淋巴组织丰富的组织器官中，淋巴结、扁桃体、脾和骨髓是最易受到累及的部位，当存在广泛骨髓和血液受累时则诊断为白血病。

第4节 急性髓系白血病

急性髓系白血病是髓系造血干（祖）细胞恶变并在造血组织中异常增殖的一类克隆性恶性血液病。AML占所有白血病的58.7%，在成人急性白血病中占80%，在儿童急性白血病中占15%～20%。

WHO分型以白血病形态学、免疫表型、遗传学和分子生物学特征为标准，尽可能使每一亚型成为具有不同实验、临床、预后特点的特定病种，制定了急性髓性白血病新诊断标准：外周血或骨髓原始粒（或单核）细胞≥20%，诊断AML。当患者被证实有克隆性重现性细胞学异常：t(8;21)(q22;q22)/*AML-ETO*，t(15;17)(q22;q11-12)及其变异型，t(16;16)(p23;q11)或inv(16)(p13;q22)/*CBFβ-MYH11*，11q23(*MLL*)异常时，即使原始细胞＜20%，也应诊断为AML，伴有多细胞系病态造血的AML及治疗相关性AML，分别单独划分为独立亚类。将其分为4个亚型：具有特定细胞遗传学异常的AML；具有多系病态造血的AML；治疗相关的AML；不另做分类的AML等。不另做分类的AML主要指不具以上前三类分型标准而骨髓和血中原始细胞≥20%者。考虑到多数血液学实验室现有的条件及临床资料评估的可比较性，这类患者的分类仍然采用FAB的分类，即以形态学为主，当然AML诊断的原始细胞的比例标准要符合WHO分类的要求。本节重点介绍AML伴重现性遗传学异常和非特殊类型AML中常见急性白血病。

一、急性髓系白血病伴重现性遗传学异常

急性髓系白血病伴重现性遗传学异常是一类与染色体异常、特异性融合基因密切相关的急性白血病，特异性的细胞染色体易位为其主要表现。染色体易位导致基因间断裂、重组，形成新的融合基因，致使基因表达异常或编码产生新的融合蛋白。它们在正常造血干（祖）细胞的恶性转化中起重要作用，所以根据细胞遗传学和分子遗传学改变来分类更能反映疾病的本质。该类白血病占急性髓系白血病30%左右，有11个亚型。患者为原发病，对化疗敏感，预后良好。值得注意的是，如果发病前患者确有化疗史或放疗史，那么即使出现特异性的染色体异常也应划分为"治疗相关的AML"，而不能归为"急性髓系白血病伴重现性遗传学异常"。下面介绍几种常见的急性髓系白血病伴重现性遗传学异常白血病。

(一) 急性早幼粒细胞白血病（acute promyelocytic leukemia，APL）伴 *PML-RARα*

APL是一种异常早幼粒细胞恶性增生，并伴有重现性分子生物学异常形成*PML-RARα*融合基因的急性髓系白血病。由于*PML-RARα*融合除了见于t(15;17)(q22;q21)易位外，还可以是隐蔽易位或复杂的细胞遗传学重排导致。为了强调该融合基因的意义，2016年WHO将APL伴(15;17)(q22;q21); *PML-RARα*亚型更名为APL伴*PML-RARα*。在染色体15q22有早幼粒细胞白血病（promyelocytic leukemia，PML）基因，染色体17q21有视黄酸α受体（retinoic acid alpha receptor，RARα）基因，当t(15;17)(q22;q21)时，产生*PML-RARα*融合基因，使原来的正常基因失去生物学功能，导致早幼粒细胞分化成熟受阻，凋亡减少，形成急性早幼粒细胞白血病。*PML-RARα*融合基因为本病特异性基因标志，含有此基因者应用全反式维A酸或亚砷酸治疗能诱导白血病细胞凋亡，疗效良好。

该亚型占AML的5%～8%，其形态学特征相当于FAB分型中急性早幼粒细胞白血病（M3型），多见于成人。临床上除急性白血病的共同表现外，广泛而严重的出血是本病特点，由于异常早幼粒细胞胞质中含有嗜苯胺蓝颗粒，因而易并发弥散性血管内凝血（DIC）。以皮肤黏膜出血最明显，其次为内脏出血，颅内出血是早期死亡主要原因。本病易并发DIC和原发性纤溶亢进。

【实验室检查】

1. 血常规 常为全血细胞进行性减少，少部分病例白细胞正常或轻度增高。细胞分类以异常早幼粒细胞为主，Auer小体易见，可见少数原始粒细胞及其他阶段的粒细胞。血小板明显减少，多数在(30～60)×10^9/L。

2. 骨髓象　骨髓增生极度活跃，以异常早幼粒细胞增生为主，≥20%，常高达90%以上。该类细胞特点：①胞体大小不等，形态多不规则；②胞质丰富，含有粗大、密集、融合嗜天青颗粒，可分为内、外两层，内层含大量颗粒，外层透明蓝色而无颗粒，常形后足状或瘤状突起，部分病例易见Auer小体，有的可达几十根，呈柴捆排列，称为"柴捆细胞"，并呈柴捆状；③细胞核形态不规则，可见凹陷、8字形、蝴蝶状、哑铃形、折叠或分叶等；染色质糙，核仁1～3个，常不清楚，被密集的嗜天青颗粒覆盖（图11-4）。

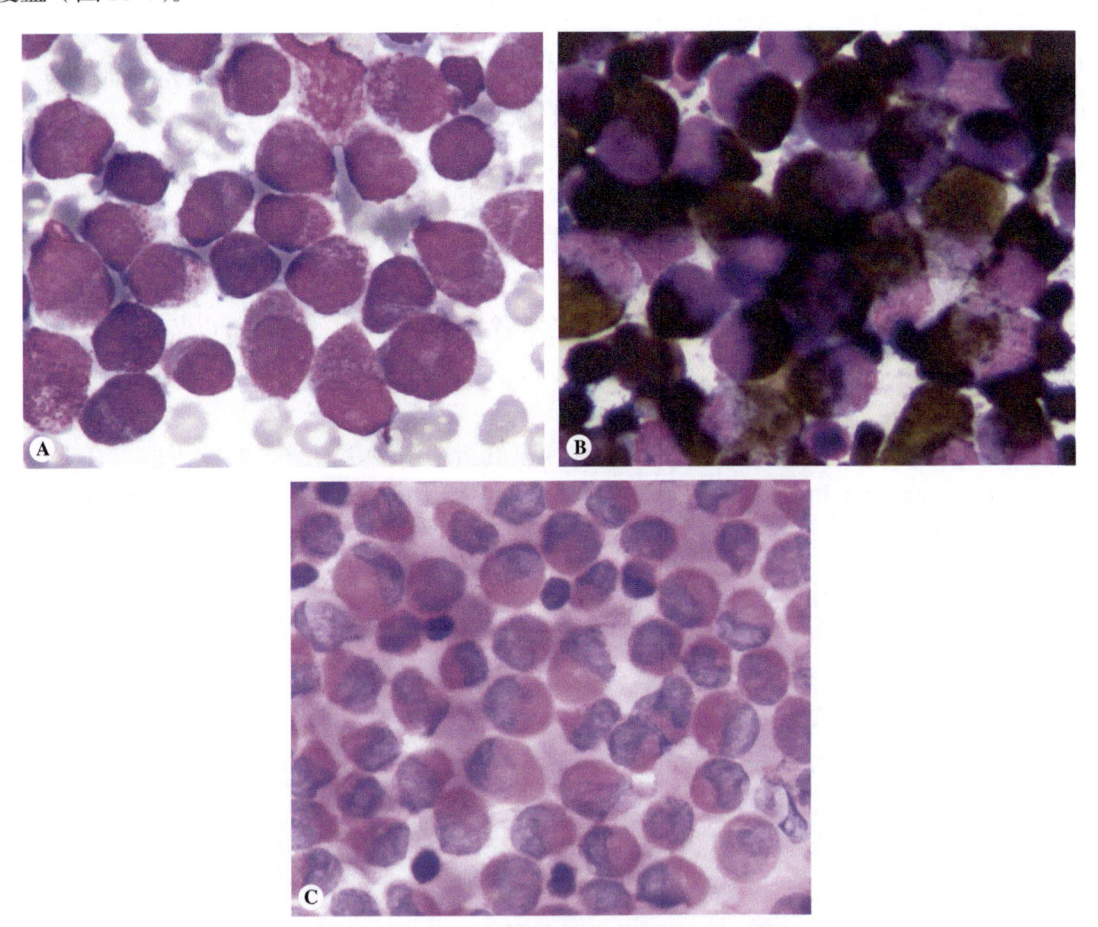

图11-4　急性早幼粒细胞白血病伴 *PML-RARα*
A. 瑞氏-吉姆萨染色，×1000；B. POX染色，×1000；C. PAS染色，×1000
A、B、C示骨髓

根据细胞质中颗粒大小和多少，分为三种亚型。①粗颗粒型：颗粒粗大且量多、密集、染色深，呈紫红色，可掩盖整个胞核。②细颗粒型：颗粒密集而细小，核扭曲、折叠或分叶，易与急性单核细胞白血病混淆。③变异型：颗粒量少且分布稀疏；核扭曲、分叶、折叠明显，仅通过形态学判断极容易误诊。

3. 细胞化学染色　异常早幼粒细胞POX染色呈强阳性。α-NAE可呈阳性反应，但不被氟化钠抑制。PAS染色呈弥散状阳性反应。α-NBE染色阴性。

4. 免疫学检查　异常早幼粒细胞白血病细胞表达MPO、CD13、CD33、CD17均阳性；但CD34、HLA-DR常阴性或低表达。

5. 细胞遗传学和分子生物学检查　90%以上患者有染色体易位t(15；17)(q22；q12)，形成*PML-RARα*融合基因。另外，约6%患者为变异型，染色体核型包括：①t(11；17)(q23；q21)，形成*PLZF/RARα*融合基因，对维A酸治疗无效，预后差；②t(11；17)(q13；q21)，形成*NuMA/RARα*融合基因，对维A酸治疗敏感；③t(5；17)(q22；q12)形成*NPM/RARα*融合基因，对维A酸治疗也敏感。

【诊断】 急性早幼粒细胞白血病常出现广泛而明显的出血症状。外周血或骨髓中异常早幼粒细胞≥20%；如果有 PML-RARα 融合基因或重现性染色体异常时，异常早幼粒细胞<20%也可诊断。异常早幼粒细胞POX、AS-DCE强阳性。免疫学标记具有髓系特征，但CD34、HLA-DR阴性。90%以上患者特异性遗传学标志为t(15;17)(q22;q21)，形成 PML-RARα 融合基因，或出现变异染色体核型及相应融合基因。

(二) AML伴t(8;21)(q22;q22.1); RUNX1-RUNX1T1

AML伴t(8;21)(q22;q22.1); RUNX1-RUNX1T1 是一种粒细胞系细胞部分成熟的急性髓系白血病，占AML的5%～12%。其主要特点是染色体t(8;21)(q22;q22)形成 RUNX1-RUNX1T1 融合基因，染色体8q22有 RUNX1T1 基因（曾称为 MTG8、ETO 基因），21q22有 RUNX1 基因（曾称为 AML1、PEBP2 基因）。这种染色体易位和融合基因检出率在90%以上，是特异性遗传学标志物。目前认为，RUNX1-RUNX1T1 融合蛋白在白血病的发生中只是起启始作用，还需要有其他二次突变加剧 RUNX1-RUNX1T1 融合基因造成的造血系统紊乱才能最终发生白血病。

该病年轻者居多，这点不同于其他AML（以老年者多见），起病缓慢，常以贫血或发热为首发症状，出血症状轻，但易合并发生髓系肉瘤，缓解率高，生存期较长，预后相对良好。

【实验室检查】

1. 血常规 患者多为全血细胞减少，红细胞和血红蛋白减少更显著，血红蛋白多在20～60g/L。少数白细胞增高，细胞分类可见各阶段幼粒细胞和异常中性中幼粒细胞，有时嗜碱性粒细胞和嗜酸性粒细胞也增多；当病情恶化时，白细胞多增高（图11-5）。

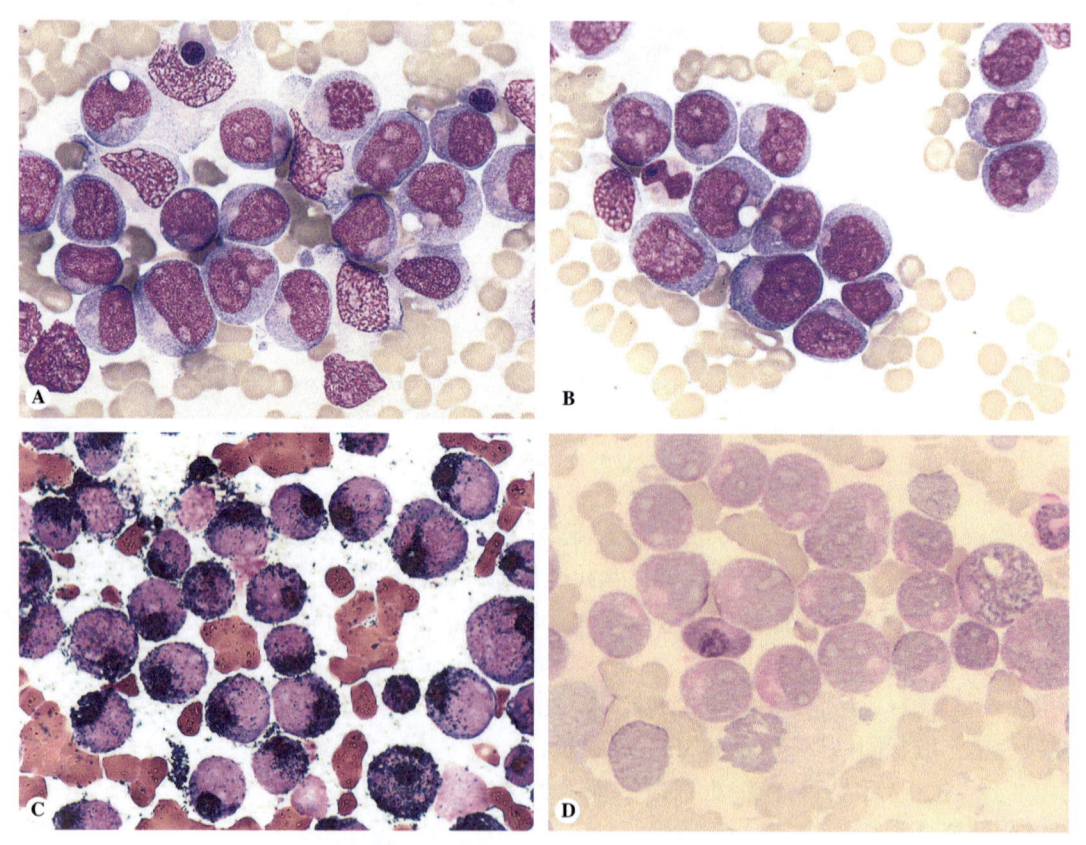

图11-5 AML伴t(8;21)(q22;q22.1); RUNX1-RUNX1T1
A、B.瑞氏-吉姆萨染色，×1000；C.POX染色，×1000；D.PAS染色，×1000
A、C、D示骨髓；B示外周血

2. 骨髓象　有核细胞增生明显活跃或极度活跃；粒细胞系增生明显，比例增高，原始粒细胞和早幼粒细胞增多，以形态异常的中性中幼粒细胞增多为主，常≥20%（少数可小于20%），该类细胞胞体较大，胞质量丰富，呈橘黄色或嗜碱性，含有较多细小而分布较密集的粉红色的中性颗粒，易见Auer小体和假性Chediak-Higashi小体；细胞核形不规则，部分可呈扭曲折叠状，染色质细致、疏松，有1～2个大而清楚的核仁，出现明显的"老质核幼"的发育不平衡现象，中性中幼粒细胞各阶段可出现不同程度的病态造血。嗜酸性粒细胞常增多。红细胞系及巨核细胞系增生受抑制。

3. 细胞化学染色　原始细胞及异常中性中幼粒细胞POX、SB染色阳性，NAS-DCE、α-NBE和α-NAE阴性或弱阳性。NAP活性下降。

4. 免疫学检查　原始细胞高水平表达CD34、MPO，低水平表达CD33、CD13，部分病例可表达淋巴细胞系抗原CD19（75%～93%）和CD56，但是CD20、CD22、CD79a阴性。

5. 细胞遗传学和分子生物学检查　90%以上患者显示染色体t(8;21)(q22;q22)核型和（或）存在*RUNX1-RUNX1T1*融合基因。另外，常伴有性染色体丢失（-Y），或伴有-9、-15、-18等核型异常；染色体t(8;21)患者12%～40%发生*c-kit*点突变，6%～10%患者发生*FLT3*突变，还可发生*K-ras*、*N-ras*等突变。

【诊断】　骨髓中原始粒细胞和早幼粒细胞增多，但异常中性中幼粒细胞常≥20%。该细胞核染色质细致，核仁明显，胞质中含较多的中性颗粒，明显显示"老质幼核"的发育不平衡。染色体检查出现t(8;21)(q22;q22)和（或）*RUNX1-RUNX1T1*融合基因，可作为诊断的分子标志物；此类染色体或基因阳性者，异常中性中幼粒细胞<20%也可诊断。

（三）AML伴inv(16)(p13.1;q22)或t(16;16)(p31.1;q22)；*CBFB-MYH11*

这是一种粒细胞系和单核细胞系同时异常分化的急性髓细胞性白血病，骨髓中各阶段嗜酸性粒细胞增多是其特征。染色体16p13.1含有*MYH11*（平滑肌肌球蛋白重链）基因，16q22含有*CBFβ*基因，当16号染色体p13.1与q22发生臂间倒位或相互易位时，产生*CBFB-MYH11*或*MYH11-CBFβ*融合基因，前者融合基因容易发生白血病。

发病率占AML的10%～12%，年轻者居多（中位数31岁），女性略高于男性。患者多以面色苍白、乏力就诊，脾大常见，其次可见淋巴结肿大和肝大；有的患者以髓系肉瘤为首发症状或复发时唯一表现。本病预后相对较好。

【实验室检查】

1. 血常规　红细胞和血小板减少，白细胞以增高为多见，少数正常或下降，细胞分类可见各阶段粒细胞和单核细胞，嗜酸性粒细胞比例增高（图11-6）。

2. 骨髓象　有核细胞增生明显活跃或极度活跃；粒、单两系同时增生，原始粒细胞和原单核细胞+幼单核细胞增多明显，多数大于20%，这些原始及幼稚细胞胞体偏大，呈类圆形或椭圆形；胞质量少或稍丰富，呈蓝色或灰蓝色，部分含有嗜天青颗粒，易找到Auer小体；胞核较大，呈圆形或不规则形，部分扭曲、折叠，染色质细致疏松，核仁清楚。嗜酸性粒细胞比例增高≥5%（平均11%），可见各个阶段的嗜酸性粒细胞，甚至早幼粒细胞出现嗜酸性颗粒，这些嗜酸性颗粒比正常要大，有的呈紫色或棕黑色。嗜酸性粒细胞增多且嗜酸性颗粒异常是本病特征。红细胞系和巨核细胞系增生抑制，可见病态幼红细胞、巨核细胞，产血小板减少。少数易见浆细胞。

3. 细胞化学染色　原始粒细胞和原单核细胞+幼单核细胞POX染色、苏丹黑B染色、NAS-DCE染色均阳性，α-NAE阳性，部分可被氟化钠抑制。异常嗜酸性粒细胞NAS-DCE染色也可阳性（正常嗜酸性粒细胞为阴性）。

4. 免疫学检查　髓系特异性抗原CD33⁺、CD13⁺、MPO⁺，单核细胞系抗原CD14⁺/⁻、CD4⁺、CD11b⁺、CD11c⁺、CD64⁺、CD36⁺、溶菌酶阳性等。非特异性抗原HLADR⁺、CD34⁺。无T细胞、B细胞特异性标志。

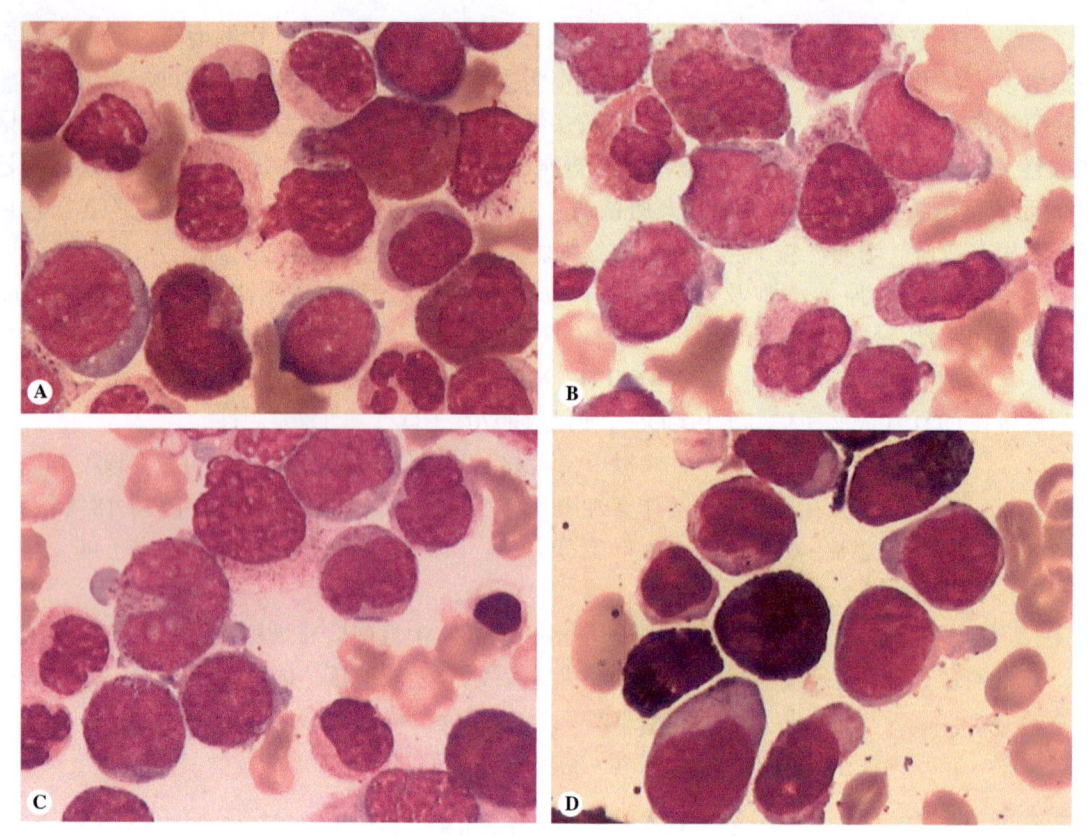

图 11-6　AML伴inv（16）（p13.1；q22）

A、B、C.瑞氏-吉姆萨染色，×1000；D. POX染色，×1000

A、B、D示骨髓；C示外周血

5. 细胞遗传学和分子生物学检查　染色体检查显示inv（16）（p13.1；q22）或t（16；16）（p31.1；q22）核型异常和（或）*CBFB-MYH11*融合基因阳性。有时可能检测不到16号染色体异常，但通过分子生物学检查*CBFB-MYH11*融合基因阳性。据报道，40%患者还出现其他染色体异常，如+8、+21、+22、7q−，其中+22最多见；另外，30%病例有*kit*基因突变等。

【诊断】　患者具有急性白血病的表现特点，但是有的仅有髓系肉瘤表现。骨髓中原始粒细胞和原单核细胞+幼单核细胞比例增高，尤其是异常嗜酸性粒细胞常≥5%，并且早幼粒细胞出现嗜酸性颗粒，幼稚嗜酸性粒细胞增多。细胞遗传学检查：有特异性遗传学标志inv（16）（p13.1；q22）或t（16；16）（p13.1；92）和（或）*CBFB-MYH11*融合基因阳性，这是诊断重要依据。免疫表型：有髓系和单核细胞系特异性标志，如$CD33^+$、$CD13^+$、MPO^+、$CD14^{+/-}$、$CD4^+$、$CD11b^+$、$CD11c^+$、$CD64^+$、$CD36^+$、溶菌酶阳性等。

考点：急性髓系白血病伴重现性遗传学异常的诊断

二、伴有多系病态造血 AML

该型AML老年人多见，分为无先期MDS或MDS/MPD的初发者，或继发于MDS或MDS/MPD。诊断标准主要以形态学为主，骨髓和血中原始细胞≥20%，二系或二系以上髓性细胞有病态造血，且这种病态细胞≥50%者即可诊断为具有多系病态造血的AML。在临床上，患者如有预后较好基因学改变且有病态造血者，后者并不影响其预后，同样如有预后较差基因学改变且有病态造血者，其预后也未必更差。

三、治疗相关性 AML/MDS

此型发病年龄偏高，曾使用细胞毒化疗和（或）放疗所致，分烷化剂/放疗相关性AML/MDS和拓扑异构酶Ⅱ（Topo Ⅱ）抑制剂相关性两类。

烷化剂/放疗相关 AML（t-AML）和 MDS（t-MDS）：通常在接受相关治疗后4～7年发病。约2/3患者表现为MDS或具有多系病态造血的AML。临床上常有5或7号染色体受累，且预后差。t-AML中常见的基因学改变是涉及11q23或21q22的平衡易位，也有inv（16）（p13；q22）或t（15；17）（q22；q12）的报道，后者异常在形态学和临床特征方面更类似没有细胞毒药物治疗而具有特定细胞遗传学异常的AML。本型患者对化疗的反应和总生存率与具有同样遗传学异常而原发的AML（novo AML）类似。

拓扑异构酶Ⅱ抑制剂相关AML：此类患者常无明显的MDS病史，常在使用拓扑异构酶Ⅱ抑制剂后发生，潜伏期2～3年，细胞遗传学有11q23异常、t（8；21）/inv（16）/t（15；17）等，预后与原发病者相似。

四、急性髓系白血病非特指型（AML-NOS）

急性髓系白血病非特指型（AML，non otherwise specified，AML-NOS）是指没有特异性的重现性的染色体或基因异常的急性髓系白血病，并且此类白血病发病与化疗、放疗等治疗无关，也不同于AML骨髓增生异常相关改变，即无多系形态发育异常。该亚型分类定义与FAB分型中的相应病种几乎相似，主要依据白血病细胞种类分化成熟程度、细胞化学染色和免疫表型特征来分型，诊断标准是外周血或骨髓中相应的原始细胞≥20%。现将AML-NOS各亚型分别叙述如下。

（一）急性髓系白血病微分化型

急性髓系白血病微分化型（minimally differentiated acute myeloid leukemia）是一种少见类型白血病，在白血病中占1%～1.5%。根据细胞形态学和细胞化学不能对原始细胞进行分型，但免疫表型分析和超微结构检查可证实属于急性髓系白血病，相当于FAB分型中AML-M0型。本病以老年人和婴幼儿多见，肝、脾、淋巴结肿大不明显。

【实验室检查】

1. 血常规 大多数患者红细胞和血小板减少。80%患者白细胞正常或降低，少数白细胞增高，白细胞分类可见原始细胞、幼粒细胞及幼红细胞等。

2. 骨髓象 有核细胞增生活跃或明显活跃；原始细胞≥20%，高达90%以上，该类细胞胞体大小不等，小的如淋巴细胞大小；核圆形或卵圆形，染色质细致，核仁有时不明显；胞质量少，嗜碱性，无颗粒，较透明，无Auer小体，易误为原淋巴细胞。红细胞系和巨核细胞系增生受抑制，比例下降（图11-7）。

3. 细胞化学染色 由于白血病细胞处于髓系祖细胞向原始粒细胞发育过程中，很多细胞器尚未发育成熟，细胞中许多酶或化学成分还没有生成，所以细胞化学染色多数阴性，原始细胞POX染色、SB染色和NAS-DCE染色阳性率均<3%，部分非特异性酯酶、PAS可阳性。电镜髓过氧化物酶（MPO）阳性。

4. 免疫学检查 是诊断本病的主要依据。①髓系分化抗原MPO、CD13、CD33、CD117至少一种阳性，尤其CD13、CD33阳性更有意义。②原始细胞不表达T、B细胞系特异性抗原（CD3、CD22、CD79a）。③可表达造血干细胞相关抗原，如CD34、CD38、HLA-DR阳性。

【诊断】 患者具有急性白血病的临床表现。骨髓中异常增生的原始细胞≥20%，该类细胞多数胞体较小，呈圆形或卵圆形；染色质细致，核仁有时不明显；胞质少，嗜碱性，无颗粒，较透明。POX、SB、NAS-DCE染色原始细胞阳性率<3%。免疫学检查：髓系分化抗原MPO、CD13、CD3、CD117等至少一种阳性，但无T细胞、B细胞系特异性抗原。电镜髓过氧化物酶阳性。

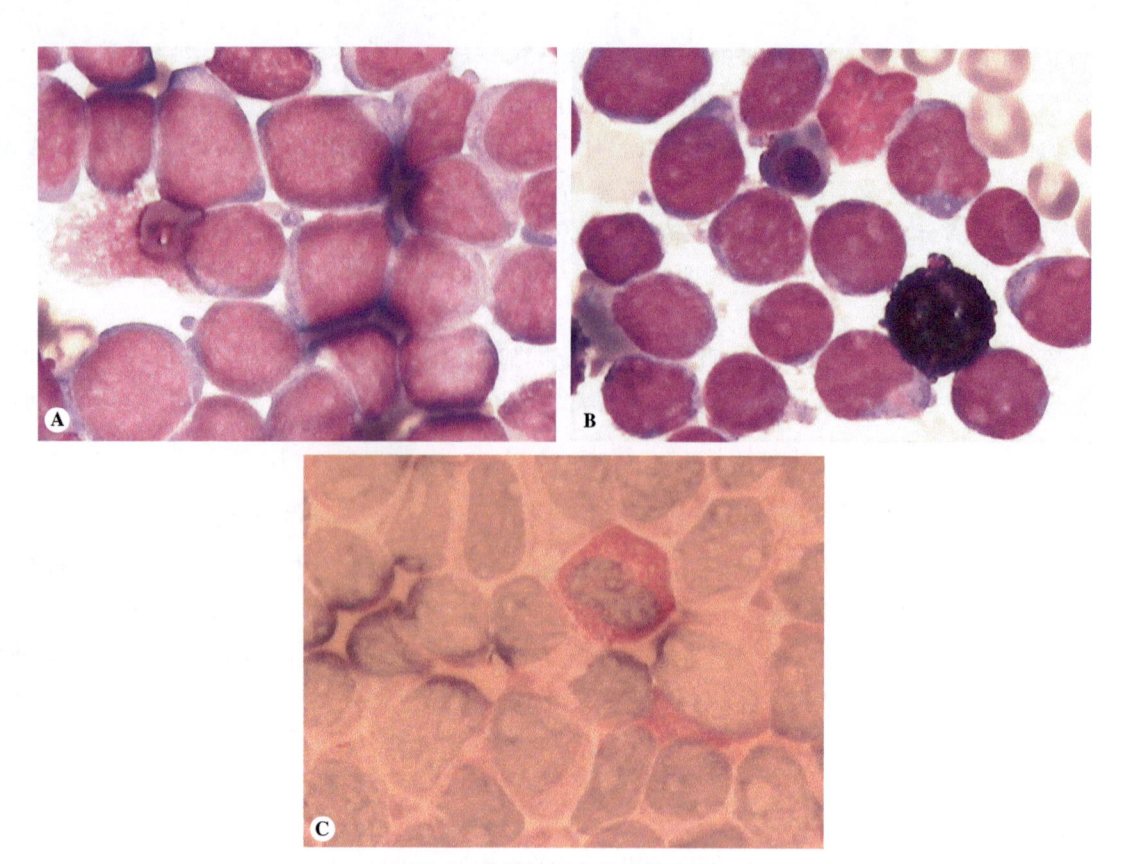

图 11-7 急性髓系白血病微分化型
A. 瑞氏-吉姆萨染色，×1000；B. POX染色，×1000；C. PAS染色，×1000
A、B、C示骨髓

（二）急性髓系白血病未成熟型

急性髓系白血病未成熟型（acute myeloid leukemia without maturation）是一种骨髓中造血干细胞向粒细胞系分化的原始细胞显著增生，但缺乏进一步分化成熟能力的急性髓系白血病。该类原始细胞经POX染色和SB染色，阳性率≥3%，不同于急性髓系白血病微分化型（＜3%）。该亚型约占AML的10%，在成人中多见。大部分患者起病急骤，病情凶险，常伴有严重感染、发热、贫血和出血症状，常见口腔和喉的炎症、溃疡或坏死。肝、脾和淋巴结轻度肿大。

【实验室检查】

1. 血常规 血红蛋白和红细胞明显下降，大部分血红蛋白＜60g/L，可见幼红细胞。多数白细胞升高，分类原始粒细胞易见，有时高达90%，个别病例幼粒细胞少见。血小板中度到重度减少。

2. 骨髓象 有核细胞增生明显活跃或极度活跃；粒细胞系增生显著，以原始粒细胞为主，Ⅰ型+Ⅱ型原始粒细胞≥90%（NEC），早幼粒细胞少见，中性中幼粒细胞及以下各阶段细胞罕见或不见。原始粒细胞外形多数规则，呈圆形或椭圆形；胞质量少，呈淡蓝色，部分细胞的胞质内可见少许细小的紫红色嗜天青颗粒，胞核圆形或椭圆形，核染色质呈细沙状，核仁2～5个，多数较清晰。少数可见Auer小体，核分裂象易见（图11-8）。红细胞系及巨核细胞增生显著抑制，比例减少，巨核细胞产血小板功能差。

3. 细胞化学染色 原始细胞POX染色和SB染色阳性率≥3%，NAS-DCE多数阳性，α-NAE染色弱阳性且不被氟化钠抑制，α-NBE染色阴性。PAS染色部分细胞呈弥漫红色阳性反应，NAP活性下降。

4. 免疫学检查 髓系抗原CD3、MPO、CD33、CD117至少两种阳性，CD11b、CD14阴性。淋巴细胞系特异性抗原阴性，少数可表达淋巴系相关抗原，如CD2、CD4、CD19和CD56等。CD33[+]者完全缓解率高，CD13[+]/CD33[-]者完全缓解率低。

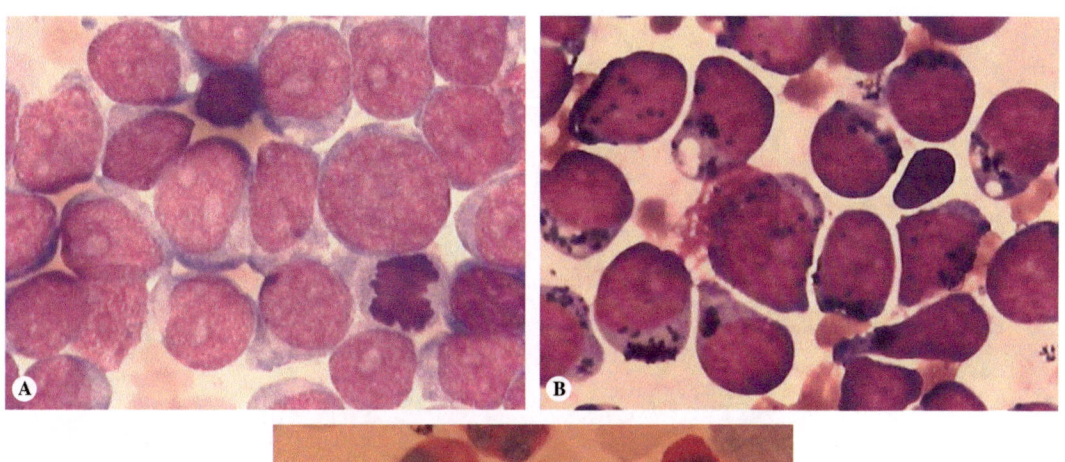

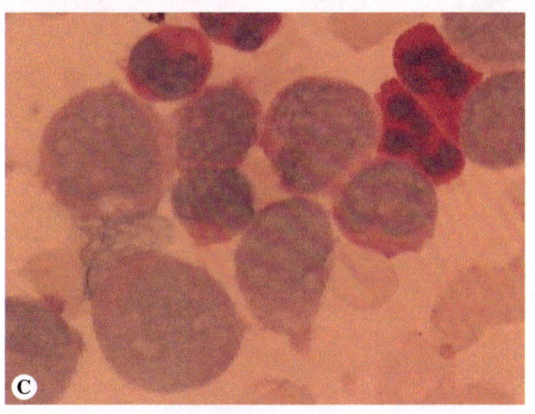

图 11-8 急性髓系白血病未成熟型

A. 瑞氏-吉姆萨染色，×1000；B. POX染色，×1000；C. PAS染色，×1000

A、B、C示骨髓

【诊断】 具有严重感染、发热、贫血和出血等急性白血病临床表现。骨髓中原始粒细胞≥90%，早幼粒细胞及以下各阶段细胞或单核细胞＜10%。原始细胞POX、SB染色阳性率≥3%，氯乙酸AS-D萘酚酯酶染色阳性。免疫表型：髓系抗原CD3、MPO、CD33、CD117至少两种阳性，无淋巴系特异性抗原表达（CD3⁻、CD20⁻、CD79α⁻）。

（三）急性髓系白血病部分成熟型

急性髓系白血病部分成熟型（acute myeloid leukemia with maturation）是一种常见的急性髓系白血病，占AML的35%～45%。主要特点是外周血或骨髓原始粒细胞≥20%，且有一定的中性粒细胞发育成熟。本病各年龄均可见，临床表现与急性髓系白血病未成熟型相似，此型细胞形态学特征相当于FAB分型中AML-M2型。

【实验室检查】

1. 血常规 红细胞和血红蛋白显著下降；白细胞总数多数增高，分类幼粒细胞易见，有时原始粒细胞≥20%，可见幼红细胞；血小板中度到重度减少。

2. 骨髓象 有核细胞增生明显活跃或极度活跃；粒细胞系增生明显，原始粒细胞Ⅰ型+Ⅱ型≥20%，早幼粒细胞及以下阶段细胞≥10%，单核细胞＜20%。原始粒细胞胞体大小异常，形态多变，外形可畸形，可有瘤状突起；胞质量多少不定，可出现少量细小的嗜天青颗粒，Auer小体易见；细胞核外形可畸变，如凹陷、折叠、扭曲、肾形、分叶等，细胞核与细胞质发育不平衡，染色质细沙状，核仁明显（图11-9）。有的出现小原始粒细胞，易误认为原淋巴细胞，应注意鉴别。部分病例可伴有嗜碱性粒细胞和粒细胞增多。红细胞系及巨核细胞系增生受抑制，比例下降，巨核细胞产血小板功能差。

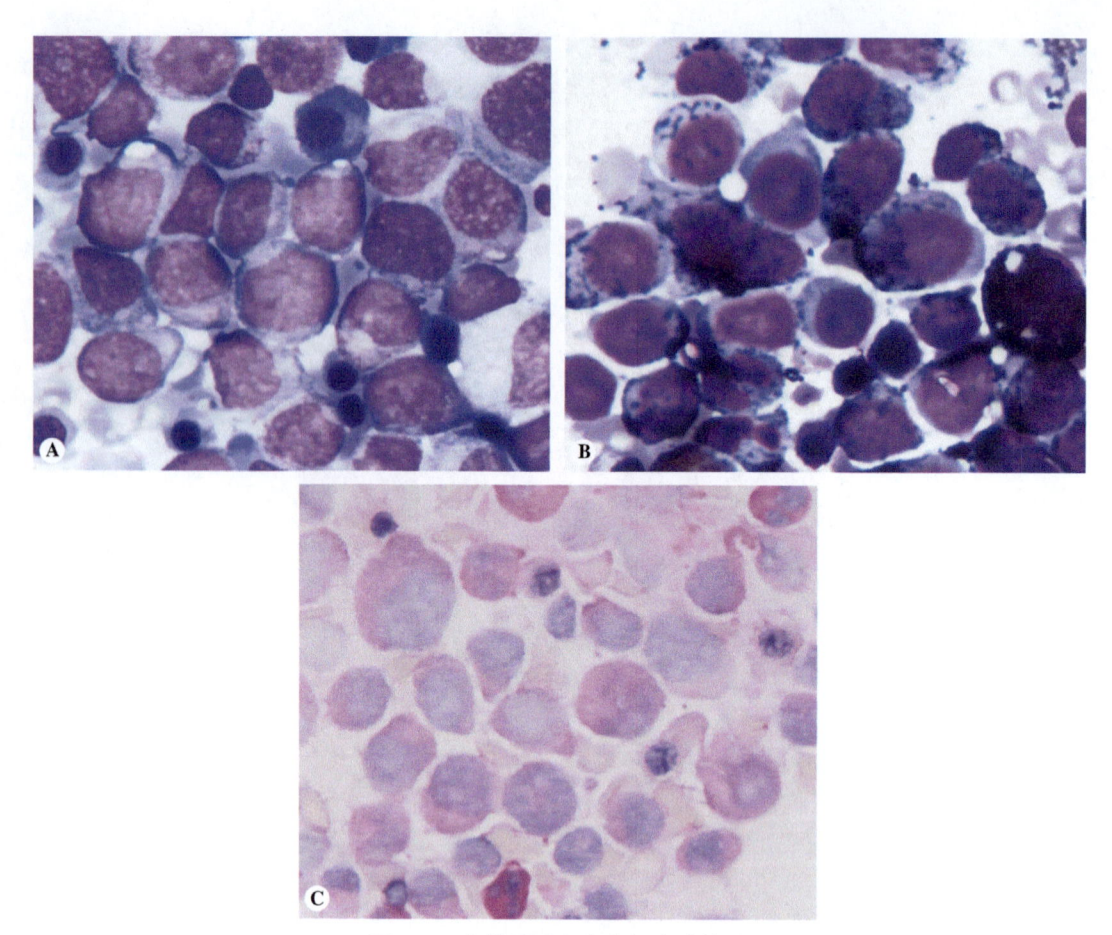

图 11-9 急性髓系白血病部分成熟型
A. 瑞氏-吉姆萨染色，×1000；B. POX 染色，×1000；C. PAS 染色，×1000
A、B、C 示骨髓

3. 细胞化学染色 原始细胞 POX、SB 染色阳性或强阳性，氯乙酸 AS-D 萘酚酯酶染色阳性，α-NAE 染色弱阳性且不被氟化钠抑制。

4. 免疫学检查 髓系共同抗原 CD13、CD15、MPO、CD33 至少一种阳性，CD17、CD34、HLA-DR 可阳性。少数患者可表达淋巴细胞系抗原，如 CD2、CD4、CD7、CD19 和 CD56 等。

【诊断】 患者具有急性白血病的特点。骨髓中原始粒细胞Ⅰ型+Ⅱ型≥20%，早幼粒细胞及以下阶段细胞≥10%，单核细胞<20%。原始细胞 POX、SB 染色阳性率≥3%，NAS-DCE 阳性。免疫分型：系细胞分化抗原 CD13、CD15、MPO、CD33 至少一种阳性。

（四）急性粒-单核细胞白血病

急性粒-单核细胞白血病（acute myelomonocytic leukemia，AMML）是一种粒细胞系与单核细胞系同时恶性增生的急性髓系白血病，占 AML 的 15%～25%。本病以中、老年人多见，发病年龄的中位数为 50 岁，临床表现为中度至重度贫血，牙龈肿胀，肝、脾、淋巴结肿大，容易并发脑膜白血病，治疗缓解率较高。本型细胞形态学特征相当于 FAB 分型中 AML-M4 型。

【实验室检查】

1. 血常规 血红蛋白和红细胞数为中度至重度减少；白细胞数常增高，少数减少，可见原始粒细胞及各阶段幼粒细胞、原单核细胞和幼单核细胞等，原始细胞（包括原单核细胞、幼单核细胞）可达 20% 以上，单核细胞多数≥$5×10^9$/L；血小板重度减少。

2. 骨髓象 有核细胞增生极度活跃或明显活跃；粒细胞系和单核细胞系同时增生，其形态学特征为原始细胞≥20%；同时，中性粒细胞及前体细胞≥20%（即早幼粒细胞+原始粒细胞比例≥20%），单核细胞及前体细胞≥20%（即单核细胞系≥20%）。红细胞系和巨核细胞系增生受抑制，血小板生成减少（图11-10）。

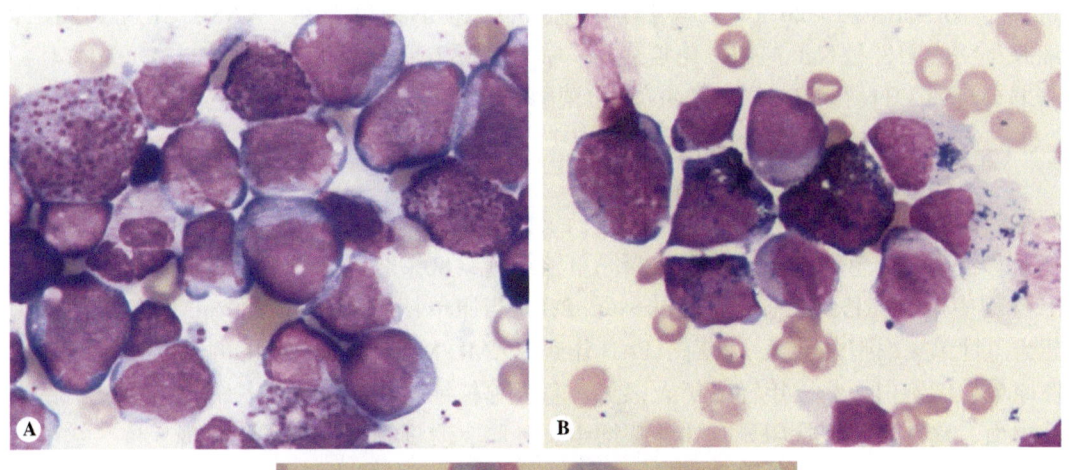

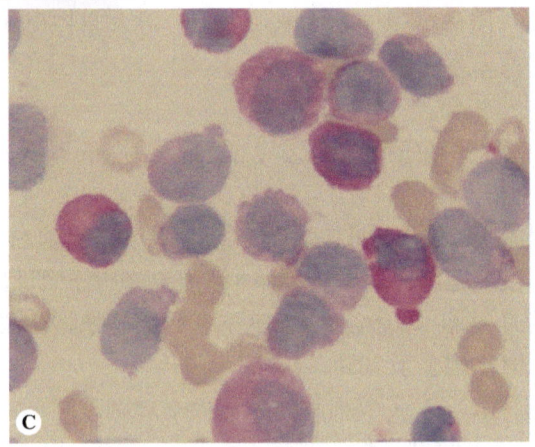

图11-10 急性粒-单核细胞白血病
A. 瑞氏-吉姆萨染色，×1000；B. POX染色，×1000；C. PAS染色，×1000
A、B、C示骨髓

本病是一组异质性很强的疾病，白血病细胞有两种类型。①异质性白血病细胞增生型：白血病细胞分别具有粒细胞系和单核细胞系各自的形态学特征。②同质性白血病细胞增生型：白血病细胞同时具有粒细胞系和单核系特征。该类细胞特征：细胞核呈圆形，易见凹陷、扭曲、折叠及分叶，核染色质细网状，核仁较明显；胞质丰富，呈浅蓝色或蓝灰色，有的可见大小不一的嗜天青颗粒，部分可见特异性中性颗粒。成熟粒细胞形态类似成熟单核细胞，但胞质内可见中性颗粒。

3. 细胞化学染色 对诊断AML-M4型有重要意义，部分细胞在同张骨髓片上出现NAS-DCE和α-NAE同时阳性，即双酯酶阳性细胞，对诊断有重要意义。常用细胞化学染色结果见表11-6。

表11-6 急性粒-单核细胞白血病常见细胞化学染色结果

	POX	NAS-DCE	α-NBE	α-NBE+NaF	α-NAE	α-NAE+NaF
原-幼单核细胞	−~+	−	+~+++	阳性减弱	+~+++	阳性减弱
原-早幼粒细胞	+~+++	++/−	−	阳性不变	−~+	阳性不变

4. 免疫学检查 免疫表型较复杂，早期原始细胞CD34$^+$、CD117$^+$、HLA-DR$^+$，髓系细胞可表达CD13$^+$、CD15$^+$和CD33$^+$，单核系细胞CD14$^+$、CD4$^+$、CD11b$^+$、CD11c$^+$、CD64$^+$、CD36$^+$和溶菌酶阳

性；有些还可表达巨噬细胞特异性抗原CD68、CD163。若共同表达CD15和CD64，则是向单核细胞分化的特异性标志。

【诊断】 临床上患者具有急性白血病的表现特点。骨髓中原始细胞≥20%，中性粒细胞系及前体细胞≥20%，单核细胞系≥20%。细胞化学染色：POX和SB染色阳性，NAS-DCE和α-NBE均阳性，单核系细胞α-NBE阳性被NaF抑制。免疫表型：表达髓系和单核细胞系抗原CD13⁺、CD14⁺、CD15⁺、CD33⁺、CD11b⁺、CD11c⁺、CD64⁺、CD36⁺和溶菌酶等。

（五）急性原单核细胞白血病和单核细胞白血病

急性原单核细胞白血病和单核细胞白血病（acute monoblastic/monocytic leukemia，AMoL）是一种单核细胞系恶性增生的急性髓系白血病。当原单核细胞≥80%时，诊断为急性原单核细胞白血病，相当于FAB分型中AML-M5a型，占AML的5%~8%；当原单核细胞20%~80%，粒细胞系细胞<20%时，诊断为急性单核细胞白血病，相当于FAB分型中AML-M5b型，占AML的3%~6%。

急性原单核细胞白血病以年轻成年人多见，急性单核细胞白血病以年长成年人多见，临床表现常见贫血、出血，髓外浸润症状明显，如牙龈增生、肿胀、溃疡等表现，皮肤出现丘疹、结节、各种皮炎，鼻黏膜浸润者可引起鼻塞、嗅觉减退、咽喉水肿；肝、脾和淋巴结肿大。多数伴有高溶菌酶血症和高溶菌酶尿症，易并发中枢神经系统白血病。

【实验室检查】

1. 血常规 红细胞和血红蛋白中度到重度减少；白细胞数高低不定，分类可见原单核细胞和幼单核细胞增多。血小板明显减少。

2. 骨髓象 有核细胞增生极度活跃或明显活跃；急性原单核细胞白血病时，原单核细胞≥80%，粒细胞系细胞<20%；急性单核细胞白血病时，原单核细胞、幼单核细胞、成熟单核细胞之和≥80%，但以幼单核细胞为主，粒细胞系细胞<20%。红细胞系和粒细胞系增生受到明显抑制，巨核细胞正常或减少，成熟浆细胞常增多，但比例小于20%。

原单核细胞与幼单核细胞特点：①多数细胞体积大而不规则，圆形或长圆形，有的呈明显伪足样突起。②胞核常偏于一侧，胞核表面呈高低不平的起伏感（不同于原始粒细胞、原淋巴细胞），核形不规则，常有凹陷折叠扭曲，有的如马蹄形、S形、笔架形、肾形等，核染色质纤细疏松，淡紫红色，核仁多为1~2个，大而清楚。③胞质量较丰富，可见细小粉尘样嗜天青颗粒，多少不等；有时出现细小的Auer小体、空泡和吞噬物；有的胞质出现内、外双层，外层呈淡蓝色，透明，无或很少颗粒，内层呈灰蓝色并略带紫色，不透明，似毛玻璃样感。

3. 细胞化学染色 POX和SB染色原单核细胞呈阴性和弱阳性反应，幼单核细胞和单核细胞多数为阳性反应。α-NAE和α-NBE染色均阳性，均可被NaF抑制，α-NBE染色诊断AML-M5型价值较大。α-NAE染色及NaF抑制试验结果见图11-11。PAS染色原单核细胞半数呈细粒状或粉红色弱阳性反应，幼单核细胞多数为阳性反应，胞质呈细颗粒状，胞质边缘呈粗颗粒状。

4. 免疫学检查 白血病细胞抗原表达MPO（正常单核细胞常阴性）、CD13、CD33、CD17及单核细胞分化标志CD14、CD11b、CD11c、CD64、CD68、CD36和溶菌酶。70%患者CD34阴性，可表达CD7和CD56。

5. 其他 血液和尿液中溶菌酶均显著增高。

【诊断】 临床上患者具有急性白血病的表现特点，尤其以口腔黏膜病变和皮肤浸润多见。骨髓中原单核细胞≥80%，诊断为急性原单核细胞白血病；原单核细胞、幼单核细胞、成熟单核细胞之和≥80%，但以幼单核细胞为主，粒细胞系细胞<20%时，诊断为急性单核细胞白血病。细胞化学染色，单核细胞系细胞α-NBE和α-NAE染色阳性，且被NaF抑制。免疫学标志白血病细胞具有髓系和单核细胞特征。

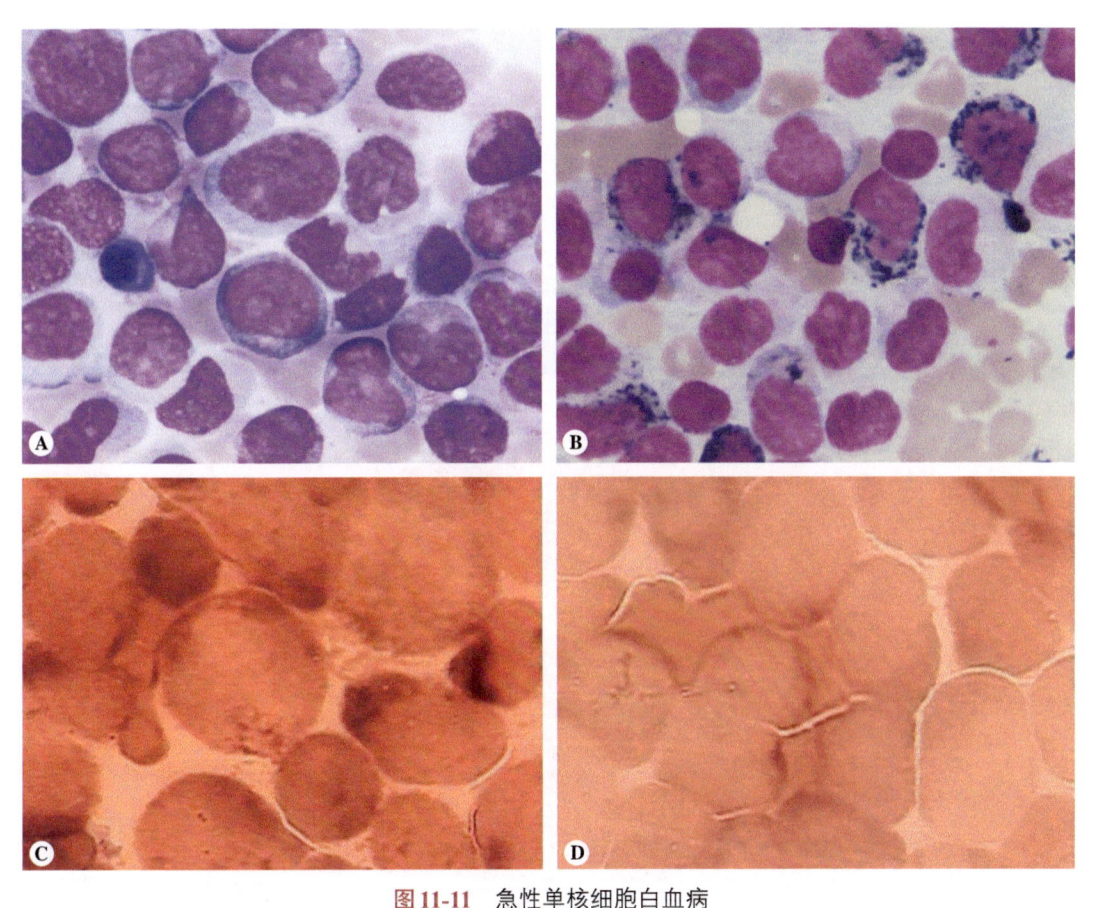

图 11-11 急性单核细胞白血病
A. 瑞氏-吉姆萨染色，×1000；B. POX染色，×1000；C. NSE染色，×1000；D. NSE+NaF染色，×1000
A、B、C、D示骨髓

（六）纯红细胞白血病

纯红细胞白血病（pure erythroid leukemia，PEL）是一种幼稚型红细胞恶性增生的急性髓系白血病，主要累及红细胞系，粒细胞系和（或）单核细胞系无明显受累。其特点是红细胞系明显增生，幼红细胞≥80%，原始红细胞≥30%，幼红细胞出现各种形态异常。本病少见，约占急性白血病的0.8%。可发生于任何年龄，临床起病急，出现发热、乏力，贫血症状明显，肝、脾、淋巴结肿大不明显，甚至不肿大。病情凶险，疗效差。

【实验室检查】

1. 血常规 红细胞和血红蛋白中度到重度减少；白细胞数多为正常或下降，呈非白血性白血病变化，分类可见各阶段幼红细胞及幼粒细胞。血小板多数明显减少。

2. 骨髓象 有核细胞增生活跃或明显活跃；红细胞系增生显著，比例≥80%，原始红细胞、早幼红细胞比例明显增多，其中原始红细胞≥30%。原始红细胞体积多偏大，少数胞体较小，应注意与原淋巴细胞区别；胞质嗜碱性强，呈深蓝色，常有空泡，无颗粒；胞核呈圆形，染色质细致，核仁1~2个，较清楚。中、晚幼红细胞可见巨幼样改变，幼红细胞出现核分叶、多核等现象，成熟红细胞大小不一，可见豪-乔小体、嗜碱性点彩颗粒，涂片破碎细胞多见。粒细胞系与巨核细胞系增生受到显著抑制，比例明显下降。骨髓象见图11-12。

3. 细胞化学染色 PAS染色多数幼红细胞呈粗颗粒状或块状强阳性反应（图11-12）；POX、SB染色阴性，α-NAE染色阳性且不被NaF抑制。

4. 免疫学检查 原始红细胞表达血型糖蛋白和血红蛋白A，而CD34、HLA-DR、CD41阴性，不表达MPO和其他髓系标志。

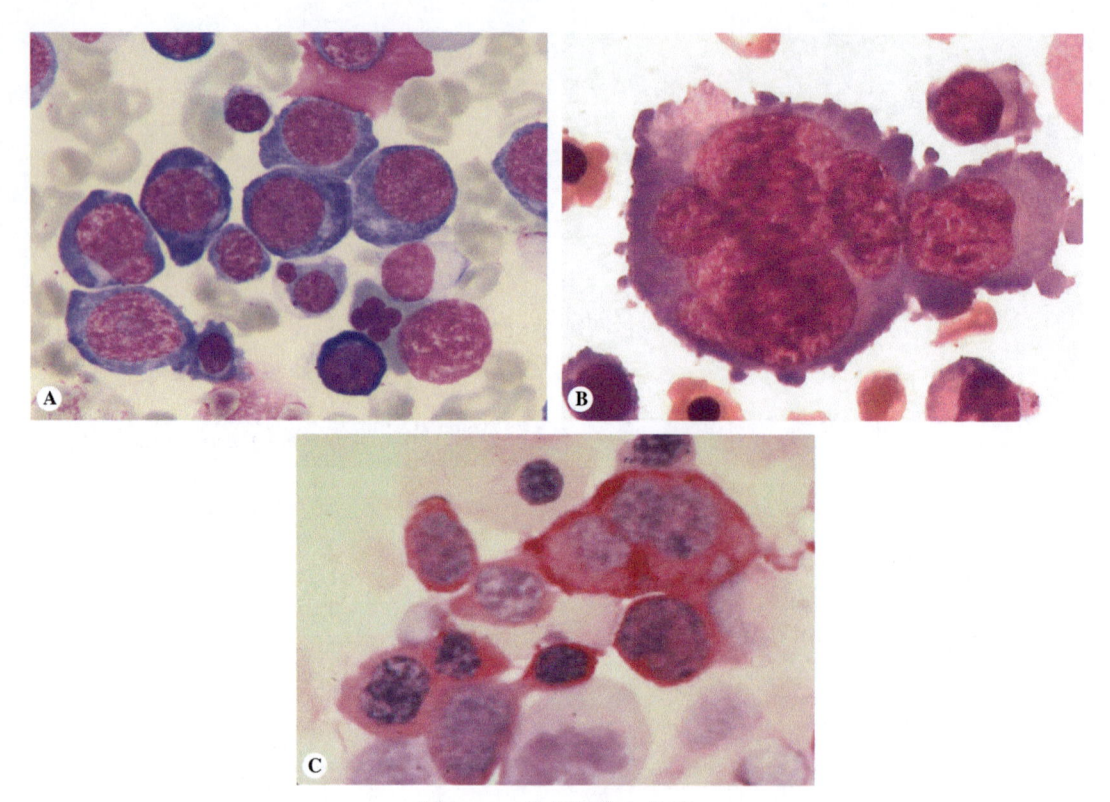

图 11-12 纯红细胞白血病
A、B. 瑞氏-吉姆萨染色，×1000；C. PAS染色，×1000
A、B、C示骨髓

【诊断】 临床上患者具有急性白血病的表现特点。骨髓中幼红细胞≥80%，原始红细胞≥30%，幼红细胞病态造血明显，粒细胞系和（或）单核细胞系基本缺如或极少。PAS染色多数幼红细胞呈粗颗粒状或块状强阳性反应。免疫表型：表达血型糖蛋白和血红蛋白A，不表达MPO和其他髓系标志。

（七）急性巨核细胞白血病

急性巨核细胞白血病（acute megakaryoblastic leukemia，AMKL）是巨核细胞系恶性增生的急性白血病，占AML的3%~5%。本病各年龄均可发病，起病急，病程短，临床以发热、贫血、出血等为常见症状，肝、脾、淋巴结多数不肿大，易伴发骨髓纤维化，从而导致骨髓干抽。原始巨核细胞从形态学和细胞化学染色难以确认，常需要免疫表型检测明确诊断。该亚型相当于FAB分型中AML-M7型。化疗效果不理想，缓解率低。

【实验室检查】

1. 血常规 常见全血细胞减少，其中血小板减少更明显。白细胞分类：原始细胞多少不定，可见到类似淋巴细胞的小巨核细胞，易见畸形和巨型血小板及有核红细胞。当伴骨髓纤维化时，可见幼粒细胞和泪滴形红细胞。

2. 骨髓象 有核细胞增生活跃或明显活跃。原始细胞≥20%，其中≥50%的原始细胞为原巨核细胞，该类原巨核细胞胞体呈圆形或边缘不整齐，如云雾状、泡状、花瓣状、毛刺状、龟状等伪足样突起，直径12~18μm；胞质嗜碱性，呈蓝色或灰蓝色，无颗粒，常有空泡；胞核圆形或不规则，染色质粗而浓集，核仁1~3个，不明显。有的小原巨核细胞与原淋巴细胞形态相似，应注意与之鉴别。幼巨核细胞也增多，成熟巨核细胞少见，巨核细胞分裂象多见，血小板易见且有畸形。粒细胞系及红细胞系增生受到抑制，比例下降。骨髓象见图11-13。

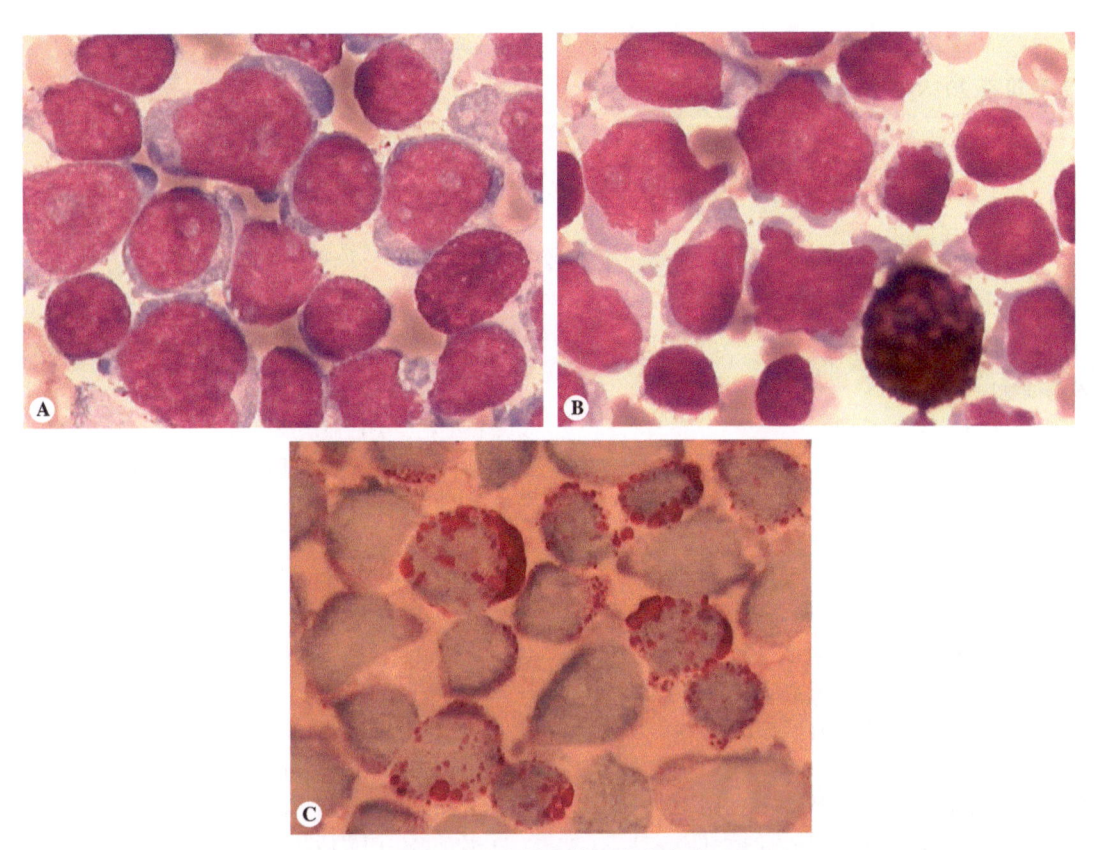

图11-13 急性巨核细胞白血病

A. 瑞氏-吉姆萨染色，×1000；B. POX染色，×1000；C. PAS染色，×1000

A、B、C示骨髓

3. 细胞化学染色 原巨核细胞PAS阳性，POX和SB染色阴性。ACP和α-NAE染色阳性，后者可被NaF抑制。

4. 免疫学检查 原巨核细胞表达CD41、CD42、CD61和vWF阳性。但MPO、CD34、TdT、CD45、HLA-DR阴性，可异常表达CD7及髓系抗原CD13、CD33。免疫表型检测是诊断急性巨核细胞白血病的重要依据。

5. 其他 电镜检查，原巨核细胞在粗面内质网上有特征性血小板过氧化物酶（PPO）表达（MPO是粒细胞和单核细胞在高尔基体上有特征性的表达）。合并骨髓纤维化时出现骨髓"干抽"，骨髓活检显示原巨核细胞增多，网状纤维增多。

【诊断】 临床上患者具有急性白血病的表现特点。骨髓中原始细胞≥20%，其中50%以上为原巨核细胞，并经免疫学检查证实，即CD4、CD42、CD61阳性或电镜检查PPO阳性，幼巨核细胞增多。骨髓"干抽"时，经骨髓活检显示原巨核细胞增多，网状纤维增多。

考点：急性髓系白血病非特指型的诊断

急性白血病的治疗主要采用化疗，主要化疗药物有柔红霉素、阿糖胞苷、依托泊苷、泼尼松、地塞米松、甲氨蝶呤、天冬酰胺酶等，化疗后主要目标是获得完全缓解，有条件者缓解后可采用异基因造血干细胞移植。

课堂思政 砒霜以毒攻毒，攻克白血病

陈竺，中国科学院院士，从事血液学研究，指导了白血病癌基因研究和全反式维A酸/三氧化二砷诱导分化凋亡治疗急性早幼粒细胞白血病（APL）的基础与临床研究，阐明其作用的细胞和分子机制，提出肿瘤"靶向治疗"观点。这是一项真正地结合临床医学与基础生物学的研究，是东方传统医学和

西方医学结合的典范,开启了在恶性血液疾病中转化治疗的重要篇章。因用砒霜进攻白血病这一创举,2018年2月获得2018年舍贝里奖。

目标检测

A₁/A₂型题

1. 急性淋巴细胞白血病(　　)
   A. POX强阳性
   B. POX阴性
   C. 酸性磷酸酶阳性且不被酒石酸钠抑制
   D. α-NAE染色强阳性,能被NaF抑制
   E. NAP明显降低

2. 不符合急性淋巴细胞白血病骨髓象特点的是(　　)
   A. 以原淋巴细胞及幼淋巴细胞增多为主
   B. 原淋巴细胞、幼淋巴细胞质中可见Auer小体
   C. 原淋巴细胞、幼淋巴细胞伴有形态异常
   D. 易见篮状细胞
   E. 骨髓有核细胞增生极度或明显活跃

3. 属于急性淋巴细胞白血病的染色特点的是(　　)
   A. 过氧化物酶染色阳性的原始细胞<3%
   B. 酸性磷酸酶染色B细胞阳性
   C. 过碘酸-希夫反应阳性的原淋巴细胞<20%
   D. 非特异性酯酶染色阳性
   E. 碱性磷酸酶染色积分值减低

4. 急性淋巴细胞白血病时,骨髓原淋巴细胞和幼淋巴细胞应(　　)
   A. >10%　　　B. >20%
   C. >30%　　　D. >50%
   E. >90%

5. 急性粒细胞白血病与急性淋巴细胞白血病鉴别要点是(　　)
   A. 前者多有高热,感染出血
   B. 前者白细胞计数较高,多在300×10⁹以上
   C. 前者周围血中淋巴细胞减少
   D. 前者骨髓增生多极度活跃
   E. 前者原始细胞POX染色阳性

6. 急性白血病易发生感染,主要是由于(　　)
   A. 长期贫血　　　B. 继发性营养不良
   C. 白血病细胞过多　　D. 广泛出血
   E. 成熟粒细胞缺乏

7. 下列组合错误的是(　　)
   A. 急性淋巴细胞白血病:POX染色阴性
   B. 红血病:幼红细胞PAS染色阴性
   C. 慢性淋巴细胞白血病:血片分类计数中以成熟小淋巴细胞为主
   D. 急性粒细胞白血病:原始粒细胞可见Auer小体
   E. 急性早幼粒细胞白血病:出血倾向严重

8. 单核细胞型类白血病反应可见(　　)
   A. 血中可出现幼粒细胞,甚至原始粒细胞
   B. 白细胞数常为(10~20)×10⁹/L
   C. 可见幼单核细胞
   D. 可见幼淋巴细胞和异型淋巴细胞
   E. NAP积分明显下降

9. 下列哪项是诊断急性早幼粒细胞白血病的最重要的指标(　　)
   A. *PML-RARα*融合基因
   B. 白血病细胞中的Auer小体
   C. 骨髓中其他细胞受抑制
   D. 骨髓增生明显活跃
   E. 骨髓早幼粒细胞增多

10. 下列哪种疾病的异常白细胞含有丰富的类凝血活酶物质,并能消耗凝血因子(　　)
    A. 急性单核细胞白血病
    B. 急性淋巴细胞白血病
    C. 急性早幼粒细胞白血病
    D. 红白血病
    E. 骨髓增生异常综合征

11. 符合急性巨核细胞白血病的叙述是(　　)
    A. 一般不并发骨髓纤维化
    B. 原始细胞电镜PPO阴性
    C. 原始细胞POX染色阳性
    D. 原始细胞CD41或CD61阳性
    E. 常并发DIC

12. 急性粒-单核细胞白血病的同质性白血病细胞增生型特点是,白血病细胞在形态学上(　　)
    A. 分别具有了粒系及单核系特征
    B. 同时具有了粒系及单核系特征
    C. 分别具有了粒系及淋巴系特征
    D. 同时具有了粒系及淋巴系特征
    E. 同时具有了粒系及巨核系特征

13. 属于急性早幼粒细胞白血病特有的遗传学标志是(　　)
    A. 特异性染色体易位t(15;17)
    B. 染色体易位t(11;17)(q23;q21)
    C. 染色体易位t(5;17)

D. 染色体易位 t(11;17)(q13;q21)
E. 特异性染色体重排 t(6;9)

14. 纯红细胞白血病的红血病期骨髓象出现"红血病裂孔"现象是因为（　　）
    A. 早幼粒细胞阶段缺如
    B. 中幼粒细胞阶段缺如
    C. 早幼红细胞阶段缺如
    D. 原始红细胞阶段缺如
    E. 中幼红细胞阶段缺如

A_3/A_4 型题

（15、16题共用题干）

患者，女，30岁。"高热5天"入院。10天前出现乏力，伴牙龈出血3天，体格检查：全身皮肤黏膜苍白，胸骨压痛。

15. 应首先考虑的诊断是（　　）
    A. 溶血性贫血　　　　　　B. 白血病
    C. 再生障碍性贫血　　　　D. MDS
    E. 淋巴瘤

16. 对明确诊断最有意义的检查结果是（　　）
    A. 血清铁蛋白降低
    B. 骨髓检查可见原始和幼稚细胞
    C. 血红蛋白量降低
    D. 外周血出现幼稚细胞
    E. 血小板计数降低

（杨　芳）

第12章
慢性髓细胞性白血病

> **学习目标**
> 1. 掌握：慢性髓细胞性白血病的定义、实验室检查。
> 2. 熟悉：慢性髓细胞性白血病的诊断与鉴别诊断。
> 3. 了解：慢性髓细胞性白血病的治疗现状。

慢性髓细胞性白血病（chronic myelogenous leukemia，CML）是白血病中的一种，约占慢性白血病的70%。本病主要见于成人，随年龄增长而发病增多，也是老年人白血病的主要病种。男性多于女性，二者的比例为1.34：1。慢性髓细胞性白血病发展缓慢，病程长达数年，未经治疗的自然病程为3年左右。大多数病例经慢性期、加速期，最后进入急变期转化为急性白血病而死亡。

案例 3-12-1

患者，男，51岁，因"腹胀1年，加重3个月"。于2014年11月12日入院。体格检查：一般情况可，无贫血貌，全身皮肤未见出血及瘀斑，无黄染，咽无出血，扁桃体不大，浅表淋巴结未扪及肿大，胸骨无压痛，双肺呼吸音清，未闻及干湿啰音，心率81次/分，律齐，未闻及杂音，腹胀，脾脏肋下3指。实验室检查：血常规示 WBC 112.7×10^9/L，中性粒细胞88.2%，嗜酸性粒细胞1.6×10^9/L，嗜碱性粒细胞7.26×10^9/L，Hb 90.00g/L，PLT 578.00×10^9/L。骨髓细胞学检查：骨髓增生极度活跃，粒细胞系异常增生，原始粒细胞占5%，早幼粒细胞占6%，中性中幼粒细胞占19%，中性晚幼粒细胞占18%，中性杆状核粒细胞占29%，分叶核粒细胞占14%，嗜酸性细胞占5%，嗜碱性细胞占7%，红细胞系增生低下，巨核细胞系统增生，以颗粒型巨核细胞及产板型巨核细胞为主，可见小巨核细胞，血小板成堆分布。

问题：1. 脾大的原因是什么？
2. 诊断该病的依据有哪些？
3. 该病处于临床分期哪个阶段？

一、概　述

慢性髓细胞性白血病是一种起源于造血干细胞的克隆性增殖性疾病，主要累及粒细胞系统，表现为持续性、进行性外周血白细胞总数增高，出现各阶段粒系细胞，尤其是中幼粒细胞以下阶段为主，90%以上的患者有Ph染色体及其分子标志*BCR/ABL*融合基因。本病在国内发病率较高，仅次于AML和ALL。各年龄均可发生，但以20～50岁多见，中位年龄为45～50岁。

本病的自然病程是由慢性期转为加速期，最后发展为急变期。多数患者起病缓慢，可因体检发现血常规异常或脾大而被确诊。患者早期无明显自觉症状，逐渐出现乏力、盗汗、低热、食欲减退及消瘦等症状，最突出的体征为脾大，可达脐下，质地较硬，无压痛，胸骨压痛也比较常见，疾病后期可出现贫血、皮肤瘀点、瘀斑、鼻出血、月经过多等出血症状。约70%的患者发病后1～4年转为加速期或急变期，一旦急变，往往在3～5个月内死亡，中位生存期为3～4年。

考点：慢性髓细胞性白血病概述

二、实验室检查

1. 血常规

（1）白细胞　白细胞数量显著增高，初期一般为$50×10^9$/L，甚至最高可达$1000×10^9$/L。分类可见各阶段粒细胞，以中性中幼粒细胞、晚幼粒细胞及杆状核粒细胞增高为主，分叶核粒细胞也增多，原始粒细胞（Ⅰ型+Ⅱ型）<10%，嗜酸性粒细胞和嗜碱性粒细胞增多，单核细胞也可增多，嗜碱性粒细胞可高达10%~20%，是CML的特征之一；加速期：原始细胞10%~20%，嗜碱性粒细胞≥20%；急变期：原始细胞≥20%。

（2）红细胞与血红蛋白　早期正常或增高，随病情进展逐渐降低出现贫血，多为正细胞正色素性，外周血中可见有核红细胞、嗜多色性红细胞、点彩红细胞。急变期重度减低。

（3）血小板　增高，可见于30%~50%的初诊病例，甚至可达$1000×10^9$/L，可伴随形态异常，如巨大血小板、畸形血小板。加速期和急变期血小板进行性减少。

2. 骨髓象

（1）慢性期　骨髓增生明显活跃或极度活跃，粒红比例显著增高，达（10~50）∶1，粒系异常增生，原始粒细胞和早幼粒细胞易见（原始粒细胞≤10%，原始粒细胞+早幼粒细胞≤15%），以中性中幼粒、晚幼粒和杆状核细胞为主，粒细胞常伴有形态异常：胞体大小不一，核质发育不平衡，胞质内颗粒减少及空泡，细胞核染色质疏松，可见佩-许（Pelger-Huët）畸形。嗜酸性粒细胞和嗜碱性粒细胞明显增多。红细胞系早期增生，随着病情的发展逐渐受抑。巨核细胞系增高或正常，晚期减少，可见小巨核细胞、单圆形核、双圆形核、多圆形核巨核细胞。部分患者骨髓中可出现戈谢细胞和海蓝组织细胞（图12-1）。

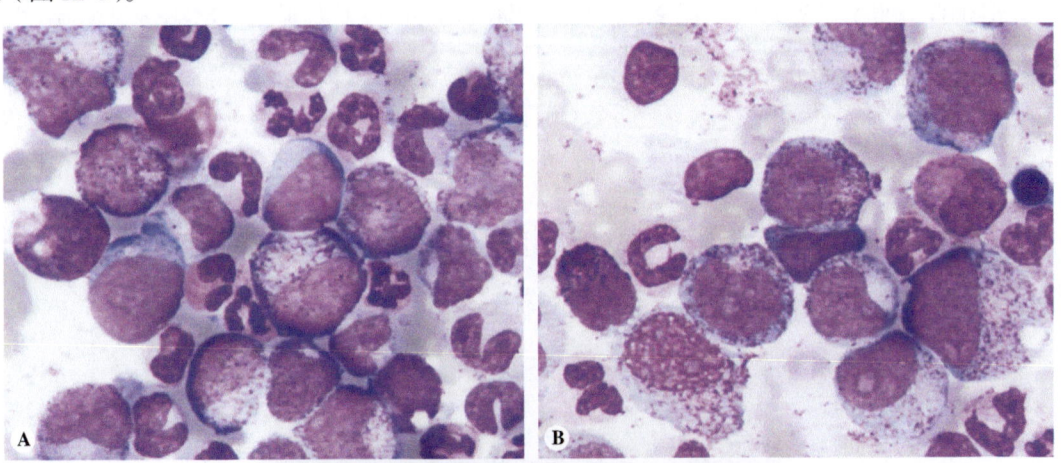

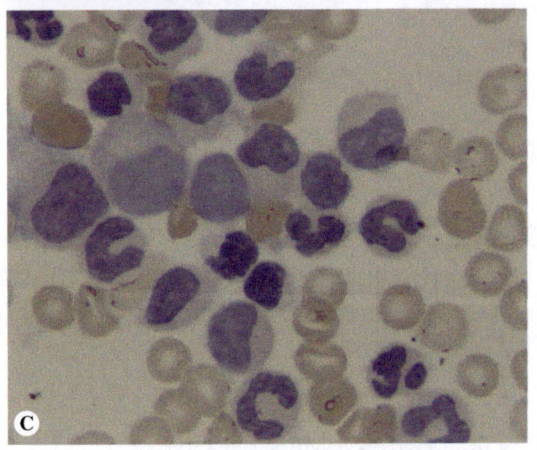

图12-1　慢性髓细胞性白血病

A、B.瑞氏-吉姆萨染色，×1000；C. NAP染色，×1000

A、C示骨髓；B示血片

（2）加速期和急变期　原始细胞进一步增多，可转变成各种类型白血病，以急粒变最多见，占50%～60%；其次为急淋变，占20%～30%；此外可转变为单核系、红系、巨核系、早幼粒、嗜酸、嗜碱性粒细胞白血病。

3. 细胞化学染色　NAP积分明显减低，若合并感染或发生急变、妊娠情况时积分可增高。

4. 免疫表型分析　用于CML病情进展时原始细胞类型的鉴别，髓系细胞多表现CD3、CD13、CD14及HLA-DR阳性；淋巴细胞CD3、CD7、CD2、CD5、CD10、CD19、CD20、CD22、SmIg及HLA-DR阳性；巨核细胞CD41a、CD41b及TPO阳性。

5. 细胞遗传学和分子生物学检验　90%以上CML检出Ph染色体，即t(9;22)(q34;q11)，相应的融合基因为*BCR-ABL*。少数患者为变异易位，包括简单变异易位即22号与9号染色体之间的易位，复杂易位即3条或更多条染色体但必定包括9号和22号染色体在内的复杂易位。

6. 其他生化检验　血清维生素B_{12}、血清钾、乳酸脱氢酶、溶菌酶、血尿酸和尿中尿酸等增高。

> 考点：慢性髓细胞性白血病血常规、骨髓象、细胞化学染色、染色体及分子生物学检查

三、诊断与鉴别诊断

1. 诊断　根据脾大、典型血常规和骨髓象改变、NAP染色积分减低、Ph染色体阳性或检测到*BCR/ABL*融合基因即可诊断。

表 12-1　CML的临床分期及诊断标准分期

分期	诊断标准
慢性期	1. 贫血与脾大 2. 外周血白细胞增高，主要为中性中幼、晚幼和杆状核粒细胞，原始粒细胞（Ⅰ型+Ⅱ型）<10%，嗜酸性粒细胞、嗜碱性粒细胞增多，可有少量有核红细胞 3. 骨髓象：增生明显活跃或极度活跃，粒细胞系增生为主，中幼、晚幼和杆状核粒细胞增多，原始粒细胞（Ⅰ型+Ⅱ型）≤10% 4. NAP积分极度减低或消失 5. Ph染色体阳性或检测到bcr/abl融合基因
加速期	具有下列之二者考虑本期： 1. 不明原因的发热、贫血、出血加重和（或）骨骼疼痛 2. 脾进行性肿大和白细胞增多，治疗无效 3. 非药物引起的血小板减少或增多 4. 原始粒细胞（Ⅰ型+Ⅱ型）在血和（或）骨髓中占10%～19% 5. 外周血嗜碱性粒细胞≥20% 6. 骨髓纤维化 7. 出现Ph以外的染色体异常
急变期	具有下列之一可诊断本期： 1. 外周血或骨髓中原始粒细胞≥20% 2. 髓外原始细胞浸润 3. 骨髓活检见原始细胞成片、成簇增殖

2. 鉴别诊断　主要应与类白血病反应和原发性骨髓纤维化（因部分病例在疾病后期出现局灶性骨髓纤维化）进行鉴别。

（1）类白血病反应　有感染病史，NAP积分显著增高，Ph染色体或*bcr/abl*融合基因检测阴性。

（2）原发性骨髓纤维化　骨髓活检、Ph染色体或*bcr/abl*融合基因可确诊。

> 考点：慢性髓细胞性白血病诊断

🔗 **链接**　慢性髓细胞性白血病

慢性髓细胞性白血病是骨髓增殖性肿瘤（MPN）中的一种，既往称为慢性粒细胞白血病，是世界上第一个发现有染色体异常的恶性疾病，也是第一个采用针对特异性分子缺陷靶点治疗的疾病。

目标检测

一、A₁/A₂型题

1. 慢性髓细胞性白血病具有的染色体异常是（ ）
   A. t(8;21)   B. t(15;17)
   C. t(9;22)   D. inv(16)
   E. del(13q14)

2. 与慢性髓细胞性白血病血常规不符合的是（ ）
   A. 白细胞数量显著升高   B. 可见各阶段粒细胞
   C. 嗜碱性粒细胞常增多   D. 初诊病例血小板多减低
   E. 嗜酸性粒细胞增多

3. 下列临床表现中，常见于慢性髓细胞性白血病的是（ ）
   A. 乏力、低热   B. 体重减轻
   C. 巨脾   D. 淋巴结肿大
   E. 骨痛

4. 急性白血病与慢性白血病的主要不同点是（ ）
   A. 白血病细胞的数量   B. 白血病细胞的类型
   C. 起病情况   D. 白血病细胞的分化阻滞程度
   E. 临床表现

5. 慢性髓细胞性白血病（慢性期）骨髓中，以哪组细胞居多（ ）
   A. 原始粒细胞和早幼粒细胞
   B. 原始粒细胞、早幼粒细胞和中幼粒细胞
   C. 早幼粒、中性中幼粒和晚幼粒细胞
   D. 中性中幼粒、晚幼粒和杆状核粒细胞
   E. 中性中幼粒和分叶核粒细胞

6. 用于慢性髓细胞性白血病诊断的是（ ）
   A. MPO染色   B. ACP染色
   C. PAS染色   D. NAP染色
   E. 特异性酯酶染色

7. 慢性髓细胞性白血病典型的细胞化学染色结果是（ ）
   A. NAP阳性率明显增高
   B. 非特异性酯酶染色阳性，可被NaF抑制
   C. POX染色阴性
   D. NAP阳性率及积分明显减低
   E. SBB染色阴性

8. BCR-ABL融合基因，对下列哪种白血病有诊断价值（ ）
   A. M2   B. M3   C. ALL
   D. CML   E. CLL

9. 患者，男，40岁，因发热就诊。血红蛋白为90g/L，白细胞30×10⁹/L，分类显示：中性中幼粒细胞10%，中性晚幼粒细胞11%，中性杆状核粒细胞30%，中性分叶核粒细胞30%，淋巴细胞为10%，嗜碱性分叶核粒细胞为3%。血小板为95×10⁹/L，NAP积分为0分，该病例最可能的诊断是（ ）
   A. 严重病毒感染   B. 严重细菌感染
   C. 慢性髓细胞性白血病   D. 类白血病反应
   E. 急性白血病

10. 可以出现在慢性髓细胞性白血病的是（ ）
    A. 骨髓细胞内可见Auer小体
    B. Ph染色体阳性
    C. NAP积分增高
    D. 糖原染色阳性
    E. 非特异性酯酶阳性并且同时可以被氟化钠抑制

11. 慢性髓细胞性白血病最突出的体征为（ ）
    A. 贫血貌   B. 浅表淋巴结肿大
    C. 皮肤瘀斑   D. 脾大
    E. 肝大

12. 慢性髓细胞性白血病（ ）
    A. 周围血中幼稚细胞、原始细胞＞30%
    B. 周围血有较多幼粒细胞，伴嗜酸、嗜碱性粒细胞增多
    C. 周围血中幼红、幼粒细胞易见，骨髓出现"干抽"
    D. 周围血和骨髓中淋巴细胞＞60%
    E. 周围血中易见盔形红细胞及破碎红细胞

13. 慢性髓细胞性白血病患者有哪条染色体改变（ ）
    A. t(15;1)   B. t(9;22)(q34;q11)
    C. t(8;14)   D. t(11;8)(q34;q11)
    E. 16号染色体结构异常

14. 慢性髓细胞性白血病急性变最常见的类型是（ ）
    A. 急性髓系白血病
    B. 急性淋巴细胞白血病
    C. 急性单核细胞白血病
    D. 急性混合细胞白血病
    E. 中枢神经系统白血病

15. 慢性髓细胞性白血病的确诊依据是（ ）
    A. 血常规变化
    B. 检出Ph染色体或BCR/ABL融合基因
    C. 骨髓象及骨髓活检
    D. 中性粒细胞碱性磷酸酶积分减低
    E. NAP染色积分减低

二、简答题

慢性髓细胞性白血病的血常规及骨髓象特点是什么？

（聂 微）

第13章

慢性淋巴细胞白血病

学习目标

1. 掌握：慢性淋巴细胞白血病的定义、实验室检查。
2. 熟悉：慢性淋巴细胞白血病的诊断与鉴别诊断。
3. 了解：慢性淋巴细胞白血病的治疗现状。

案例 3-13-1

患者，男，65岁，因"头昏、乏力1年"入院。体格检查：一般情况可，贫血貌，全身皮肤未见出血及瘀斑，无黄染，咽无出血，扁桃体不大，颈部、腋窝、腹股沟淋巴结肿大，心肺无特殊。胸骨无压痛，双肺呼吸音清，未闻及干湿啰音，心率81次/分，律齐，未闻及杂音，腹胀，脾肋下2指。实验室检查：血常规示WBC 65×10^9/L，淋巴细胞55×10^9/L，Hb 90.00g/L，PLT 108.00×10^9/L。骨髓细胞学检查：骨髓增生极度活跃，淋巴系异常增生，以成熟淋巴细胞为主，偶见原淋巴细胞、幼淋巴细胞，粒、红、巨核三系增生受抑制，成熟红细胞大小不等，血小板散在可见。

问题：1. 淋巴结肿大原因是什么？
2. 诊断该病的依据有哪些？

一、概　述

慢性淋巴细胞白血病（chronic lymphocytic leukemia，CLL）简称慢淋，是最常见的一种淋巴细胞克隆增殖性疾病，以成熟的小淋巴细胞增生为主，95%以上的CLL为B细胞型。好发于60岁以上的男性，临床表现以外周血淋巴细胞增高、全身淋巴结进行性肿大及肝脾大为主。起病缓慢，早期无症状，逐渐有乏力、疲倦、消瘦，突出的体征是全身淋巴结进行性肿大及肝脾大，部分患者可有皮肤、乳腺、眼附件等淋巴结外浸润，晚期可有贫血和出血表现；易并发各种感染，为患者常见死亡原因。病程长短悬殊，短至1~2年，长至5~10年。

链接

WHO分型认为CLL与小淋巴细胞淋巴瘤（small lymphocytic lymphoma，SLL）为同一疾病的不同生物学实体，无本质区别，并将其命名为"成熟B细胞肿瘤，CLL/SLL"。当肿瘤细胞主要浸润淋巴结、脾等淋巴组织而没有明显累及外周血和骨髓时，诊断为小淋巴细胞淋巴瘤；当肿瘤细胞同时累及外周血和骨髓并且外周血B淋巴细胞数超过5.0×10^9/L时，诊断为慢性淋巴细胞白血病。95%以上的CLL为B淋巴细胞型，WHO将少见的慢性T淋巴细胞白血病归为大颗粒T淋巴细胞白血病、T幼淋巴细胞白血病和T淋巴细胞反应性增生等。

考点：慢性淋巴细胞白血病概述

二、实验室检查

1. 血常规　白细胞总数增高，常在（10~200）$\times10^9$/L，分类以淋巴细胞为主，≥50%，绝对值

≥5×10^9/L，其形态类似成熟的小淋巴细胞，细胞体积小，染色质浓集呈块状，无核仁，胞质量少，呈淡蓝色，其形态与正常的成熟小淋巴细胞常难以鉴别。有时可见少量原淋巴细胞和幼淋巴细胞，篮细胞易见（图13-1）。中性粒细胞比值降低。红细胞和血小板早期正常，随病情的发展，血小板减少，贫血逐渐明显。少数患者并发自身免疫性溶血性贫血，则贫血加重。

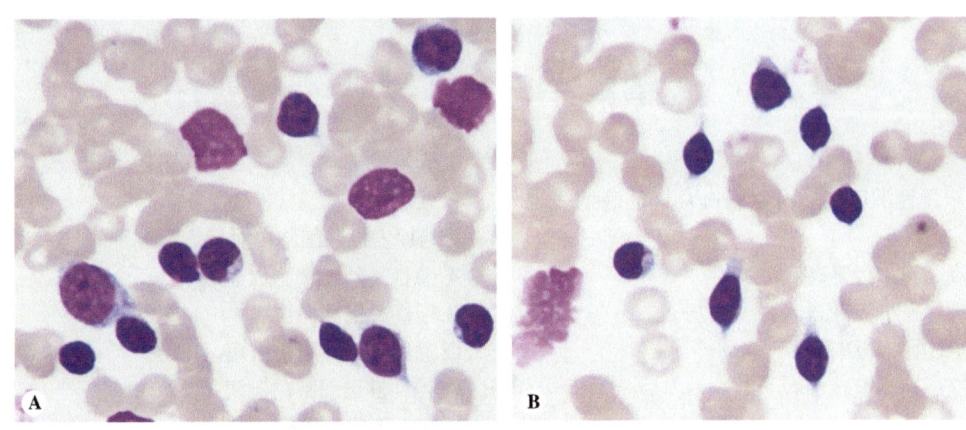

图13-1 慢性淋巴细胞白血病（瑞氏-吉姆萨染色，×1000）
A. 示骨髓；B. 示血片

2. 骨髓象 骨髓增生明显活跃或极度活跃，淋巴细胞≥40%，形态同外周血，原淋巴细胞和幼淋巴细胞常<5%，篮细胞易见。但部分患者幼淋巴细胞增多（10%～50%），具有临床侵袭性，将其命名为CLL变异型。疾病早期其他造血细胞无明显异常，晚期全血细胞减少。当并发自身免疫性溶血性贫血时，幼红细胞可明显增生，成熟红细胞出现异形红细胞。

3. 细胞化学染色 PAS染色呈粗颗粒阳性反应；ACP染色呈阴性或阳性反应，但阳性反应可被酒石酸抑制。

4. 免疫学检查 B-CLL呈κ或λ单克隆轻链型，主要表达CD5、CD19、CD20，弱表达SmIg、FCM7，一般不表达CD10和CD22。

5. 遗传学与分子生物学检验 80%的病例存在染色体异常，常见+12、del(13q14)、del(11q22.3)、del(6q23)、del(17p13)。这些染色体异常改变与患者预后有关，如+12与非典型的形态改变和侵袭性的临床过程有关，del(11q22.3)的病例有广泛淋巴结肿大，预后较差，del(13q14)与较长生存率有关。无t(11;14)(q13;q32)染色体异常有助于与MCL的鉴别。

考点：慢性淋巴细胞白血病血常规、骨髓象、细胞化学染色

三、诊断与鉴别诊断

1. 国内诊断标准

（1）临床表现 可有乏力、体力下降、消瘦、低热、贫血和出血表现，肝、脾、淋巴结肿大，少数有结外侵犯。

（2）实验室检查 ①外周血：WBC>10×10^9/L，淋巴细胞比例≥50%或绝对值≥5×10^9/L，以成熟小淋巴细胞为主，可见幼淋巴细胞或不典型淋巴细胞；②骨髓象：增生明显活跃及以上，成熟淋巴细胞≥40%；③免疫分型：B-CLL中CD5、CD19、CD20、SmIg阳性；T-CLL中CD2、CD3、CD7阳性。

有临床表现的患者具备实验室检查中的①项+②项或③项即可诊断。

2. 鉴别诊断 主要与引起淋巴细胞恶性增高的其他疾病鉴别。

（1）病毒或细胞感染引起的反应性淋巴细胞白血病 淋巴细胞多克隆性增殖，可有反应性淋巴细胞。

（2）与其他B细胞慢性淋巴增殖性疾病进行鉴别 如幼淋巴细胞白血病（PLL）、多毛细胞白血病（HCL）、套细胞淋巴瘤（MCL）、脾边缘带淋巴瘤（SMZL）等。可通过免疫学表型进行鉴别。

考点：慢性淋巴细胞白血病诊断

四、治 疗

化疗：可选择包含利妥昔单抗、氟达拉滨、环磷酰胺、甲泼尼龙、苯丁酸氮芥、苯达莫司汀等药物，近年新进展研究的新药依鲁替尼主要针对 *TP53* 突变的患者。

目标检测

A₁/A₂型题

1. 下列哪项属于慢性淋巴细胞白血病血常规的晚期表现（　　）
   A. 红细胞升高、血小板升高
   B. 红细胞减少、血小板升高
   C. 红细胞减少、血小板减少
   D. 红细胞升高、血小板减少
   E. 以上都不是

2. 血常规中篮细胞增多见于（　　）
   A. 急性早幼粒细胞白血病
   B. 急性单核细胞白血病
   C. 急性红白血病
   D. 慢性粒细胞白血病
   E. 慢性淋巴细胞白血病

3. B细胞型慢性淋巴细胞白血病主要表达的B细胞特异性抗原有（　　）
   A. CD3　　B. CD4　　C. CD5
   D. CD6　　E. CD8

4. 绝大多数慢性淋巴细胞白血病为（　　）
   A. B细胞型
   B. T细胞型
   C. 30% B细胞型和70% T细胞型
   D. 70% B细胞型和30% T细胞型
   E. 50% B细胞型和50% T细胞型

5. 慢性淋巴细胞白血病外周血中淋巴细胞的特点是（　　）
   A. 颗粒增多、大小不一
   B. 核仁明显且数量增多
   C. 胞质颜色深染
   D. 形态类似原始细胞
   E. 形态与正常淋巴细胞难以区分

6. 慢性淋巴细胞白血病时的血常规中，数量最多的白细胞是（　　）
   A. 小淋巴细胞　　B. 大淋巴细胞
   C. 幼淋巴细胞　　D. 原淋巴细胞
   E. 篮细胞

7. 在慢性淋巴细胞白血病的疾病后期的骨髓象中，几乎全部为（　　）
   A. 原淋巴细胞　　B. 幼淋巴细胞
   C. 大淋巴细胞　　D. 淋巴细胞
   E. 浆细胞

8. 应与原发性浆细胞白血病进行鉴别的是（　　）
   A. 急性早幼粒细胞白血病
   B. 慢性粒细胞白血病
   C. 急性淋巴细胞白血病
   D. 慢性淋巴细胞白血病
   E. 多毛细胞白血病

9. 慢性淋巴细胞白血病的外周血B淋巴细胞绝对值（　　）
   A. $\geq 3 \times 10^9/L$　　B. $\geq 5 \times 10^9/L$
   C. $\geq 7 \times 10^9/L$　　D. $\geq 9 \times 10^9/L$
   E. $\geq 10 \times 10^9/L$

10. 慢性淋巴细胞白血病（　　）
    A. 周围血中幼稚细胞、原始细胞>30%
    B. 周围血有较多幼粒细胞伴嗜酸、嗜碱性粒细胞增多
    C. 周围血和骨髓中淋巴细胞>60%
    D. 周围血中幼红、幼粒细胞易见，骨髓出现"干抽"
    E. 周围血中易见盔形红细胞及破碎红细胞

11. 下列关于慢性淋巴细胞白血病的描述，不正确的是（　　）
    A. 淋巴结肿大常为就诊的首发症状
    B. 50%~70%患者有肝脾大
    C. 欧美各国较常见
    D. 白血病细胞绝大多数起源于B细胞
    E. 好发于年轻人

12. 慢性淋巴细胞白血病最可能的首发症状是（　　）
    A. 贫血　　　　B. 出血
    C. 感染　　　　D. 淋巴结肿大
    E. 脾大

13. 慢性淋巴细胞白血病患者常见的死亡原因是（　　）
    A. 贫血　　B. 出血　　C. 感染
    D. 皮肤病变　E. 营养不良

14. 下列不是慢性淋巴细胞白血病特点的是（　　）
    A. 成熟淋巴细胞增多为主
    B. 易见篮细胞
    C. NAP积分增高
    D. PAS反应阳性
    E. 胞质内可见Auer小体

（杨　芳）

第14章

淋巴瘤

> **学习目标**
> 1. 掌握：非霍奇金淋巴瘤的实验室检测特征及诊断要点。
> 2. 熟悉：非霍奇金淋巴瘤及霍奇金淋巴瘤的临床特征。
> 3. 了解：淋巴瘤的病因、发病机制及治疗。

案例 3-14-1

老年男性，发现腹股沟淋巴结肿大2年，发热1周。体格检查：右腿腋窝、腹股沟淋巴结肿大，胸骨无压痛，心肺无特殊，肝、脾未扪及。实验室检查：血常规示 Hb 95g/L，WBC $6.3×10^9$/L，中性粒细胞50%，淋巴细胞45%，PLT $130×10^9$/L；生化检查：乳酸脱氢酶（200U/L）；凝血功能 PT 17秒，APTT 89秒，D-二聚体（+）。骨髓细胞学检查结果：骨髓增生明显活跃，涂片上可见大量分类不明细胞，分类占8%，粒、红、巨核三系无明显异常。成熟红细胞大小不等，血小板散在、成簇可见。

问题：1. 淋巴结肿瘤病因是什么？贫血病因是什么？
2. 诊断该病的依据是什么？
3. 需进一步做的实验室检查是什么？

恶性淋巴瘤（malignant lymphoma）是一组起源于淋巴结或淋巴组织的恶性肿瘤，可分为霍奇金淋巴瘤（Hodgkin lymphoma，HL）和非霍奇金淋巴瘤（non Hodgkin lymphoma，NHL）两大类。发病男性多于女性，多见于20~40岁。HL发病率高于NHL。病因较为复杂，大多研究认为与病毒感染密切相关，已发现EB病毒可引起Burkitt淋巴瘤，逆转录病毒HTLV-1是成人T细胞白血病/淋巴瘤的病因。发病较隐蔽，无痛性表浅淋巴结肿大是其主要特征。

考点：淋巴瘤概述

第1节 霍奇金淋巴瘤

霍奇金淋巴瘤（Hodgkin lymphoma，HL）是一种淋巴造血组织的恶性肿瘤。HL病变大多首先侵犯表浅淋巴结，从一个或一组淋巴结开始，逐渐向远处扩散，原发于结外组织者较少；瘤组织成分多样，但都有一种独特的里-施（Reed-Sternberg，RS）细胞及变异细胞，周围有大量的反应细胞。我国多见于青年，男多于女。常见无痛性颈部或锁骨上淋巴结进行性肿大，部分以不明原因的发热、皮肤瘙痒为主要症状，部分淋巴结疼痛，伴乏力、盗汗、消瘦等全身症状。

一、病理和分型

目前采用2016年WHO的淋巴造血系统肿瘤分类，将其分为结节性淋巴细胞为主型HL和经典HL两大类。显微镜下特点是在炎症细胞背景下散在肿瘤细胞（即RS细胞）及其变异型细胞，RS细胞的典型表现为巨大双核和多核细胞，直径为25~30μm，核仁巨大而明显，可伴毛细血管增生和不同程度的纤维化。在国内，经典HL中的混合细胞型（MCHL）最为常见，其次为结节硬化型（NSHL）、富于淋巴细胞型（LRHL）和淋巴细胞消减型（LDHL）。几乎所有的HL细胞均来源于B淋巴细胞，仅少数来源于T淋巴细胞。

1. 结节性淋巴细胞为主型霍奇金淋巴瘤（nodular lymphocyte predominance Hodgkin lymphoma，NPHL）占5%左右。

2. 经典型霍奇金淋巴瘤（classical Hodgkin lymphoma，CHL）占95%左右，包括四种亚型。

（1）结节硬化型霍奇金淋巴瘤。
（2）混合细胞型霍奇金淋巴瘤。
（3）淋巴细胞消减型霍奇金淋巴瘤。
（4）富于淋巴细胞型霍奇金淋巴瘤。

考点：霍奇金淋巴瘤病理、分型

二、临床表现及分期

1. 临床表现 多见于青年，儿童少见。

（1）淋巴结肿大 首发症状常是无痛性颈部或锁骨上淋巴结进行性肿大（占60%～80%），其次为腋下淋巴结肿大。肿大的淋巴结可以活动，也可互相粘连，融合成块，触诊有软骨样感觉。

（2）淋巴结外器官受累 表现为少数HL患者可浸润器官组织或因深部淋巴结肿大压迫，引起各种相应症状。

（3）全身症状 发热、盗汗、瘙痒及消瘦等全身症状较多见。30%～40%的HL患者以原因不明的持续发热为起病症状。这类患者一般年龄稍大，男性较多，常有腹膜后淋巴结累及。约有1/6的患者出现周期性发热。可有局部及全身皮肤瘙痒，多为年轻女性。瘙痒可为HL的唯一全身症状。

（4）其他 5%～16%的HL患者发生带状疱疹。饮酒后引起的淋巴结疼痛是HL患者所特有，但并非每一个HL患者都是如此。

考点：霍奇金淋巴瘤临床表现

2. 临床分期 目前广泛应用的分期方法是在Rye会议（1965年）分型方法的基础上，经Ann Arb会议（1971年）修订后确定的，见表14-1。此分期方案NHL也参照使用。

表14-1 NHL分期系统

分期	侵犯范围
Ⅰ期	病变侵犯单个淋巴结区（Ⅰ）或一个淋巴组织[如脾、胸腺、咽淋巴环或一个淋巴结外部位（ⅠE）]
Ⅱ期	病变侵犯横膈同侧的2个或更多的淋巴结区（Ⅱ）（纵隔是一个部位，肺门淋巴结双侧受侵是2个部位），侵犯的解剖部位数目应标明
Ⅲ期	病变侵犯横膈两侧的淋巴结区。Ⅲ1：伴有或不伴有脾门、腹腔或门脉区淋巴结受侵；Ⅲ2：伴有主动脉、髂窝、肠系膜淋巴结受侵
Ⅳ期	淋巴结以外的部位受侵犯（不包括记录为"E"的病变） A：无症状；B：发热、盗汗、体重减轻（6个月内下降10%以上）；X：大瘤块，纵隔肿物最大横径胸廓内径13cm，淋巴结肿块最大直径＞10cm；CS：临床分期；PS：病理分型；E：局限性孤立的结外病变，不包括肝和骨髓只有一个部位的病变（ⅠE），侵犯邻近的淋巴结（ⅡE或ⅢE）

三、实验室检查

1. 血常规 常有轻度或中度贫血，白细胞轻度或明显增加，伴中性粒细胞增多，少数患者可有嗜酸性粒细胞升高。血小板一般正常，骨髓广泛受浸润时可有全血细胞减少。

2. 骨髓象 找到RS细胞为骨髓浸润的依据，有诊断价值。骨髓穿刺涂片阳性率低，活检可提高阳性率。RS细胞体积巨大，直径30～50μm，胞质丰富，呈蓝色，核圆形，双核对称（又称"镜影核"）或分叶状，核膜清楚，染色质粗颗粒或网状，核仁大而明显（图14-1）。

3. 组织病理学淋巴组织活检 形态学表现为少量单核、双核或多核的瘤细胞及其周围的大量非肿瘤性的小淋巴细胞、浆细胞、组织细胞等反应性细胞。

4. 免疫表型检查 有利于区分结节性淋巴瘤为主型霍奇金淋巴瘤（NLPHL）和经典型霍奇金淋巴瘤（CHL）。NLPHL 的细胞 CD20、CD79a 和 CD45 阳性，Ig 轻链和重链常呈强阳性。在 CHL，几乎所有 RS 细胞 CD30 呈阳性而 CD45 呈阴性。

5. 细胞遗传学和分子生物学检查 RS 细胞大多存在 Ig 基因重排，也是证明 RS 细胞来源于 B 淋巴细胞的依据。

考点：霍奇金淋巴瘤血常规和骨髓象

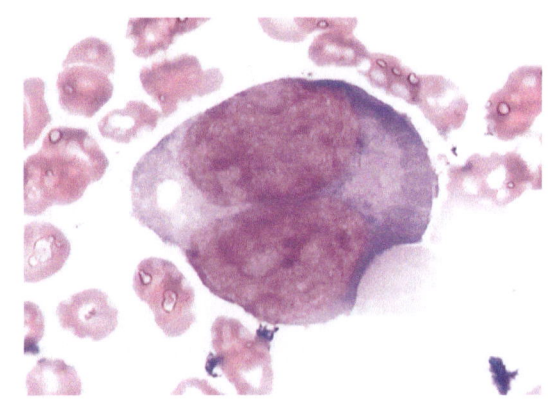

图 14-1 霍奇金淋巴瘤骨髓 RS 细胞（瑞氏-吉姆萨染色，×1000）

四、诊 断

临床上怀疑淋巴瘤，应尽早作淋巴结等组织病理学检查。

1. 临床表现 无痛性淋巴结肿大。淋巴结肿大可引起相应器官压迫症状。可伴有发热、消瘦、盗汗、皮肤瘙痒等全身症状。随病情进展可侵犯淋巴结外组织如肝、脾、骨髓等，引起相应症状。

2. 实验室检查 可有中性粒细胞增多及不同程度的嗜酸性粒细胞增多。可有血沉加快及中性粒细胞碱性磷酸酶活性的增高，并且可反映疾病活跃。疾病较晚期，骨髓穿刺可能发现典型 RS 细胞或单个核类似细胞。少数患者可并发溶血性贫血，Coombs 试验阳性或阴性。

应注意，RS 细胞并非霍奇金淋巴瘤特有，如传染性单核细胞增多症、EB 病毒感染等也可出现 RS 细胞，需要结合临床特点和实验室检查全面分析，作出诊断。

五、治 疗

HL 是一种相对少见但治愈率较高的恶性肿瘤，一般从原发部位向邻近淋巴结依次转移，是第一种用化疗能治愈的恶性肿瘤。治疗上主要采用化疗加放疗的综合治疗。较早时期 MOPP 方案化疗完全缓解率为 80%，5 年生存率为 75%，长期无病生存率为 50%。但有相当比例的患者出现第二肿瘤和不孕。ABVD 方案的缓解率和 5 年无病生存率均优于 MOPP 方案，目前 ABVD 已成为 HL 的首选化疗方案。

第 2 节 非霍奇金淋巴瘤

一、概 述

NHL 是较 HL 更常见的一组淋巴系统恶性增殖性疾病。类型多样，可发生在淋巴结，也可发生在结外组织。其特点：病变侵犯较广，呈跳跃式扩散，结外病变多见，常见部位为胃肠道、鼻腔、皮肤、扁桃体等；瘤组织成分单一，以一种细胞类型为主。任何年龄均可发病，老年人多见。以无痛性浅表淋巴结进行性肿大为首发表现者较 HL 少，亦可以发热为首发表现。全身症状见于部分恶性程度高和晚期患者。

NHL 分类非常复杂，国际上先后提出多个分类方案。欧洲和美国淋巴瘤分类根据形态学特征、免疫表型、细胞遗传学和临床特点，将各种类型淋巴瘤看作"独立疾病"。在 REAL 分类原则的基础上，2008 年 WHO 提出了淋巴组织肿瘤分型新方案，该方案既考虑了形态学特点，也反映了应用单克隆抗体、细胞遗传学和分子生物学等新技术对淋巴瘤的新认识和确定的新种，该方案包含了各种淋巴瘤和急性淋巴细胞白血病。2016 年版分类中又增加了一些新类型，对某些类别进行更名、增加了细胞起源分类等内容（表 14-2）。

表 14-2　WHO淋巴组织肿瘤分型（2017年修订版）

前驱淋巴性肿瘤	成熟B细胞淋巴瘤	成熟T和NK细胞淋巴瘤
B淋巴母细胞白血病/淋巴瘤，非特指型	慢性淋巴细胞白血病/小淋巴细胞淋巴瘤	T细胞幼淋巴细胞白血病
B淋巴母细胞白血病/淋巴瘤伴频发基因异常	单克隆性B淋巴细胞增多	T细胞大颗粒淋巴细胞白血病
T淋巴母细胞白血病/淋巴瘤	B细胞幼淋巴细胞白血病	慢性NK细胞性淋巴细胞增殖性疾病
NK淋巴母细胞白血病/淋巴瘤	脾边缘区淋巴瘤	侵袭性NK细胞白血病
	毛细胞白血病	儿童EBV阳性T细胞和NK细胞淋巴增殖性疾病
	脾脏B细胞淋巴瘤/白血病，未分类	种痘样水疱病样淋巴组织增生性疾病
	浆细胞肿瘤	成人T细胞白血病/淋巴瘤
	淋巴浆细胞性淋巴瘤	结外NK/T细胞淋巴瘤，鼻型
	意义未明的单克隆丙种球蛋白病，IgM	肠病T细胞淋巴瘤
	黏膜相关淋巴组织结外边缘区淋巴瘤	肠道相关T细胞淋巴瘤
	淋巴结边缘区淋巴瘤	单型性嗜上皮肠道T细胞淋巴瘤
	儿童型滤泡性淋巴瘤	胃肠道惰性T细胞淋巴组织增殖性疾病
	滤泡性淋巴瘤	肝脾T细胞淋巴瘤
	伴IRF4重排的大B细胞淋巴瘤	皮下脂膜炎样T细胞淋巴瘤
	原发皮肤的滤泡中心淋巴瘤	蕈样真菌病
	套细胞淋巴瘤	Sézary综合征
	弥漫大B细胞淋巴瘤，非特指型	原发性皮肤CD30 T细胞淋巴增殖性疾病
	富于T细胞/组织细胞的大B细胞淋巴瘤	原发性皮肤外周T细胞淋巴瘤，罕见亚型
	原发中枢神经系统的弥漫大B细胞淋巴瘤	外周T细胞淋巴瘤，非特指型
	原发皮肤的弥漫大B细胞淋巴瘤，腿型	血管免疫母细胞T细胞淋巴瘤和其他T滤泡
	EBV阳性的弥漫大B细胞淋巴瘤，非特指型	辅助细胞来源的淋巴结、淋巴瘤
	EBV阳性黏膜皮肤溃疡	间变性大细胞淋巴瘤，ALK阳性
	慢性炎症相关性弥漫大B细胞淋巴瘤	间变性大细胞淋巴瘤，ALK阴性
	淋巴瘤样肉芽肿病，1/2级	乳房植入物相关间变性大细胞淋巴瘤
	淋巴瘤样肉芽肿病，3级	
	原发纵隔（胸腺）大B细胞淋巴瘤	
	血管内大B细胞淋巴瘤	
	ALK阳性的大B细胞淋巴瘤	
	浆母细胞性淋巴瘤	
	原发性渗出性淋巴瘤	
	HHV8相关淋巴增值性疾病	
	伯基特淋巴瘤	
	伴有11q异常的伯基特样淋巴瘤	
	高级别B细胞淋巴瘤	
	介于弥漫大B细胞淋巴瘤与典型霍奇金淋巴瘤间的不能分类型B细胞淋巴瘤	

考点：非霍奇金淋巴瘤概述

二、实验室检查

1. 血常规　多数患者早期血常规正常，10%～20%可有贫血，部分患者可有白细胞、血小板增多。

疾病进展、骨髓受侵、脾功能亢进、慢性失血及放疗/化疗等，可导致或加重贫血，亦可出现全血细胞减少。

2. 骨髓象 NHL患者早期骨髓象多正常，随着病情发现，淋巴瘤细胞侵犯骨髓，NHL较多见（图14-2）。当NHL细胞浸润骨髓并积累一定量细胞时，可表现为白血病样骨髓象和相应血常规，此时的细胞称为淋巴瘤白血病细胞。

3. 组织病理学 组织病理学特点为淋巴结正常结构消失，被肿瘤组织所取代，瘤细胞生长方式呈异型性，淋巴结包膜被侵犯，一般无RS细胞。根据瘤细胞的生长方式和形态特点等可进行组织学分型。

4. 免疫表型分析 通过分析NHL肿瘤细胞的免疫学表型所对应的细胞系和发育阶段，并结合组织形态学、细胞表达的特殊蛋白、增殖相关因子和细胞的克隆性来区分肿瘤的类型，常见小B细胞肿瘤的鉴别见表14-3。

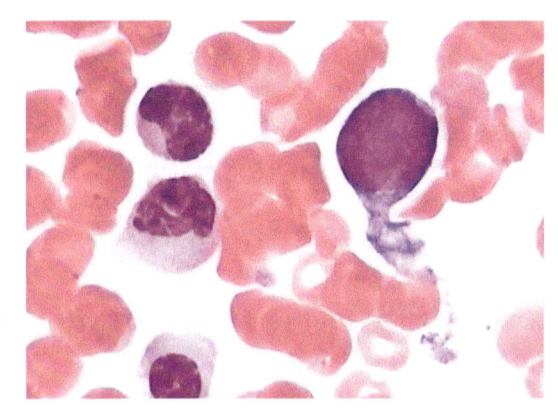

图14-2 非霍奇金淋巴瘤骨髓中瘤细胞（瑞氏-吉姆萨染色，×1000）

表14-3 常见小B细胞淋巴瘤的免疫表型

类型	CD5	CD10	CD23	CD43	bcl-6	cyclin D1
CLL/SLL	+	-	+	+	-	-
FL, LG	-	+/-	-	-	+	-
MALTL	-	-	-	-/+	-	-
MCL	+	-	-	+	-	+

注：CLL/SLL.慢性淋巴细胞白血病/小淋巴细胞淋巴瘤；FL.滤泡性淋巴瘤；LG.淋巴瘤样肉芽肿；MALTL.黏膜相关淋巴组织淋巴瘤；MCL.套细胞淋巴瘤

5. 细胞遗传学和分子生物学检验 多数有克隆性染色体异常，存在Ig基因重排。

考点：非霍奇金淋巴瘤血常规、骨髓象、组织病理学检查

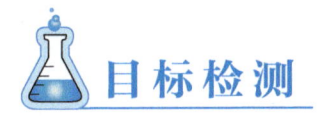

目标检测

A₁/A₂型题

1. 某患者饮酒后出现淋巴结疼痛，见于（ ）
   A. 非霍奇金淋巴瘤　　B. 霍奇金淋巴瘤
   C. 慢性淋巴细胞白血病　D. 套细胞淋巴瘤
   E. 多发性骨髓瘤

2. 经典霍奇金淋巴瘤起源于（ ）
   A. B淋巴细胞　　　　B. T淋巴细胞
   C. NK细胞　　　　　D. 组织细胞
   E. 淋巴细胞

3. 2008年WHO关于霍奇金淋巴瘤（HL）分型中，不属于经典型HL的是（ ）
   A. 淋巴细胞丰富型　　B. B淋巴细胞消减型
   C. 混合细胞型　　　　D. 结节性淋巴细胞为主型
   E. 结节硬化型

4. 病理切片中的哪项特点对诊断霍奇金淋巴瘤最有价值（ ）
   A. 淋巴细胞增多　　　B. 组织结构破坏
   C. 嗜酸性粒细胞增多　D. 见到RS细胞
   E. 纤维增生

5. 淋巴瘤的最常见临床表现是（ ）
   A. 周期性发热
   B. 无痛性、进行性淋巴结肿大
   C. 皮肤瘙痒
   D. 乏力、盗汗、消瘦
   E. 肝脾大

6. 临床上诊断淋巴瘤最重要、最常用的实验室检查手段是

(   )
A. 骨髓检查　　　　B. 组织活检
C. 细胞免疫学分型　D. 细胞遗传学检查
E. 分子生物学检查

7. 淋巴瘤是一组起源于什么的恶性肿瘤（   ）
A. 骨髓　　　　　　B. 肝
C. 脾　　　　　　　D. 全身组织
E. 淋巴结和淋巴组织

8. NHL 患者如在骨髓中找到淋巴瘤细胞，临床分期属于（   ）
A. Ⅰ期　　　　　　B. Ⅱ期
C. Ⅲ期　　　　　　D. Ⅳ期
E. Ⅴ期

9. 淋巴瘤属于什么系统的恶性肿瘤（   ）
A. 血液系统　　　　B. 淋巴系统
C. 免疫系统　　　　D. 神经系统
E. 粒系统

10. NHL 病变范围（   ）
A. 广泛，多有结外组织受累
B. 局限，以局部淋巴结为主
C. 局限，多有结外组织受累
D. 广泛，以淋巴结为主
E. 局限，仅局限于淋巴结

11. NHL 发展规律是（   ）
A. 血源扩散　　　　B. 邻近浸润性延续性扩散
C. 跳跃式扩散　　　D. 周围组织局限性
E. 仅浸润淋巴结

（杨　芳）

第15章 骨髓增生异常综合征

学习目标

1. 掌握：骨髓增生异常综合征的概念和分型。
2. 熟悉：骨髓增生异常综合征细胞发育异常的形态学特点及实验室检查。
3. 了解：骨髓增生异常综合征的临床特征。

案例 3-15-1

患者，男，36岁，主诉面色苍白、乏力1年余，2周前因"感冒"，乏力加重就诊。体格检查：BP 125/80mmHg，精神欠佳，贫血貌。实验室检查：血常规示 WBC 2.13×10^9/L，中性粒细胞79%，RBC 2.95×10^{12}/L，Hb 70g/L，PLT 40×10^9/L，网织红细胞2%；血清铁蛋白、叶酸、维生素B_{12}、尿常规、大便常规均正常，未见含铁血黄素尿。骨髓细胞学检查：有核细胞增生活跃，粒细胞系占32.5%，原始粒细胞占5%；红细胞系占53.5%，可见双核、多核、花瓣核幼红细胞；巨核细胞系可见小巨核细胞、单圆核巨核细胞，血小板少见。外周血：原始细胞占1%，成熟红细胞明显大小不等。

问题：1. 根据以上资料，该患者初步诊断是什么？
2. 如需确诊，还需要哪些实验室检查？

一、概　述

骨髓增生异常综合征（myelodysplastic syndrome，MDS）是一组起源于造血干细胞的克隆性疾病，主要特征是无效造血和急性髓系白血病的高危演变。血常规可呈全血细胞减少或任一系及两系血细胞减少；骨髓增生活跃或明显活跃，少数减低，常有一系及以上的形态异常。

MDS多发生于50岁以上老年人，偶见于青年和儿童，男性多于女性。多数患者为原发性，少数为继发性。MDS的症状和体征均为非特异性，临床表现主要是不明原因的难治性贫血，可伴有感染或出血，部分无症状。1/3以上的MDS患者在数月至数年或更长时间转化为急性白血病（绝大多数为AML，少数为ALL）。

MDS多无明确病因，发病机制还不十分清楚。通常认为MDS的发生和进展是一个多因素共同作用的过程，可能与以下因素有关。①干细胞基因异常：MDS存在原癌基因突变、抑癌基因失活和继发性细胞遗传学异常等，导致造血干细胞的损伤或突变，骨髓无效造血和分化成熟障碍。②细胞周期的调控系统异常，影响细胞的增殖和发育。③造血微环境改变：某些细胞因子促进了骨髓造血细胞的过度增殖和提早凋亡。MDS骨髓细胞增生而外周血细胞减少，这种无效造血与髓系细胞分化能力缺陷及细胞过度凋亡有关。④免疫缺陷：某些抗原刺激T细胞克隆扩增，导致T淋巴细胞介导的自身造血抑制及全血细胞减少；B淋巴细胞异常表现为自身抗体产生，这些自身抗体的产生与多克隆浆细胞增殖有关，免疫缺陷通常在进展期MDS中更常见。⑤理化作用：电离辐射、氯霉素、苯、化疗药物尤其是烷化剂、拓扑异构酶抑制剂、乙双吗啉等。

二、分　型

1. FAB分型　1982年FAB协作组根据MDS骨髓和外周血中原始细胞的比例、环形铁粒幼细胞数量、Auer 小体及外周血单核细胞数量，将 MDS 分为 5 个类型，即难治性贫血（refractory anemia，RA）、难治性贫血伴有环形铁粒幼红细胞（RA with ringed sideroblast，RARS）、难治性贫血伴有原始细胞过多（RA with excess blast，RAEB）、转化中难治性贫血伴有原始细胞增多（RAEB in transformation，RAEB-t）、慢性粒-单核细胞白血病（chronic myelomonocytic leukemia，CMML）（表 15-1）。FAB 分型方案在临床工作中沿用多年，但形态学分型对于治疗、预后等具有局限性。

表 15-1 MDS 的 FAB 分型

类型	原始细胞（%）外周血	原始细胞（%）骨髓	环状铁粒幼红细胞（%）	外周血单核细胞 >1×10⁹/L
RA	<1	<5	<15	-
RARS	<1	<5	≥15	-
RAEB	<5	5~20	不定	-
RAEB-t	≥5	>20 而 <30，可见 Auer 小体	不定	+/-
CMML	<5	5~20	不定	+

链接

20 世纪 70 年代初，赫德尔（Hurdle）等首先报道 CMML，认为它是一种慢性骨髓增殖性疾病（MPD），其特征为外周血白细胞数正常或增高，偶可有幼粒细胞或幼红细胞，单核细胞 >0.8×10⁹/L。骨髓有核细胞增多，可有发育异常的形态表现，以粒细胞系增殖为主，单核细胞亦增多。Ph 染色体阴性，可有脾大。后来 FAB 协作组因其有血细胞发育异常的形态表现，将之纳入 MDS 作为一个亚型。但由于本病有明显的 MPD 特征，这种归类一直受到质疑。现在 WHO 分类方案中，将 CMML 划入新增的骨髓增生异常-骨髓增殖性肿瘤（myelodysplastic-myeloproliferative neoplasm，MDS/MPN）大类中，解决了这一长时间以来的争议。

2. WHO 分型 WHO 对原有的 FAB 分型作了几次修订，综合了形态学、免疫学、遗传学及分子生物学等特征，使分型更有实用性。WHO 分型中，MDS 分型主要强调的是发育异常和原始细胞计数，对于病态造血，目前认为：①任何系病态造血必须 ≥10%；②从危险程度上不同类型的病态造血无差异；③病态造血不是 MDS 所特有。2008 年 WHO 定义的红白血病（红细胞系/髓细胞系型）骨髓中红细胞系 ≥50%，且原始细胞 ≥20%（NEC），这类疾病基于其总原始细胞数 2016 年被归入 MDS。目前主要以病态累及细胞系列多少和原始细胞数量为主要依据进行分型，分为：MDS 伴单系血细胞发育异常（MDS with single lineage dysplasia，MDS-SLD）、MDS 伴多系血细胞发育异常（MDS with multilineage dysplasia，MDS-MLD）、MDS 伴环形铁粒幼细胞（MDS with ring sideroblasts，MDS-RS）、MDS 伴原始细胞增多（MDS with excess of blasts，MDS-EB）（根据原始细胞多少又分为 MDS-EB-1 和 MDS-EB-2）、MDS 不能分类型（MDS with unclassifiable，MDS-U），具体见表 15-2。

表 15-2 WHO（2016）MDS 修订分型

疾病类型	发育异常	血细胞减少	环状铁粒幼红细胞	骨髓和外周血原始细胞	常规核型分析
MDS 伴单系血细胞发育异常（MDS-SLD）	1 系	1~2 系	<15% 或 <5%ᵃ	骨髓 <5%，外周血 <1%，无 Auer 小体	任何核型，但不符合伴单纯 del(5q) MDS 标准
MDS 伴多系血细胞发育异常	2~3 系	1~3 系	<15% 或 <5%ᵃ	骨髓 <5%，外周血 <1%，无	任何核型，但不符合伴单纯

续表

疾病类型		发育异常	血细胞减少	环状铁粒幼红细胞	骨髓和外周血原始细胞	常规核型分析
MDS伴环形铁粒幼细胞（MDS-RS）	（MDS-MLD）				Auer小体	del（5q）MDS标准
	MDS-RS-SLD	1系	1~2系	≥15%或≥5%ᵃ	骨髓<5%，外周血<1%，无Auer小体	任何核型，但不符合伴单纯del（5q）MDS标准
	MDS-RS-MLD	2~3系	1~3系	≥15%或≥5%ᵃ	骨髓<5%，外周血<1%，无Auer小体	任何核型，但不符合伴单纯del（5q）MDS标准
	MDS伴单纯del（5q）	1~3系	1~2系	任何比例	骨髓<5%，外周血<1%，无Auer小体	仅有del（5q），可以伴有1个其他异常［-7或del（7q）除外］
MDS伴原始细胞增多（MDS-EB）	MDS-EB-1	0~3系	1~3系	任何比例	骨髓5%~9%或外周血2%~4%，无Auer小体	任何核型
	MDS-EB-2	0~3系	1~3系	任何比例	骨髓10%~19%或外周血5%~19%或有Auer小体	任何核型
MDS，不能分类型（MDS-U）	外周血原始细胞1%	1~3系	1~3系	任何比例	骨髓<5%，外周血=1%ᵇ，无Auer小体	任何核型
	单系血细胞发育异常伴全血细胞减少	1系	3系	任何比例	骨髓<5%，外周血<1%，无Auer小体	任何核型
	伴有诊断意义核型异常	0系	1~3系	<15%ᶜ	骨髓<5%，外周血<1%，无Auer小体	有定义MDS的核型异常

注：MDS：骨髓增生异常综合征；血细胞减少定义为血红蛋白<100 g/L、血小板计数<100×10⁹/L、中性粒细胞绝对计数<1.8×10⁹/L，极少情况下MDS可见这些水平以上的轻度贫血或血小板减少，外周血单核细胞必须＜1×10⁹/L；ᵃ如果存在SF3B1突变；ᵇ外周血=1%的原始细胞必须有两次不同时间检查的记录；ᶜ若环形铁粒幼红细胞≥15%的病例有明显红系发育异常，则归类为MDS-RS-SLD。

三、实验室检查

血常规、骨髓象检查是MDS诊断的细胞学基础。病态造血是MDS的核心变化，在血常规和骨髓象均有表现。

1. 血常规 表现为全血细胞减少，其程度依MDS的分型不同而异，可为明显的全血细胞减少，也可为一系或两系血细胞减少，可见病态造血。

（1）红细胞 不同程度的正细胞性或大细胞性贫血，红细胞呈双形性。成熟红细胞大小不均，形态不一；可见巨大红细胞、异形红细胞、嗜多色性及嗜碱性点彩红细胞，亦可出现有核红细胞。网织红细胞正常、减少或增高。

（2）白细胞 白细胞减少、正常或增多，以粒细胞发育异常为主，有少量幼粒细胞，中性粒细胞胞质内颗粒缺如或稀少，核分叶过多或过少（Pelger-Huët）；染色质异常凝集，甚至可见假Chediak-Higashi颗粒。可见不典型单核细胞。

（3）血小板 减少多见，少数增多。有大而畸形火焰状或巨大血小板，偶见淋巴样小巨核细胞、单圆核小巨核细胞。

2. 骨髓象 增生明显活跃，少数增生活跃或减低，伴有病态造血（图15-1）。

（1）红细胞系 多数增高，少数减低，原始红细胞和早幼红细胞增多，有类巨幼样变，可见双核、多核、核不规则、核分叶、核碎裂等，可见核质发育不平衡，胞质嗜碱、着色不均、空泡、豪-乔小体、Cabot环。

（2）粒细胞系 增生活跃或减低，原始粒细胞和早幼粒细胞可增高，伴成熟障碍，有的早幼粒细胞颗粒粗大，核仁明显，有的类似单核细胞，核折叠或凹陷，双核或畸形核。亦可见巨晚幼粒、巨杆状核及分叶过多或过少的中性粒细胞，可见颗粒稀少或缺如。

（3）巨核细胞系　巨核细胞正常、增多或减少，多数为小巨核细胞、单圆大核或多个小核的巨核细胞。巨核细胞常有低分叶、双核、或多核。小巨核细胞有助于MDS的早期诊断，其特征为：体积近似或小于早幼粒细胞，甚至如淋巴细胞大小，不分叶或分两叶，核质比例大，核圆形或稍凹陷，染色质致密结构不清，偶见1~2个不清晰小核仁，胞质极少、嗜碱，呈不透明的云雾状，周边不清楚，可见血小板形成。

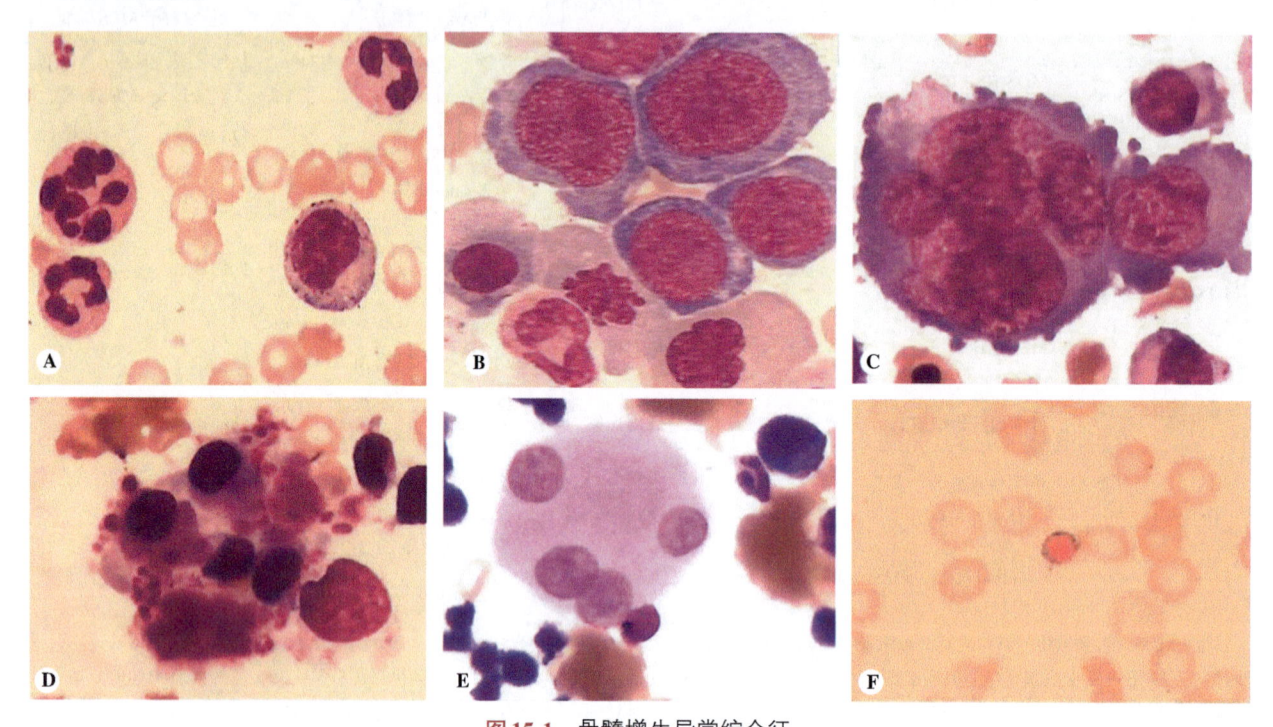

图15-1　骨髓增生异常综合征

A、B、C、D、E.瑞氏-吉姆萨染色，×1000；F.铁染色，×1000

A示血片；B、C、D、E、F示骨髓

（A.血常规；B.骨髓象；C.多核巨幼红细胞；D.小巨核细胞；E.多个小核核巨核细胞；F.环形铁粒幼细胞）

3. 骨髓活检　多数骨髓造血组织过度增生，各系病态造血明显，不成熟粒细胞增多并伴有幼稚前体细胞异常定位（abnormal localization of immature precursor，ALIP），正常人原始粒细胞与早幼粒细胞常单个散在定位于骨小梁旁区（骨内膜表面），而MDS患者移位至骨小梁间的中央髓区，并集丛（3~5个细胞）或集簇（>5个）。ALIP是MDS骨髓组织的病理学特征，ALIP阳性者转化为急性白血病可能性较大，早期病死率高；反之则预后较好。亦可见巨核系病态造血、网状纤维增生等改变。

4. 细胞化学染色　骨髓铁染色显示细胞外铁增多，铁粒幼红细胞增多，多在50%以上，有的可见环形铁粒幼细胞。幼红细胞PAS阳性。

5. 细胞遗传学　35%~70%有染色体异常，常见核型改变为-5/del(5q)、-7/del(7q)、+8、del(20q)、-Y等，其中-7/del(7q)和复合缺陷者，约72%转化为急性白血病，中数生存期短，预后差，而核型正常及单纯的del(5q)、del(20q)则预后较好。

6. 体外骨髓培养　集落细胞成熟障碍，多数患者细胞集落的形成能力减低，集落不生长或明显减少。能形成集落和小簇者预后较好，无集落或大簇者预后差。

四、诊断和鉴别诊断

1. 诊断标准　目前没有诊断的金标准，仍采用多指标、综合性、动态的指标。MDS诊断的最低标准需要满足2个必要条件和1个确定标准。

(1) 必要条件（两条均须满足）①持续4个月一系或多系血细胞减少（如检出原始细胞增多或MDS相关细胞遗传学异常，无需等待可诊断MDS）；②排除其他可导致血细胞减少和发育异常的造血及非造血系统疾病。

(2) MDS相关（主要）标准（至少满足一条）①发育异常：骨髓涂片中红细胞系、粒细胞系、巨核细胞系发育异常细胞的比例≥10%；②环状铁粒幼红细胞占有核红细胞比例≥15%，或≥5%且同时伴有SF3B1突变；③原始细胞：骨髓涂片原始细胞达5%~19%（或外周血涂片2%~19%）；④常规核型分析或FISH检出有MDS诊断意义的染色体异常。

(3) 辅助标准（对于符合必要条件、未达主要标准、存在输血依赖的大细胞性贫血等常见MDS临床表现的患者，如符合≥2条辅助标准，诊断为疑似MDS）。①骨髓活检切片的形态学或免疫组化结果支持MDS诊断；②骨髓细胞的流式细胞术检测发现多个MDS相关的表型异常，并提示红系和（或）髓系存在单克隆细胞群；③基因测序检出MDS相关基因突变，提示存在髓系细胞的克隆群体。

2. 鉴别诊断 细胞发育异常（即病态造血）并非MDS特有，有些反应性疾病也可引起血细胞减少和病态造血，发育异常细胞可以超过10%，故MDS的诊断需要与反应性疾病所指的病态造血鉴别。最主要的鉴别是根据发病有无明显的原发病史或诱因史、原始细胞的比例及骨髓活检有无早期细胞异常定位、免疫学分析、有无异常的染色体和基因突变等进行鉴别。

(1) 大颗粒淋巴细胞白血病　T细胞大颗粒淋巴细胞白血病患者可合并纯红再障、中性粒细胞减少甚至血小板减少，需与MDS-SLD鉴别。可通过外周血淋巴细胞免疫表型分析进行鉴别。

(2) 可引起血细胞减少的疾病　如再生障碍性贫血、阵发性睡眠性血红蛋白尿、低增生性白血病等，可根据细胞化学染色、流式细胞术、骨髓活检及染色体分析进行鉴别。

> **链接**
>
> MDS的病程大致有以下三种主要演变模式。
>
> 1. 患者病情稳定，骨髓中原始细胞不增多或轻微增多，但不超过5%。随诊中从未发生白血病转变，仅靠一般支持治疗可存活数年甚至十多年。
>
> 2. 患者初期病情稳定，与第一种相似，骨髓中原始细胞不增多或轻度增多，但一般<10%。经过一段时间以后，骨髓中原始细胞突然迅速增多，转变为AML。
>
> 3. 患者骨髓中原始细胞缓渐地进行性增多，临床病情随之进展，直至转变为AML。MDS发生白血病转变时几乎全是转变为AML，也有报道说个别病例转变为髓淋混合型白血病。

考点：MDS红细胞系、粒细胞系、巨核细胞系病态造血的形态变化

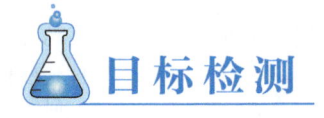

目标检测

A₁/A₂型题

1. 关于骨髓增生异常综合征下列叙述正确的是（　　）
   A. 是一组造血干细胞克隆性疾病
   B. 主要发生于青年人
   C. 不会发展为白血病
   D. 主要表现为感染和出血
   E. 早期即出现肝脾大

2. 骨髓增生异常综合征时骨髓象红细胞系病态造血描述正确的是（　　）
   A. 小细胞低色素性贫血　　B. 类巨幼样变
   C. 胞质中出现颗粒　　D. 网织红细胞增多
   E. 幼稚细胞增多

3. 以下何种疾病不会出现铁粒幼细胞增多（　　）
   A. 环形铁粒幼细胞增多的难治性贫血
   B. 溶血性贫血
   C. 铁粒幼细胞贫血
   D. 缺铁性贫血
   E. 巨幼细胞贫血

4. MDS的外周血常见粒细胞异常生成，除了（　　）
   A. Pelger-Huët核异常　　B. 胞质内颗粒减少

C. 幼粒细胞出现　　D. 嗜碱性粒细胞增多
E. 核分叶过多

5. 骨髓增生异常综合征时外周血检查正确的是（　　）
   A. 血小板多数增高　　B. 网织红细胞一定升高
   C. 网织红细胞一定降低　　D. 有不同程度的贫血
   E. 一般呈小细胞低色素性贫血

6. 骨髓增生异常综合征时骨髓增生情况描述正确的是（　　）
   A. 增生一定活跃
   B. 增生一定低下
   C. 粒细胞系增生一定活跃
   D. 巨核细胞一定降低
   E. 红细胞系多数增生明显活跃

7. MDS骨髓组织活检改变不包括（　　）
   A. 造血细胞定位紊乱
   B. 造血细胞过度凋亡
   C. 不成熟前体细胞异常定位（ALIP）
   D. 网状纤维增生
   E. 巨核细胞系病态造血

8. 骨髓增生异常综合征与再生障碍性贫血相同的是（　　）
   A. 长期贫血　　B. 病态造血
   C. 组织化学染色　　D. 骨髓活检检查
   E. 染色体检查

9. 骨髓增生异常综合征诊断正确的是（　　）
   A. 骨髓三系均必须有病态造血
   B. 病态造血是骨髓增生异常综合征特有的改变
   C. 骨髓原始细胞一定要＞10%
   D. 需除外其他能引起病态造血的疾病
   E. 铁粒幼红细胞增高是其特有改变

10. MDS病态造血的阈值仍为任一造血系列中病态细胞（　　）
    A. ≥1%　　B. ≥5%
    C. ≥10%　　D. ≥15%
    E. ≥20%

11. 骨髓增生异常综合征时病态造血的外周血表现为（　　）
    A. 多个圆形巨核细胞　　B. 单圆核巨核细胞
    C. 核分叶过多　　D. 巨大血小板
    E. 巨大核细胞

12. 骨髓增生异常综合征出现哪种染色体提示预后不良（　　）
    A. −7/del（7q）　　B. 单纯−5/del（5q）
    C. del（20q）　　D. 正常核型
    E. +8

13. MDS骨髓细胞克隆性染色体核型改变不包括（　　）
    A. −5/del（5q）　　B. del（20q）
    C. 21q⁻　　D. −7/del（7q）
    E. +8

14. MDS骨髓粒细胞中见到Auer小体应该属于（　　）
    A. MDS-SLD　　B. MDS-MLD
    C. MDS-RS　　D. MDS-EB-1
    E. MDS-EB-2

15. 有关MDS伴多系病态造血不正确的是（　　）
    A. 细胞胞质有空泡，胞核明显不规则、多核及巨幼样变
    B. 中性粒细胞发育异常表现为胞质颗粒稀少和（或）胞核分叶过少
    C. 骨髓原始细胞≥5%
    D. 异常巨核细胞可见不分叶核、核分叶少、双核或多核及小巨核细胞
    E. 幼红细胞PAS染色胞质可呈弥散性阳性

16. 关于MDS的MDS-EB-1，不正确的是（　　）
    A. 血单核细胞＞1×10⁹/L
    B. 骨髓原始细胞5%～9%
    C. 无Auer小体
    D. 单系或多系发育异常
    E. 血细胞减少

17. 下列关于骨髓增生异常综合征（MDS）的叙述正确的是（　　）
    A. 骨髓必须三系有病态造血
    B. 外周血细胞必须有三系减少
    C. 外周血细胞必须有二系减少
    D. 病态造血非MDS特有
    E. MDS就是白血病

18. MDS的特征错误的是（　　）
    A. 发育异常　　B. 原始细胞增多
    C. 无效造血　　D. 早期前体细胞异常定位
    E. 外周血细胞增多

19. 患者，女，60岁，乏力，脾肋下1.5cm，浅表淋巴结未及。自述抗贫血药物治疗多次无效。血常规：RBC 1.85×10¹²/L，Hb 60g/L，WBC 2.4×10⁹/L，PLT 27×10⁹/L。白细胞分类可见中性晚幼粒细胞4%、中性杆状核粒细胞4%、中性分叶核粒细胞56%、淋巴细胞34%、单核细胞2%。分类100个白细胞见4个晚幼红细胞。部分中性分叶核粒细胞呈Pelger-Huët畸形。骨髓增生活跃，其中原始粒细胞为1%，早幼粒细胞为4%，红细胞系有巨幼变。骨髓铁染色，细胞外铁为（+++），铁粒幼细胞为51%，环形铁粒幼细胞为10%。本病的最可能诊断为（　　）
    A. MDS-SLD　　B. MDS-RS-SLD
    C. MDS-RS-MLD　　D. MDS-MLD
    E. MDS-EB

（闫晓华）

第16章

浆细胞病

> **学习目标**
> 1. 掌握：多发性骨髓瘤的定义、实验室检查及诊断。
> 2. 熟悉：多发性骨髓瘤与浆细胞白血病鉴别诊断。
> 3. 了解：浆细胞疾病分类及相关疾病。

案例 3-16-1

患者，男，70岁。腰背部疼痛半年前来就诊。体格检查：肝肋下2cm，脾肋下3cm，多个腰椎骨压痛明显。实验室检查：BUN 15mmol/L，总蛋白90g/L，白蛋白15g/L，球蛋白75g/L，IgG 32g/L，IgA 3.6g/L。

问题：1. 该患者最有可能诊断为什么疾病？
2. 血涂片检查中，可见何种红细胞？
3. 血清蛋白电泳的特点是什么？

浆细胞病（plasma cell dyscrasias）是一类浆细胞异常增生，并伴有单克隆免疫球蛋白或多肽链亚单位合成异常增多的一组疾病。可分为两大类：一类为恶性浆细胞病，指浆细胞大量恶性增殖，分泌大量的单克隆免疫球蛋白，并引起一系列病理变化和临床表现的疾病，如多发性骨髓瘤、原发性巨球蛋白血症、重链病等；另一类为相对呈良性经过的浆细胞病，如意义未定的单克隆免疫球蛋白病。

考点：浆细胞病的概念与分类

🔗 **链接** 浆细胞白血病（plasma cell leukemia, PCL）

浆细胞白血病是一种由克隆性浆细胞构成的白血病。诊断标准为外周血中克隆性浆细胞超过 2×10^9/L，或占白细胞计数20%以上。肿瘤性浆细胞可浸润髓外组织，如脾、肝、浆膜腔和脑脊液等。可分为原发性和继发性。前者指诊断时就出现外周血浆细胞增多，后者指由浆细胞性骨髓瘤病后期转化而成。

一、多发性骨髓瘤概述

多发性骨髓瘤（multiple myeloma，MM）是骨髓内单一浆细胞株异常增生后合成大量异常的免疫球蛋白而引起的一种恶性肿瘤，属于B细胞肿瘤。患者体内出现单克隆的异常免疫球蛋白和（或）本周蛋白，瘤细胞在骨髓发展，可造成骨质破坏。多伴有肾损害，其肾损害与过多免疫球蛋白轻链经肾小球滤过后对肾小管的毒性作用，骨质破坏造成的高钙血症、高尿酸血症、高黏滞综合征及肾淀粉样变有关。肿瘤细胞产生的单克隆性免疫球蛋白引起血清和尿的M蛋白形成及异常沉积有关的临床表现。占造血组织肿瘤的10%～15%，好发于老年人，诊断时平均年龄在70岁，

二、多发性骨髓瘤实验室检查

1. 血常规　绝大多数患者都有不同程度的贫血，贫血的严重性随病情的进展而加重。贫血多属正细胞正色素性，少数呈低色素性，也有大细胞性者。红细胞常呈"缗钱状"排列，血沉也明显增快（图16-1）。白细胞数正常或偏低，白细胞减少的原因与骨髓受损有关。白细胞分类中，淋巴细胞相对增多，可占40%～55%。外周血涂片可见到骨髓瘤细胞，多为2%～3%；若癌细胞超过20%，绝对值超过$2×10^9$/L，即可考虑浆细胞白血病的诊断。血小板数正常或偏低，血小板减少与骨髓被浸润及微血栓形成有关。

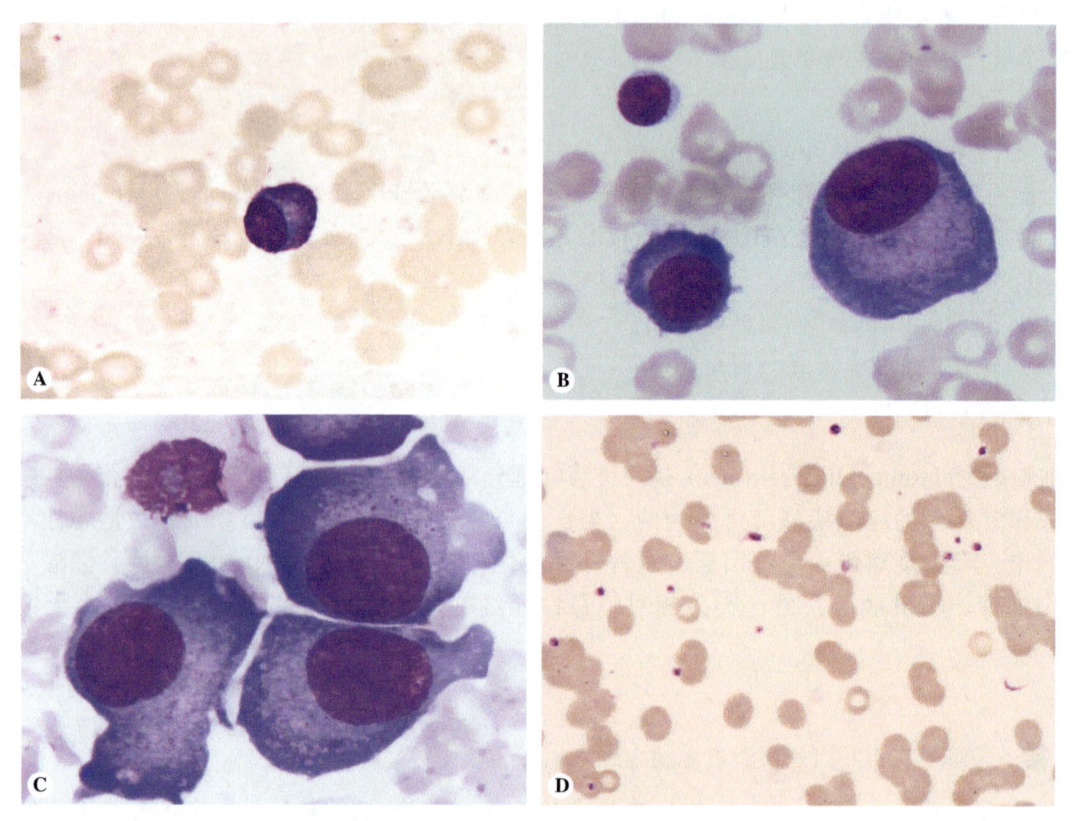

图16-1　多发性骨髓瘤（瑞氏-吉姆萨染色，×1000）
A、B、C示骨髓；D示外周血
（A. 成熟浆细胞；B、C. 原浆细胞和幼浆细胞；D. 缗钱状成熟红细胞）

2. 骨髓象　增生活跃或明显活跃，骨髓浆细胞系统明显增生（或异常浆细胞＞10%）。其形态为细胞大小悬殊、成熟度不一，常成堆分布；胞核多偏于一旁，核周淡染区消失，核染色质较细而疏松，核仁1～2个；胞质丰富，呈深蓝色、泡沫状、火焰状不透明等，可有嗜天青颗粒及空泡；在部分患者的骨髓瘤细胞质中见到拉塞尔（Russell）小体，为球形玻璃状包涵体。可见双核、多核、多分叶及多形性浆细胞。

骨髓穿刺检查对本病诊断有决定性意义。早期患者的瘤细胞可呈灶性分布，因此，需多部位、多次穿刺，才有助于诊断，瘤细胞常成堆分布于涂片的尾部。

3. 血清及尿液蛋白检测　半数以上的患者可检测到M蛋白。M蛋白有三种类型：①完整的免疫球蛋白分子，轻链不是κ链即为λ链；②不完整重链片段，无相应的轻链；③轻链（κ或λ链），轻链过剩从尿中排出，即为本周（Bence-Jones，B-J）蛋白。目前多用免疫固定电泳法（immunofixation electrophoresis，IFE）测定尿B-J蛋白。根据M蛋白把多发性骨髓瘤分成以下几种类型（表16-1）。

表16-1 多发性骨髓瘤的分型及特征

分型	占比	特征
IgG型	约占70%	具有典型多发性骨髓瘤的临床表现
IgA型	占23%～27%	M蛋白出现在α_2区，有火焰状瘤细胞，高血钙，高胆固醇
IgD型	含量低	不易在电泳中发现，多见于青年人，常出现本周蛋白（多为γ链），高血钙、肾功能损害及淀粉样变性
IgM型	少见	易发生高黏滞血症或雷诺现象
IgE型	罕见	血清IgE升高，骨损害少见，易并发浆细胞白血病
轻链型	约占20%	尿中出现大量本周蛋白，而血清中无M蛋白，瘤细胞生长迅速，病情进展快，常有骨损害改变，易出现肾功能不全
双克隆（或多克隆免疫球蛋白）型	约占20%	本型瘤细胞分泌双克隆、三克隆或四克隆免疫球蛋白，它们属于同一免疫球蛋白型
不分泌型	仅占1%	血清中无M蛋白，尿中无本周蛋白

4. 血液生化及其他检验 血钙升高，血清β微球蛋白、乳酸脱氢酶增高；血肌酐、尿素氮多有异常，血沉明显加快，少数血清黏滞度增高。

5. 免疫表型 瘤细胞CD45呈弱阳性或阴性，多数CD38、CD79a和CD138、κ或λ轻链，CD56阳性，而CD19和CD20阴性。

6. 细胞遗传学与分子生物学检查 无特异性染色体异常。20%～60%新病例和60%～70%的进展期出现染色体结构和数量异常。

7. X线检查 ①早期为骨质疏松；②典型病变为圆形、边缘清楚如凿孔样的溶骨性损害；③病理性骨折或脊柱压缩性骨折，个别有骨质硬化。

考点：多发性骨髓瘤实验室检查

三、多发性骨髓瘤诊断与鉴别诊断

WHO的诊断标准如下。

1. 诊断

（1）诊断至少需要一个主要和一个次要标准或三个必须包括①和②的次要标准。这些标准必须出现在有症状、疾病正在进展的患者。

（2）主要标准：①骨髓浆细胞增多（＞30%）；②活检示浆细胞瘤；③M蛋白：血清IgG＞30g/dl，或IgA＞2g/dl；或24小时尿本周蛋白＞1g/L。

（3）次要标准：①骨髓浆细胞增生（10%～30%）；②M蛋白出现，但少于以上主要标准；③溶骨病损；④正常免疫球蛋白降低（＜正常的30%）。

2. 鉴别诊断

（1）意义未明的单克隆丙种球蛋白病、华氏巨球蛋白血症、原发性淀粉样变性、孤立性浆细胞瘤（骨或骨外）、POMES综合征。

（2）反应性浆细胞增多症、浆母细胞性淋巴瘤、单克隆免疫球蛋白相关肾损害等鉴别。

（3）多发性骨髓瘤与浆细胞白血病鉴别诊断见表16-2。

表 16-2　多发性骨髓瘤与浆细胞白血病区别

鉴别疾病名	病史/体征/症状的鉴别	辅助检查的鉴别
浆细胞白血病	①发病年龄年轻；②起病急，症状明显；③常有高热、出血、肝、脾、淋巴结肿大及胸骨压痛等症状；④贫血及血小板减少，外周血白细胞明显增高	外周血白细胞分类中浆细胞大于20%或绝对值≥$2.0×10^9$/L；骨髓象浆细胞明显增生，原浆细胞与幼浆细胞明显增多，伴形态异常
多发性骨髓瘤	起病时往往以骨痛为主要症状，且疼痛明显。广泛骨质疏松或溶骨性病变	骨髓中出现恶变浆细胞，血清蛋白电泳可见单克隆重链及轻链显著升高

考点：多发性骨髓瘤与浆细胞白血病鉴别

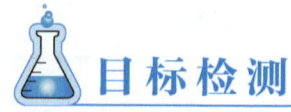

目标检测

A_1/A_2型题

1. 诊断多发性骨髓瘤的主要根据是（　　）
   A. 血常规检查　　　B. 骨髓活检
   C. 骨髓细胞学检查　D. 细胞化学染色
   E. 细胞遗传学检查

2. 多发性骨髓瘤患者血清可见哪项蛋白增加（　　）
   A. 白蛋白　　　　　B. 球蛋白
   C. $α_1$胰蛋白　　　D. $β_2$微球蛋白
   E. M蛋白

3. 下列有关多发性骨髓瘤的叙述正确的是（　　）
   A. 一次骨髓穿刺未找到骨髓瘤细胞可排除多发性骨髓瘤的可能性
   B. 骨髓增生程度常为增生极度活跃
   C. 是骨髓内多种浆细胞异常增生的良性肿瘤
   D. 骨髓中骨髓瘤细胞小于10%
   E. 骨髓瘤细胞的大小、成熟程度与正常浆细胞常有明显不同

4. 下述有关多发性骨髓瘤检验结果，错误的是（　　）
   A. 血磷正常或增加　B. 血钙下降
   C. 血尿素氮增加　　D. 血肌酐增加
   E. 酚红排泄试验异常

5. Russel 小体出现在（　　）
   A. 原粒细胞　　　　B. 有核红细胞
   C. 骨髓瘤细胞　　　D. 戈谢细胞
   E. 篮细胞

6. 多发性骨髓瘤常见下列哪种细胞（　　）
   A. 镰状红细胞　　　B. 缗钱状红细胞
   C. 泪滴形红细胞　　D. 靶形红细胞
   E. 棘形红细胞

7. 下列哪种细胞与多发性骨髓瘤有关（　　）
   A. Reed-Sternberg细胞　B. 火焰细胞
   C. 环形铁粒幼细胞　D. 异型淋巴细胞
   E. Gaucher细胞

8. 多发性骨髓瘤诊断依据之一是血清蛋白电泳图谱中出现（　　）
   A. $α_2$球蛋白↑
   B. γ或β区带或γ和β之间有一条密集、染色深的区带
   C. γ球蛋白↑
   D. β球蛋白↑
   E. $α_1$球蛋白↑

9. 下列哪一型的多发性骨髓瘤骨髓涂片可见"火焰细胞"（　　）
   A. IgG　　　B. IgM　　　C. IgA
   D. IgE　　　E. IgD

10. 下列哪种疾病骨髓涂片中易见Russel小体（　　）
    A. 急性淋巴细胞白血病
    B. 急性粒细胞性白血病
    C. 急性粒-单核细胞白血病
    D. 淋巴瘤
    E. 多发性骨髓瘤

11. 临床上多发性骨髓瘤单克隆球蛋白以哪型最常见（　　）
    A. IgA型　　B. IgD型　　C. IgE型
    D. IgG型　　E. IgM型

12. 下列不符合多发性骨髓瘤的血清蛋白免疫电泳特点的是（　　）
    A. 血清总蛋白增高
    B. 血清清蛋白正常或减少
    C. $α_2$、β球蛋白之间可见双峰，为M蛋白
    D. 少数病例可未见M蛋白，而尿液中有大量本周蛋白
    E. 约1%的患者无异常蛋白

13. 多发性骨髓瘤血涂片中的红细胞呈缗钱状排列的原因是（　　）
    A. 红细胞数量增加　B. 球蛋白增多
    C. 纤维蛋白原增多　D. M蛋白增多
    E. 红细胞形状改变

14. 下列不属于浆细胞病的是（　　）
    A. 骨髓瘤　　　　　B. 原发性巨球蛋白血症

C. 重链病　　　　　D. 原发性淀粉样变性
E. 浆细胞白血病
15. 下列哪项指标高低与多发性骨髓瘤的活动程度成正比（　　）
    A. 血钙　　　　　B. 血磷
    C. 本周蛋白　　　D. $β_2$ 微球蛋白
    E. 碱性磷酸酶
16. 多发性骨髓瘤外周血中浆细胞绝对值大于多少时诊断为浆细胞白血病（　　）
    A. $0.5×10^9$/L　　B. $1.0×10^9$/L
    C. $1.5×10^9$/L　　D. $2.0×10^9$/L
    E. $2.5×10^9$/L
17. 多发性骨髓瘤的尿蛋白电泳和免疫电泳的结果描述不正确的是（　　）
    A. 可检出本周蛋白
    B. 可鉴别κ链和λ链
    C. 结果与血清电泳结果相符
    D. 此项检查敏感性高
    E. 所有患者均为阳性
18. 胞质丰富，染蓝色或红蓝相混的蓝紫色，有泡沫感，核外侧常有明显的淡染区，胞质内常有小空泡，此特征符合（　　）
    A. 原淋巴细胞　　　B. 原单核细胞
    C. 巨核细胞　　　　D. 单核细胞
    E. 浆细胞
19. 多发性骨髓瘤红细胞呈缗钱状排列的主要原因是（　　）
    A. 骨髓瘤细胞增多　B. 异常球蛋白增多
    C. 血液黏度增加　　D. 血清钙升高
    E. 纤维蛋白原增多
20. 多发性骨髓瘤患者M蛋白进行分类与鉴定的最佳方法是（　　）
    A. 对流免疫电泳　　B. 免疫扩散试验
    C. 免疫固定电泳　　D. ELISA
    E. 免疫比浊试验

（李若淳）

第17章

其他白细胞疾病与检验

> **学习目标**
> 1. 掌握：白细胞减少症和粒细胞缺乏症的定义、实验室检查及诊断；传染性单核细胞增多症的定义、异常淋巴细胞分型、实验室检查及诊断。
> 2. 熟悉：传染性单核细胞增多症的病因、主要临床症状。
> 3. 了解：白细胞减少症和粒细胞缺乏症的病因、发病机制。

> **案例 3-17-1**
> 患者，女，30岁。化工厂工人，近日出现头晕、乏力、食欲减退等症状。体格检查：体温38.2℃，口腔与咽部有炎症，未见淋巴结肿大。实验室检查：血常规示RBC $3.8×10^{12}$/L，Hb 122g/L，WBC $1.1×10^9$/L，PLT $189×10^9$/L；白细胞分类：中性粒细胞显著减少，淋巴细胞明显增高，未见原始细胞。
> 问题：1. 首先考虑的疾病是什么？
> 　　　2. 血涂片检查中，细胞可见什么异常？

第1节 白细胞减少症和粒细胞缺乏症

一、概　述

白细胞减少症（leucopenia）是指外周血白细胞计数持续低于$4.0×10^9$/L，由于白细胞是以中性粒细胞为主（占50%～70%），因而白细胞减少症亦称中性粒细胞减少症（granulocytopenia）。该病起病缓慢、症状轻，常以无力、心悸、头晕、四肢酸软、失眠多梦等为主要表现。当外周血中性粒细胞绝对值低于$2.0×10^9$/L，白细胞减少症成立；低于$0.5×10^9$/L，则称为粒细胞缺乏症（agranulocytosis）。表现为突发头痛、关节痛、极度乏力等，严重者甚至有吞咽困难等症状，死亡率极高。

白细胞减少大多由中性粒细胞减少所致。白细胞减少症发展到严重阶段，表现为粒细胞缺乏症，它们的病因和发病机制基本相同。引起粒细胞减少的病因和发病机制为：①增殖或成熟障碍，主要由于化学药物或化学毒物、电离辐射、严重感染、骨髓病变等引起骨髓损伤，抑制粒细胞的再生与成熟；②破坏或消耗过多，各种原因引起的脾功能亢进、自身免疫性疾病、血液透析、抗感染中消耗或破坏过多、药物诱发等；③分布异常，过敏性休克、病毒血症、溶血时，虽然白细胞总数不变，但循环池粒细胞大量转移到边缘池，称为假性或转移性粒细胞减少；④释放障碍，见于惰性白细胞综合征（lazy leukocyte syndrome）。

粒细胞减少症的临床表现因粒细胞减少的程度及病因而异，分为轻度［$(1.0～1.95)×10^9$/L］、中度［$(0.5～0.95)×10^9$/L］和重度（$<0.5×10^9$/L）。轻度减少者起病缓慢，少数可无明显症状：多数有头晕、乏力、疲倦、食欲减退、低热等非特异性症状，少见合并感染。继发感染者有畏寒、寒战、高热、头痛等。常见的感染部位为口腔、舌和咽部，在肺、泌尿系统、肛周皮肤等部位亦可发生炎症或

脓肿。粒细胞缺乏症起病急骤，极易发生严重感染，易诱发脓毒血症或败血症，死亡率高。

考点：白细胞减少症和粒细胞缺乏症的定义

二、实验室检查

1. 血常规 白细胞不同程度地减少，淋巴细胞相对增多，亦可见单核细胞增多。感染时，粒细胞可出现明显的中毒颗粒、空泡及退行性变。恢复期可有中幼或晚幼粒细胞出现。红细胞、血小板大致正常。

考点：白细胞减少症和粒细胞缺乏症血常规特征

2. 骨髓象 骨髓检验是确定诊断和明确病因的重要方法之一。骨髓象改变主要表现为粒细胞系明显减低或缺乏成熟阶段的中性粒细胞，但可见原始粒细胞及早幼粒细胞，表明粒细胞系成熟障碍，同时幼粒细胞尚伴退行性变化；红细胞系及巨核细胞系多正常。当病情恢复时，所缺乏的粒细胞相继恢复到正常。

3. 其他检验 ①粒细胞储备池的检验：通过氢化可的松试验，检验外周血中性粒细胞的数量，若低于中性粒细胞的正常升高值（3～6小时可升高$5.0×10^9/L$以上）时，提示骨髓储备功能低下；②粒细胞边缘池的检验：进行肾上腺素试验，若粒细胞上升值超过$(1～1.5)×10^9/L$，提示分布异常；③粒细胞破坏增多的检验：血清溶菌酶浓度和（或）溶菌指数增高，提示破坏增加；④中性粒细胞特异性抗体测定：判断是否为免疫因素所致；⑤骨髓CFU-GM培养及集落刺激活性测定：鉴别干细胞缺陷或体液因素异常；ODFp（或'H-TR）标记中性粒细胞测定：有助于病因确定。

成人外周血淋巴细胞绝对值低于$1.5×10^9/L$，小儿低于$3.0×10^9/L$时，诊断为淋巴细胞减少。受照后24～48小时的淋巴细胞绝对值的变化是不同类型外照射急性放射病早期诊断的重要依据之一。

三、诊 断

1. 白细胞减少症 成人白细胞数持续<$4.0×10^9/L$；儿童<10岁低于$5.0×10^9/L$，≥10岁低于$4.5×10^9/L$。

2. 粒细胞减少症 成人外周血中性粒细胞绝对值<$2.0×10^9/L$；儿童<10岁低于$1.5×10^9/L$，≥10岁低于$1.8×10^9/L$。

3. 粒细胞缺乏症 外周血中性粒细胞绝对值<$0.5×10^9/L$。

案例 3-17-2

病史：患儿，男，10岁。发热1周，并有咽喉痛，近2天出现皮疹。

体检：体温38.8℃，颈部及腹股沟浅表淋巴结肿大，肝肋下1cm，脾肋下1cm。

实验室检查：血常规示Hb 122g/L，WBC $15×10^9/L$，PLT $187×10^9/L$，白细胞分类：中性粒细胞18%，淋巴细胞77%，嗜酸性粒细胞1%，单核细胞4%，未见原始细胞。

问题：1. 首先考虑的疾病是什么？
2. 血涂片检查中，可见何种细胞增多？
3. 对诊断该病有重要价值的检查是什么？

第2节 传染性单核细胞增多症

一、概 述

传染性单核细胞增多症（infectious mononucleosis，IM）是一种由EB病毒（EBV）感染所致的急性自限性传染病，俗称腺热。常发生于青年（15～30岁年龄组多见），男性多于女性。主要经口的密切接触或飞沫传播,也经血液和性传播。外周血淋巴细胞显著增多并出现异常淋巴细胞,血清中可检出嗜异性抗体和EBV抗体,血清嗜异性凝集试验阳性。主要临床表现为发热、咽痛、颈部淋巴结肿大和轻度肝炎。发热、咽痛和淋巴结肿大较显著,称为"三联征"。本病分为很多的临床类型,常见的有咽炎型、发热型、淋巴结肿大型、肺炎型、皮疹型、伤寒型、疟疾型及腮腺炎型等。

考点:传染性单核细胞增多症病原体、主要临床表现

二、实验室检查

1. 血常规 白细胞数正常或增多,多为(10~30)×10^9/L。本病早期中性分叶核粒细胞增生,以后则淋巴细胞增多,占60%~97%,并伴有异型淋巴细胞。后者于发病第4~5日开始出现,第7~10日达高峰,多数超过10%~20%,一般异型淋巴细胞>10%具有诊断意义。白细胞增多可持续数周或数月。红细胞、血红蛋白和血小板多属正常。Downey将本病的异型淋巴细胞分为三型。

Ⅰ型(又称空泡型或浆细胞型):胞体比正常淋巴细胞稍大,多为圆形、椭圆形、不规则形。细胞核为圆形、肾形、分叶状,常偏位。染色质粗糙,呈粗网状或小块状,排列不规则。胞质丰富,染深蓝色,含空泡或呈泡沫状(图17-1A)。

Ⅱ型(又称不规则型,或称单核细胞型):胞体较大,外形常不规则,可有多个伪足。核形状及结构与Ⅰ型相同,或更不规则,染色质较粗糙致密。胞质丰富,染淡蓝色或灰蓝色,有透明感,边缘处着色深,一般无空泡,可有少数嗜天青颗粒(图17-1B)。

Ⅲ型(又称幼稚型或幼淋巴细胞型):胞体较大,细胞核圆形、卵圆形,染色质细致呈网状排列,可见1~2个核仁。胞质深蓝色,可有少数空泡(图17-1C)。

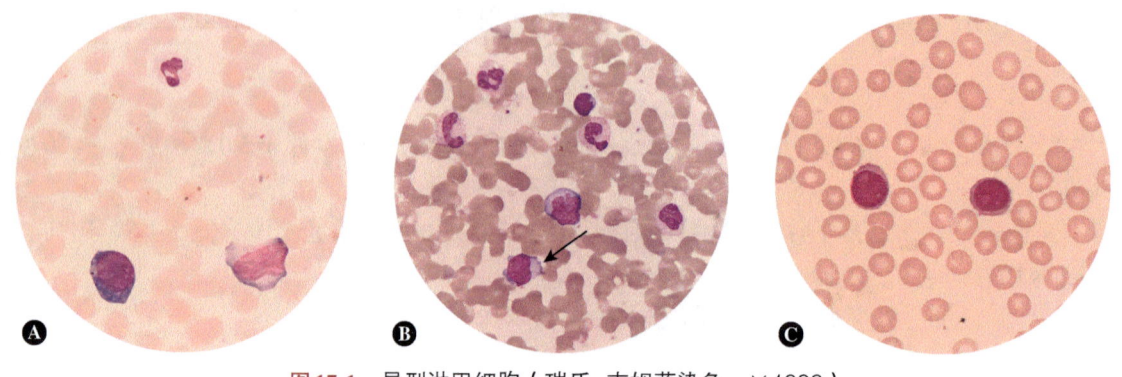

图17-1 异型淋巴细胞(瑞氏-吉姆萨染色,×1000)
A、B、C示外周血

考点:异型淋巴细胞分型及形态学特征

2. 骨髓象 多数骨髓无特异性改变,淋巴细胞可能稍多。可见异型淋巴细胞,但不如血常规改变明显,组织细胞可增多(图17-2)。

3. 血清学检验 血清中存在嗜异性凝集素,其阳性反应出现在发病后第1~2周,第2~3周滴度最高,一般可在体内维持3~6个月,甚至更长时间。

(1)嗜异性凝集试验(Paul-Bunnell test,P-B试验) IM患者的阳性率达80%~90%,若效价>1:64,疑为IM,结合临床表现及异型淋细胞的出现,有诊断价值;效价>1:224,可诊断IM。约10%的病例,嗜异性凝集素出现较晚或持续时间过短,接受皮质类固醇治疗后该反应可消失,故阴性者不能排除。其他疾病如病

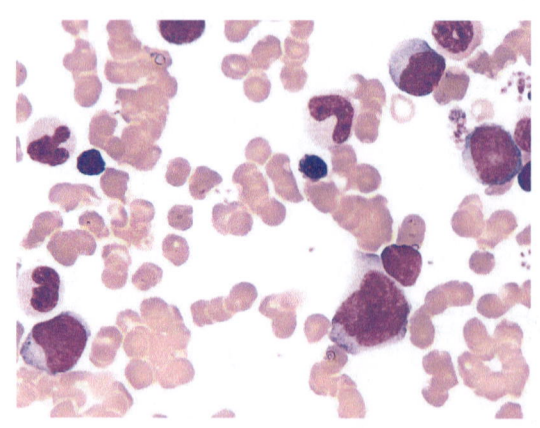

图17-2 传染性单核细胞增多症骨髓象(瑞氏-吉姆萨染色,×1000)

毒性肝炎、血清病、风疹、结核病等，亦可呈阳性反应，此时应作鉴别吸收试验。

（2）鉴别吸收试验　用豚鼠肾吸收Forssman抗体、牛红细胞吸收嗜异性抗体，若经豚鼠肾吸收后，嗜异性凝集试验仍阳性，滴度＞1：56，经牛红细胞吸收后不产生凝集或其滴度＜4个稀释度，即可诊断。本试验应用：①临床高度怀疑IM，但嗜异性凝集试验的效价过低者；②临床无IM征象，但嗜异性凝集试验的效价过高者；③新近接受过马血清注射者。

（3）EBV抗体测定　抗病毒壳抗原（VCA）的IgM抗体，在急性期阳性率高，是IM急性期诊断的重要指标；而VCA的IgG抗体在发病2周时达高峰，以后以低水平持续存在终身，IgG抗体不能作为近期感染指标，可用于流行病学调查。

（4）其他检查　本病累及肝、肾和中枢神经系统，可出现相应的改变。

考点：传染性单核细胞增多症血常规、骨髓象特点、血清学检验方法

三、诊断与鉴别诊断

1. IM的诊断　①有发热、咽峡炎、淋巴结肿大、肝脾大、皮疹等临床表现；②外周血淋巴细胞增高，异型淋巴细胞＞10%；③嗜异性凝集试验阳性；④抗EBV抗体阳性；⑤排除其他病毒（如HIV、HSV）、细菌、原虫及药物引起的IM。具备①中3种症状，②③④中任意2项，加上⑤可诊断。

考点：传染性单核细胞增多症的诊断

2. 鉴别诊断　IM主要由EBV感染引起的增生性、自限性疾病，多数预后良好，少部分患者有免疫系统先天缺陷或免疫防御过强，易引发免疫系统异常，而导致重要内脏器官功能性衰竭而危及生命。IM各个时期形态表现不一，儿童、青少年和青年人，尤其病程短的患者，在诊断淋巴瘤时应注意与EBV感染等假恶性病变鉴别。

表17-1　IM不同时期需鉴别的疾病

时期	需鉴别疾病
前期	弓形虫淋巴结炎
中期	DLBCL、EBV阳性DLBCL和EBV阳性皮肤黏膜溃疡
后期	经典型霍奇金淋巴瘤、富于T细胞/组织细胞的大B细胞淋巴瘤、间变性大细胞淋巴瘤
末期	儿童系统性EBV阳性T细胞淋巴瘤、侵袭性NK/T细胞白血病、EBV阳性NK/T细胞淋巴瘤和非特殊型外周T细胞淋巴瘤

链接　嗜异性凝集试验

嗜异性凝集试验是用于诊断传染性单核细胞增多症的试验。即用豚鼠肾脏吸附待测血清，清除其中抗嗜异性抗原的抗体，通过观察羊红细胞凝集程度而测定血清中嗜异性抗体滴度。主要用于传染性单核细胞增多症的辅助诊断。

课堂思政　活着对他人有用

胡佩兰，河南汝南人。毕业于河南大学医学院，70岁退休后创办了胡佩兰妇科专科医院，用自己的专长继续奉献社会，89岁高龄时仍坚持在临床一线做手术。2012年，96岁的胡佩兰依然在社区服务中心做妇科大夫，坚持坐着轮椅接诊。她医德高尚、情系患者，坚持开不超百元的"小处方"，绝不让患者花冤枉钱；她崇尚节俭，扶危济困，经常用省下的钱资助他人，先后捐出7万多元，捐建50多个"希望书屋"。她退休后坚持出诊28年，被评为2013年度"感动中国"人物。技不在高，而在德；术不在巧，而在仁。医者，看的是病，救的是心，开的是药，给的是情。扈江离与辟芷兮，纫秋兰以为佩。你是仁医，是济世良药。

目标检测

A₁/A₂型题

1. 白细胞减少症指的是（　　）
   A. 白细胞计数持续低于 2.0×10^9/L
   B. 白细胞计数持续低于 2.5×10^9/L
   C. 白细胞计数持续低于 3.0×10^9/L
   D. 白细胞计数持续低于 3.5×10^9/L
   E. 白细胞计数持续低于 4.0×10^9/L

2. 粒细胞减少症指的是（　　）
   A. 中性粒细胞绝对值 $<0.5\times10^9$/L
   B. 中性粒细胞绝对值 $<0.8\times10^9$/L
   C. 中性粒细胞绝对值 $<1.0\times10^9$/L
   D. 中性粒细胞绝对值 $<2.0\times10^9$/L
   E. 中性粒细胞绝对值 $<2.5\times10^9$/L

3. 成人粒细胞缺乏症是指外周血中性粒细胞绝对值持续（　　）
   A. $<0.1\times10^9$/L   B. $<0.5\times10^9$/L
   C. $<1.5\times10^9$/L   D. $<1.8\times10^9$/L
   E. $<2.0\times10^9$/L

4. 粒细胞缺乏症骨髓象特点不正确的是（　　）
   A. 可见原始粒细胞及早幼粒细胞
   B. 粒细胞系统明显增加
   C. 粒细胞系统明显减低
   D. 缺乏成熟阶段的中性粒细胞
   E. 当病情恢复时，所缺乏的粒细胞相继恢复到正常

5. 粒细胞缺乏症血常规结果正确的是（　　）
   A. 白细胞总数 $>4.0\times10^9$/L
   B. 中性粒细胞低于 0.5×10^9/L
   C. 血小板明显减少
   D. 红细胞明显减少
   E. 淋巴细胞相对减少

6. 下列符合传染性单核细胞增多症的是（　　）
   A. 多见于中老年人
   B. 肝脾大
   C. 主要经过消化道传播
   D. 是一种单核巨噬细胞良性增生性疾病
   E. 根据临床表现分为三型

7. 传染性单核细胞增多症的确诊依据是（　　）
   A. 外周血中可见异型淋巴细胞
   B. 骨髓中可见大量的异型淋巴细胞
   C. EBV抗体阳性
   D. 嗜异性凝集试验阴性
   E. 肝脾大

8. 下列哪种细胞与传染性单核细胞增多症有关（　　）
   A. Reed-Sternberg细胞
   B. 火焰细胞
   C. 环形铁粒幼细胞
   D. 异型淋巴细胞
   E. Gaucher细胞

9. Ⅰ型异型淋巴细胞是指（　　）
   A. 原始细胞型   B. 幼淋巴细胞型
   C. 单核细胞型   D. 空泡型
   E. 不能分类型

10. Ⅱ型异型淋巴细胞是指（　　）
    A. 原始细胞型   B. 幼淋巴细胞型
    C. 单核细胞型   D. 空泡型
    E. 不能分类型

11. Ⅲ型异型淋巴细胞是指（　　）
    A. 原始细胞型   B. 幼淋巴细胞型
    C. 单核细胞型   D. 空泡型
    E. 不能分类型

12. 传染性单核细胞增多症是（　　）
    A. 单核-巨噬细胞系统良性增生疾病
    B. 淋巴细胞系统良性增生性疾病
    C. 单核细胞系统恶性增生性疾病
    D. 淋巴细胞系统恶性疾病
    E. 浆细胞增生性疾病

13. 关于传染性单核细胞增多症外周血出现异型淋巴细胞的时间下列正确的是（　　）
    A. 第1~2病日开始出现，第3~4病日达高峰
    B. 第2~3病日开始出现，第3~5病日达高峰
    C. 第3~4病日开始出现，第5~7病日达高峰
    D. 第4~5病日开始出现，第7~10病日达高峰
    E. 第6~8病日开始出现，第10~14病日达高峰

14. 传染性单核细胞增多症的血清中嗜异性抗体为（　　）
    A. IgM   B. IgG
    C. IgA   D. IgE
    E. IgD

15. 某患者反复低热前来就诊，血常规示 WBC 24×10^9/L，RBC 3.5×10^{12}/L，PLT 85×10^9/L；外周血涂片可见异型淋巴细胞15%，患者有可能是（　　）
    A. 白血病
    B. 类白血病反应
    C. 传染性单核细胞增多症
    D. 传染性淋巴细胞增多症
    E. 多发性骨髓瘤

16. 引起传染性单核细胞增多症的病毒是（　　）
    A. 疱疹病毒   B. 肝炎病毒
    C. EB病毒   D. 流感病毒

E. 麻疹病毒
17. 传染性单核细胞增多症血清学检查正确的是（　　）
 A. 冷凝集试验阳性　　B. 嗜异性凝集试验阳性
 C. 肥达反应阳性　　D. 类风湿性因子阳性
 E. EBV 抗体阴性
18. 传染性单核细胞增多症患者骨髓象有核细胞增生程度属于（　　）
 A. 增生极度活跃　　B. 增生明显活跃
 C. 增生活跃　　D. 增生减低
 E. 增生极度减低
19. 传染性单核细胞增多症有意义的细胞是（　　）
 A. 幼单核细胞　　B. 原单核细胞
 C. 幼淋巴细胞　　D. 原淋巴细胞
 E. 异常淋巴细胞
20. 传染性单核细胞增多症骨髓象正确的是（　　）
 A. 异常淋巴细胞明显增多
 B. 原淋巴细胞及幼淋巴细胞增多
 C. 淋巴细胞稍增多，可见异常淋巴细胞
 D. 原单核细胞及幼单核细胞增多
 E. 红系及巨核细胞明显减少
21. 传染性单核细胞增多症时可出现（　　）
 A. 豪-乔小体　　B. Döhle 小体
 C. Auer 小体　　D. Russell 小体
 E. 异型淋巴细胞
22. 下列各项符合传染性单核细胞增多症的血常规特点的是（　　）
 A. 白细胞数多减少
 B. 异型淋巴细胞增多
 C. 红细胞及血小板数减少
 D. 骨髓象异型淋巴细胞数较血常规多见
 E. 单核细胞增多

（李若淳）

第4篇

血栓与止血及其检验

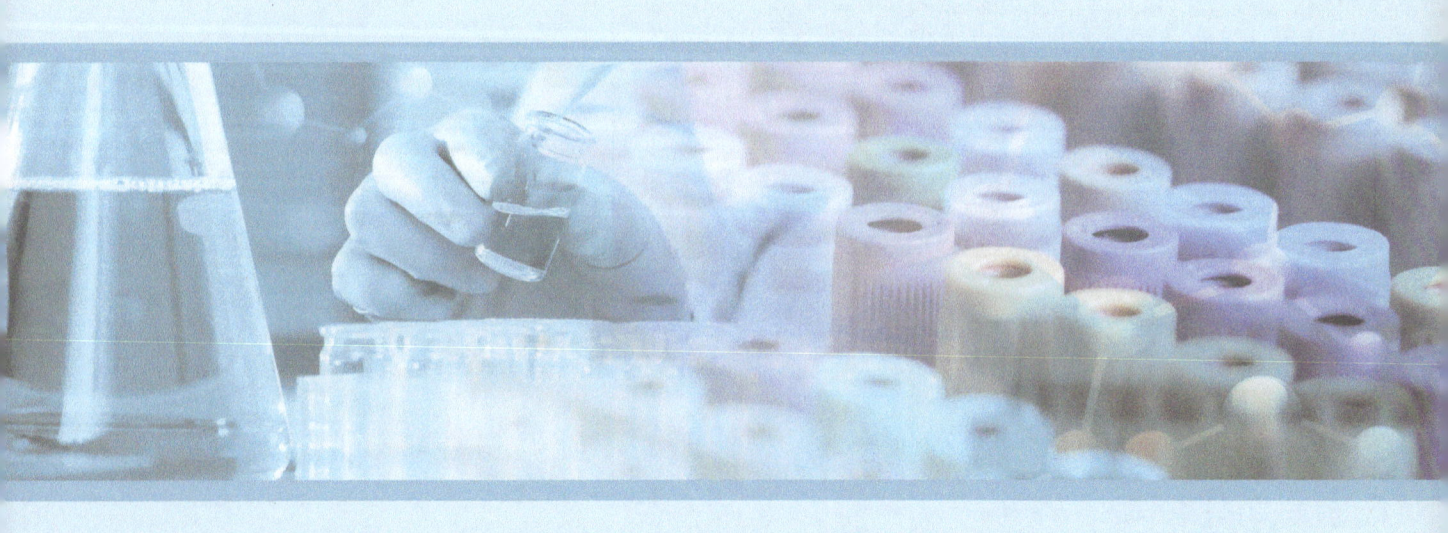

第18章 血栓与止血机制

> **学习目标**
> 1. 掌握：血管壁的止血与抗血栓功能；血小板的生理功能；血液凝固机制；主要抗凝物质的作用原理；纤维蛋白（原）降解过程及其产物的作用。
> 2. 熟悉：凝血因子、抗凝及纤溶系统的组成及其生理特性。
> 3. 了解：内皮细胞与血小板花生四烯酸代谢及生理意义。

案例 4-18-1

患者，男，17岁，因四肢皮肤散在出血点1个月入院。体格检查：四肢散在出血点，呈对称性分布，浅表淋巴结不大，胸骨无压痛，心肺阴性，肝脾肋下未触及。实验室检查：血常规示Hb 128g/L，WBC $8.6×10^9$/L，PLT $136×10^9$/L；凝血功能 PT 较正常对照延长2秒，APTT较正常对照延长5秒。

问题：1. 患者有可能的诊断是什么？
2. 需进一步做的实验室检查是什么？

生理情况下机体的止血、凝血、抗凝血和纤溶系统始终保持动态平衡，血液在血管中流动，不会溢出血管外导致出血（bleeding），也不会在血管内发生凝固而导致血栓形成（thrombosis）。出血与血栓形成是机体正常的止血、凝血、抗凝血及纤溶动态平衡失调所致的一种病理生理过程，参与因素主要包括血管壁、血小板、凝血因子、抗凝血物质、纤溶成分和血流状态，任何单一因素或复合因素异常都可能引起出血性或血栓性疾病。

止血是机体对血管损伤发生的生理反应。生理性止血可包括一期止血（血管和血小板止血）、二期止血（凝血、抗凝血）和纤维蛋白溶解三个过程。

第1节 血管壁的止血作用

生理状态下，血管是一种无渗漏的密闭环路，有完整的管壁结构、光滑平整的内表面、良好的管壁顺应性。此外，血管能释放多种生物活性物质，参与止血、凝血和抗血栓形成。构成血管壁内衬的血管内皮细胞直接与流动的血液紧密接触，可产生、释放多种血栓与止血的调节物质，在生理性止血、病理性出血和血栓形成过程中起重要作用。

（一）血管壁的结构

血管壁的正常结构包括内、中、外三层。内层由单层内皮细胞和基底膜组成。内皮细胞内含有许多细胞器，其中怀布尔-帕拉德小体（Weibel-Palade小体）是血管性血友病因子（von Willebrand factor，vWF）和组织纤溶酶原激活物（t-PA）等产生和储存的场所，其外裹的膜上表达P-选择素。另外，内皮细胞合成和表达凝血酶调节蛋白（TM）、抗凝血酶Ⅲ（AT-Ⅲ）、纤溶酶原活化抑制剂-1（PAI-1）等蛋白质。中层由平滑肌细胞组成，动脉平滑肌较厚，静脉较薄，毛细血管则没有平滑肌层。外层主要由起支持作用的结缔组织组成。

(二) 血管壁的止血功能

1. 收缩反应 血管壁受到损伤或刺激时，通过神经和体液的调节，血管立即发生收缩，有利于止血（图18-1）。调控血管收缩的活性物质主要是儿茶酚胺、血管紧张素、内皮素、肾上腺素、5-羟色胺及血栓烷 A_2 等。

2. 激活血小板 血管壁受损时，vWF介导血小板黏附于内皮下，内皮细胞合成并释放血小板活化因子（PAF）诱导血小板聚集，形成血小板血栓，参与一期止血。

3. 激活凝血过程 血管壁受损，内皮细胞合成的组织因子（TF）释放入血，启动外源凝血途径，同时内皮下胶原等组织暴露，激活凝血因子Ⅻ，启动内源凝血途径，在损伤局部形成纤维蛋白，参与二期止血。

4. 血栓止血中的调节作用 正常情况下，血管内皮细胞合成的前列环素（PGI_2）、PAAT-Ⅲ等对抗血栓形成。血管壁受损后，这些物质生成或释放减少，而vWF、PAI等物质释放增多，使血管的促血栓功能增强，并阻止血凝块的溶解，加强止血。

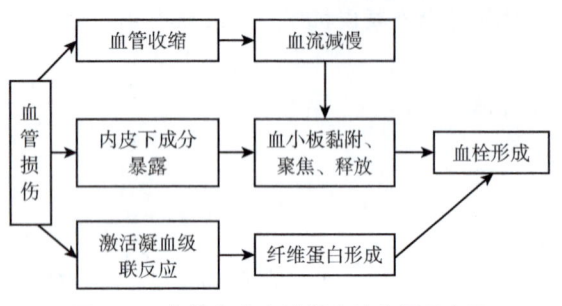

图18-1 血管在止血过程中的作用示意图

考点： 血管壁的结构、血管壁的止血功能

第2节 血小板的止血作用

血小板由骨髓巨核细胞胞质分隔、脱落后产生并释放进入外周血。正常静息状态下的血小板表面光滑，呈双凸碟形，直径2~4μm。生理情况下，血小板在血管内处于静息状态，当血管内皮损伤等因素激活血小板后，血小板可以发生黏附、聚集和释放反应参与初期止血。血小板也参与凝血过程，使纤维蛋白原转变成纤维蛋白，形成血凝块达到止血的作用。在止血和血栓形成过程中血小板起着十分重要的作用，血小板异常可导致出血性疾病或血栓性疾病的发生。

一、血小板的结构

血小板在普通光学显微镜下无特别结构，在电镜下可观察到其超微结构，分为表面结构、骨架系统和收缩蛋白、细胞器和特殊的膜系统。这些结构和成分在血小板参与止血和血栓形成等生理、病理过程中发挥重要作用。血小板的结构模式图见图18-2。

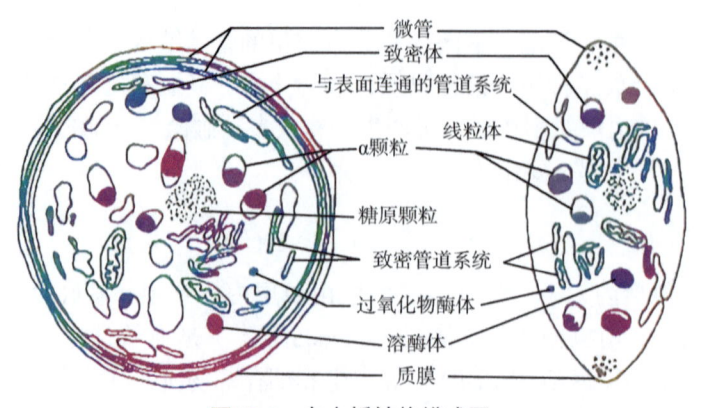

图18-2 血小板结构模式图

（一）血小板的表面结构

1. 膜蛋白 血小板膜蛋白主要是糖蛋白（glycoprotein，GP），包括GPⅠa、GPⅠb、GPⅡa、GPⅡb、GPⅢa、GPⅣ、GPⅤ和GPⅥ等（表18-1）。这些糖蛋白的糖链部分向膜的外侧伸出，在血小板膜外形成一个电子密度较低的细胞外衣，又称糖萼（glycocalyx），是多种物质的受体（如胶原、vWF、凝血酶等）。血小板的细胞外衣厚度为15～20nm，比其他血细胞密集厚实，不仅能覆盖住血小板表面，同时也盖住了开放管道系统的内表面。另外，众多的糖蛋白还构成了特殊的血小板型抗原系统，其中的GPⅠa、GPⅠb、GPⅡb、GPⅢa等已被确定为血小板特异抗原。

表18-1 血小板主要糖蛋白

名称	CD名称	分子质量（Da）	染色体定位	特性
GPⅠa	CD49b	160 000	5	与GPⅡa形成复合物，是胶原的受体
GPⅠbβ	CD42c	165 000	22	与GPⅨ形成复合物，是vWF的受体，参与
GPⅠbα	CD42b	143 000	—	血小板黏附反应，缺乏或减少时血小板黏附功能减低
GPⅠc	CD49f	148 000	2，12	与GPⅡa形成复合物，是纤维连接蛋白（Fn）的受体，也是层素受体
GPⅡa	CD29	130 000	10	与GPⅠa和GPⅠc形成复合物，是胶原和Fn的受体
GPⅡb	CD41	147 000	17	与GPⅢa形成复合物，是纤维蛋白原（Fg）的受体
GPⅢa	CD61	105 000	17	与GPⅡb形成复合物，参与血小板聚集反应，也是vWF和Fn的受体
GPⅣ	CD36	88 000	—	是TSP的受体
GPⅤ	—	82 000	—	是凝血酶的受体，缺乏或减少见于巨大血小板综合征
GPⅥ	—	61 000	—	是胶原的受体，免疫球蛋白超级家族成员，血小板活化的主要激活剂，参与血小板黏附和聚集反应
GPⅨ	CD42a	22 000	3	与GPⅠb形成复合物，作用同GPⅠb

血小板膜糖蛋白中数量最多的是GPⅡb/Ⅲa复合物，每个血小板表面可多达8万个左右，是Ca^{2+}依赖性的二聚体复合物，可促进血小板聚集。GPⅠb/Ⅸ复合物是vWF的受体，血小板黏附就是通过GPⅠb/Ⅹ同vWF结合后再连接到内皮下层。GPⅠb/Ⅸ还参与细胞信号传导、细胞黏附和细胞生长发育。GPⅠc/Ⅱa复合物在血小板表面的含量较低，在血小板表面约有9600个，GPⅠc有结合纤维连接蛋白的能力，是血小板膜上除GPⅡb/Ⅲa复合物外的另一个纤维连接蛋白受体。血小板膜上还有Na^+，K^+-ATP酶、Ca^{2+}，Mg^{2+}-ATP酶和一些阴离子酶，它们对维持血小板膜内外离子梯度和平衡起重要作用。

2. 膜脂质 血小板膜上的脂质有三种，其中磷脂占75%～80%，胆固醇占20%～25%，糖脂占2%～5%。血小板磷脂主要由鞘磷脂（sphingomyelin，SPH）和甘油磷脂组成，后者包括磷脂酰胆碱（phosphatidylcholine，PC）、磷脂酰乙醇胺（phosphatidylethanolamine，PE）、磷脂酰丝氨酸（phosphatidylserine，PS）、磷脂酰肌醇（phosphatidyl inositol，PI）和少量溶血磷脂等。各种磷脂在血小板膜两侧呈不对称分布，血小板静息状态下，SPH、PC和PE主要分布在膜的外侧面，PS主要位于膜的内侧面。当血小板被激活时，PS转向膜的外侧面，成为血小板第三因子（platelet factor 3，PF_3），参与凝血。

（二）溶胶质层结构

溶胶质层结构由微管、微丝、致密管道系统等组成。微管分布于血小板周缘的血小板膜下，为十几层平行呈环状排列的结构，与微丝（肌动蛋白）及肌球蛋白构成血小板骨架和收缩系统，在维持血小板形态、变形运动、释放反应和血块收缩中起重要作用。

致密管道系统（dense tubular system，DTS）散在分布于血小板胞质中，与外界不相通。DTS的膜也由磷脂和糖蛋白等组成，并参与花生四烯酸代谢和前列腺素的合成。DTS也是Ca^{2+}的储存部位，其膜上的钙泵能调节血小板胞质内Ca^{2+}的浓度，从而调控血小板收缩活动及血小板的释放反应。

（三）血小板的细胞器和内含物

电镜下血小板内可见多种细胞器，最重要的α颗粒、致密颗粒（δ颗粒）与溶酶体（λ颗粒）等（表18-2）。

表18-2 血小板储存颗粒及其内容物

致密颗粒	α颗粒	溶酶体颗粒
ADP	β-血小板球蛋白（β-TG）	酸性水解酶
ATP	血小板第四因子（PF_4）	β-半乳糖苷酶
5-HT	血小板衍生促生长因子（PDGF）	β-葡糖醛酸酶
Ca^{2+}	凝血酶敏感蛋白（TSP）	弹性硬蛋白酶
抗纤溶酶	通透因子、趋化因子、白蛋白	胶原酶
焦磷酸盐	高分子量激肽原（HMWK）、Fg、V、X、Ⅲa、vWF	肝素酶
	α_1-抗胰蛋白酶（α_1-AT）	β-N-乙酰氨基葡萄糖苷酶
	α_2-巨球蛋白（α_2-MG）	β-甘油磷酸酶
	C1-抑制剂（C1-INH）	芳香族硫酸酯酶
	PAI-1、PS	
	Vn、TGF-β	
	3型结缔组织、活化肽	
	纤维连接蛋白（Fn）	

α-颗粒是血小板可分泌蛋白质的主要储存部位，内容物电子密度不均，富含血小板第四因子（PF_4）、β-血小板球蛋白（β-TG）、P-选择素、纤维连接蛋白（Fn）。致密颗粒的内容物电子密度极高，含5-羟色胺（5-HT）、ATP、ADP、Ca^{2+}等。血小板中80%的ADP储存于致密颗粒中，活化时从致密颗粒释放出大量的ADP是导致血小板聚集的一个重要途径。在血小板中溶酶体的数量较少，内含10多种酸性水解酶，是细胞的消化装置。血小板还有线粒体、高尔基复合体及糖原颗粒等。

（四）血小板的花生四烯酸代谢

血小板代谢是维持血小板正常结构和功能的基础，包括能量代谢和膜磷脂代谢。其中与血小板活化最密切的是花生四烯酸代谢（图18-3）。在血小板内生成的血栓烷A（TXA_2）具有强烈收缩血管和促进血小板聚集的作用，从而促进血栓形成；在血管内皮细胞生成的前列环素（PGI_2）具有扩张血管和抑制血小板聚集的作用，从而抑制血栓形成。TXA_2和PGI_2是一对重要的生物活性物质，在生理情况下呈动态平衡，保持血管和血小板的正常功能。

二、血小板的止血功能

血小板在生理性止血和病理性血栓形成的过程中起重要作用。其黏附、聚集、释放、促凝、血块收缩等功能对于血小板的止血作用十分重要，其中血小板黏附和释放处于中心环节。血小板的功能缺陷或异常是出血性疾病或血栓性疾病的重要病因。

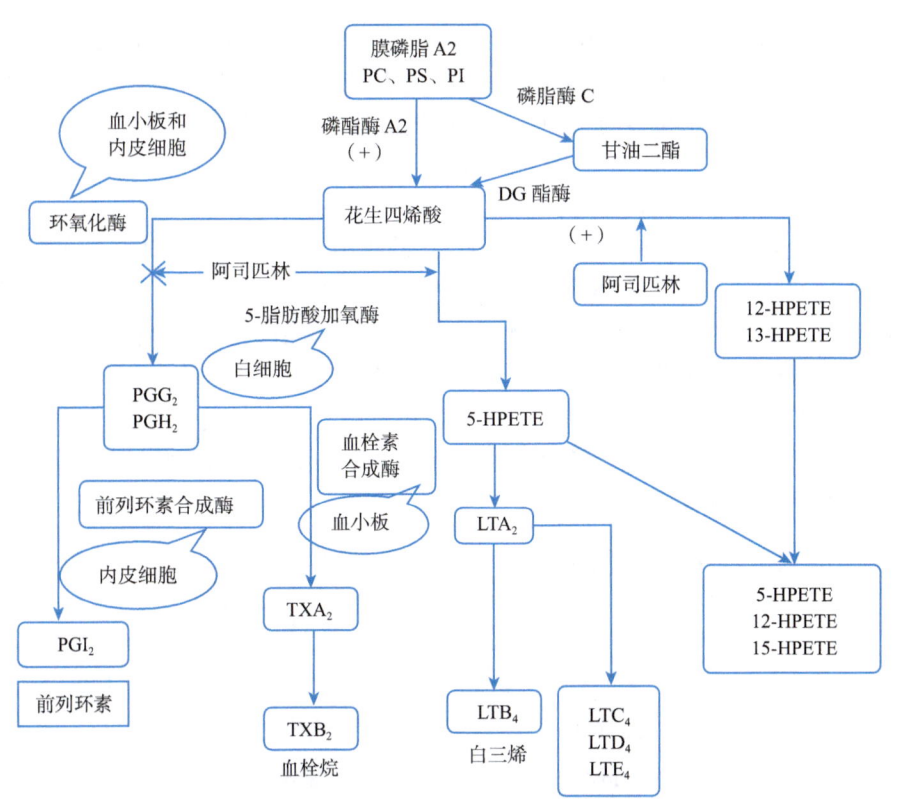

图 18-3　花生四烯酸代谢示意图

（一）血小板黏附功能

血小板黏附（adhesion）是指血小板黏附于血管内皮下成分或其他物质表面的能力。黏附是血管受损后正常止血的最初反应。参与黏附反应的物质主要是胶原（Ⅰ、Ⅲ、Ⅳ型）、微纤维（microfibril）等，vWF 是血小板黏附于胶原的桥梁，参与血小板黏附的蛋白质和相关受体见表18-3。首先，GPⅠb/Ⅸ（为vWF受体）借助于vWF桥梁与胶原结合带动血小板在内皮上滚动，然后GPⅡb/Ⅲa（αⅡbβ₃）、GPⅥ和GPⅠa/Ⅱa（α₂β₁）借助vWF或直接与胶原纤维结合，完成了血小板的黏附。血小板的这种功能首先保证了血管受损时参与一期止血。随后可激活血小板，使血小板聚集、释放活性物质，参与二期止血，并形成较牢固的血栓。

表 18-3　参与血小板黏附的蛋白质和受体

蛋白质名称	受体
胶原	GPⅠa/Ⅱa，GPⅡb/Ⅲa，GPⅣ，GPⅥ
Fg	GPⅡb/Ⅲa
Fn	GPⅠc/Ⅱa，GPⅡb/Ⅲa
TSP	VnR，GPⅣ，整合素相关蛋白
Vn	VnR，GPⅣ，整合素相关蛋白
vWF	GPⅠb/Ⅸ，GPⅡb/Ⅲa
Ln	GPⅠc/Ⅱa

注：Ln为层粘连蛋白（Laminin，Ln）

（二）血小板聚集功能

血小板聚集（aggregation）是指血小板与血小板之间相互黏附、聚集成团的特性。血小板黏附于胶原纤维后，就启动了血小板聚集反应。参与血小板聚集的物质主要有血小板膜表面受体GPⅡb/Ⅲa（为Fg受体）、Fg和Ca^{2+}，同时vWF、Fn也可与GPⅡb/Ⅲa和Ca^{2+}或其他二价离子发生聚集反应。能够诱导血小板发生聚集的物质称血小板聚集诱导剂。按其作用的强度分为强诱导剂和弱诱导剂。强诱导剂（如凝血酶、胶原和血小板活化因子等）加入血小板悬液中，无论血小板是否发生聚集，均能产

生不依赖血栓素 A_2（TXA_2）的分泌作用，所以阿司匹林不能抑制凝血酶诱导的血小板聚集。弱诱导剂如 ADP、肾上腺素等，其诱导血小板聚集的机制主要是依赖 TXA_2 的形成及颗粒内容物的分泌释放。血小板聚集是血小板进一步活化和参与二期止血、促进血液凝固的基础。

（三）释放反应

血小板释放反应（release reaction）是指在诱导剂的作用下，血小板将其储存颗粒（α、β 及 λ 颗粒等）中的内容物通过开放管道系统（OCS）释放到血小板外的过程。大部分血小板聚集诱导剂均能诱导血小板的释放反应，所释放出的 ADP、TXA_2、5-HT、血小板活化因子、花生四烯酸代谢物等物质，又可进一步诱导和加强血小板聚集，形成正反馈作用，从而形成血小板血栓以封闭损伤的血管壁。血小板也可释放黏附蛋白分子，如纤维蛋白原、纤维连接蛋白、vWF、凝血酶敏感蛋白等，进一步促进血小板黏附，使血小板与内膜下基质、血小板-血小板之间的相互黏附更加牢固。诱导血小板聚集和促释放反应的部分物质见表 18-4。

表 18-4　血小板诱聚集和促释放反应物质

低分子物质	蛋白水解酶	颗粒或巨分子	凝集素
ADP	凝血酶	胶原	瑞斯托霉素
肾上腺素	胰蛋白酶	微纤维	牛凝血因子Ⅷ
6-HT	毒蛇	病毒	酵母多糖
血管加压素	纤溶酶	免疫复合物	多聚赖氨酸
花生四烯酸		IgG 聚集物	抗血小板抗体
PGG_2/PGH_2		乳胶颗粒	
TXA_2		内毒素	
PAF		细菌	
A23187		肿瘤细胞	

（四）血块收缩

血液凝固时，血小板在纤维蛋白网架结构中心，活化变形后的血小板伸出伪足可以搭在纤维蛋白上，由于肌动蛋白细丝和肌球蛋白粗丝相互作用时，伪足向心性收缩，使纤维蛋白束弯曲，在挤出纤维蛋白网隙中血清的同时，也加固了血凝块，有利于止血和血栓形成。血块收缩依赖于血小板的数量和质量以及血浆中纤维蛋白原的浓度。当血小板数低于 $5\times10^9/L$、血小板膜 GPⅡb/Ⅲa 缺陷或血浆纤维蛋白原浓度下降时，均可使血块收缩能力下降。

（五）促凝作用

血小板活化后，膜磷脂 PF_3 从血小板膜内侧翻转到膜外侧，为凝血复合物的形成提供了磷脂催化表面，从而发挥了促凝作用。另外，血小板活化所释放出的多种凝血因子（如凝血 FⅪ、Fg 等）可加强局部的凝血作用。

血小板既是一期止血的重要物质，又参与了二期止血的各个环节，在止血和血栓形成过程中起重要作用。血小板止血功能如图 18-4 所示。

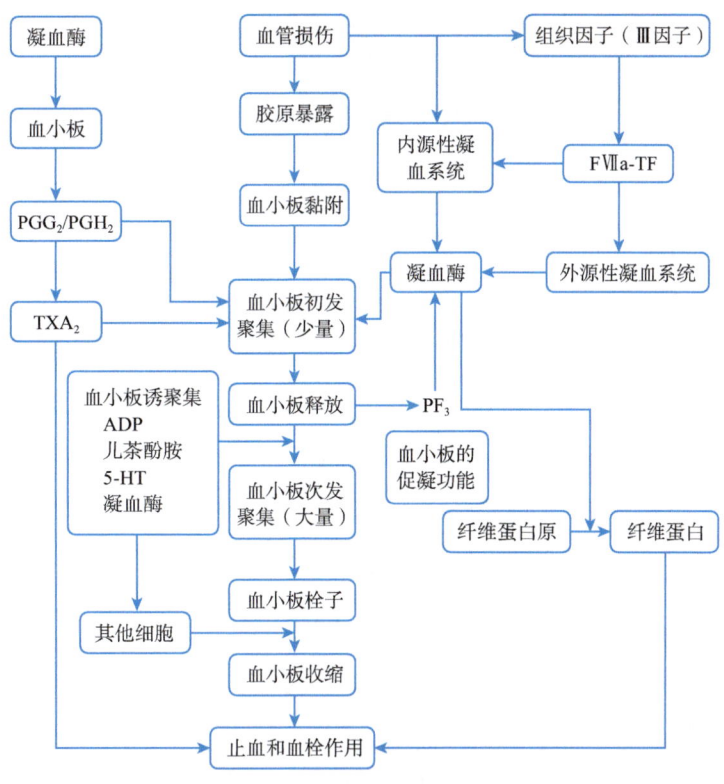

图 18-4　血小板止血功能示意图

考点：血小板结构及特点、血小板生化组成及代谢、血小板止血功能

第 3 节　血液凝固

血液凝固（coagulation）是凝血酶作用于纤维蛋白原使其生成纤维蛋白，使血液由液体状态转变为凝胶状态的过程。机体的凝血是由凝血系统、抗凝血系统和纤溶系统等共同参与的复杂的生理过程，正常生理状态下这些系统间维持着动态平衡，血液在血管中维持着流动状态。一旦这个平衡被打破，机体便会发生出血或血栓形成。近一个世纪以来，凝血理论经过多次修正，逐步阐明了凝血的机制，揭示了凝血因子参与的复杂凝血过程。

一、凝血因子的性质

凝血因子（coagulation factor）也称凝血蛋白（coagulable protein）。研究表明，参加血液凝固的凝血因子至少有14个，包括12个经典途径的凝血因子及2个激肽系统的凝血因子，激肽释放酶原（prekallikrein，PK）和高分子量激肽原（high molecular weight kininogen，HMWK 或 HK）。按国际凝血因子命名委员会规定，按其被发现的先后次序以罗马数字命名12个经典的凝血因子Ⅰ～ⅩⅢ（用F表示），包括FⅠ、FⅡ、FⅢ、FⅣ、FⅤ、FⅦ、FⅧ、FⅨ、FⅩ、FⅪ、FⅫ、FⅩⅢ，其中FⅥ因是FⅤ的活化形式而被废除。FⅣ为钙离子（Ca^{2+}），其余凝血因子均为蛋白质。除FⅢ存在于组织中外，其余均存在于新鲜血浆中。一般情况下，因子Ⅰ、Ⅱ、Ⅲ、Ⅳ习惯沿用的名称为纤维蛋白原、凝血酶原、组织因子、Ca^{2+}。生理情况下，绝大多数凝血因子以酶原的形式存在于血浆中，如已活化则在罗马数字右边加上"a"表示。各凝血因子的特点见表18-5。

表 18-5 凝血因子的一般特点

因子	蛋白质	酶活性	生物半衰期	生成部位（是否依赖维生素K）	血浆中浓度（mg/L）	BaSO₄吸附血浆中是否存在	血清中有无
I	3对肽链	—	90小时	肝	2000～4000	存在	无
II	单链	S*	60小时	肝（K）	200	否	很少
III	单链	辅因子	—	内皮细胞	—	—	—
V	单链	辅因子	12小时	肝	5～10	存在	无
VII	单链	S	4～6小时	肝（K）	2	否	有
VIII	单链	辅因子	12小时	不明	<10	存在	无
IX	单链	S	24小时	肝（K）	3～4	否	有
X	双链	S	30～40小时	肝（K）	6～8	否	有
XI	双链	S	48～84小时	肝	4	存在，但减少1/3	有
XII	单链	S	48～52小时	肝	2.9	存在	有
PK	单链	S	6.5天	肝	1.5～5.0	存在	有
HMWK	单链	辅因子	3～5天	肝	7	存在	有
XIII	双链	转谷氨酰酶	10天	肝	2.5	存在	有

注：*S表示丝氨酸蛋白酶，因为酶的活化中心含丝氨酸。

根据各凝血因子的特性分为以下四类。

（一）依赖维生素K的凝血因子

依赖维生素K的凝血因子包括凝血酶原、FⅦ、FⅨ和FⅩ。此组凝血因子为丝氨酸蛋白酶的前体，必须要通过蛋白酶切割活化才能呈现出酶的活性。其分子结构中末端有9～12个γ-羧基谷氨酸（γ-carboxy glutamic acid，Gla）残基，位于各自因子的N端。这组γ-羧基谷氨酸残基必须依赖维生素K在因子合成的最后环节转接上去。如缺乏维生素K或上述4个因子N端无γ-羧基谷氨酸，则无凝血活性，从而导致新生儿出血或获得性出血性疾病。

（二）接触激活因子

FⅩ、FⅩ、PK、HMWK可以被液相物质（如凝血酶）和固相物质（表面带负电荷的物质）所激活，活化后的这些因子能够互相接触激活其他因子，并可参与纤维蛋白溶解系统和补体等系统的活化，被归类为接触激活因子。FⅪ是丝氨酸蛋白酶前体酶原，有高分子激肽原、凝血酶原、血小板、FⅫ及凝血酶等的结合位点。接触因子缺乏（FⅪ除外）或活性减低，临床上一般没有出血表现，反而表现出不同程度的血栓形成倾向或纤溶活性下降。目前，人们普遍认为FⅫ及PK并不是机体正常止血功能所必需的凝血因子，不过它们参与抗凝血、纤溶及激肽产生的炎症反应。

（三）凝血酶敏感因子

凝血酶敏感因子包括纤维蛋白原、FⅤ、FⅧ和FⅩⅢ。其共同特点就是对凝血酶（thrombin）敏感，或者说是凝血酶的作用底物。Fg是一种大分子糖蛋白，其在凝血反应中被凝血酶转化成不溶性纤维蛋白多聚体。FⅤ和FⅧ在血浆中不稳定，分别作为FⅩ和FⅨ的辅因子参与凝血反应。FⅩⅢ是一种半胱氨酸转谷氨酰胺酶原，被凝血酶激活成为FⅩⅢa，后者使可溶性的纤维蛋白交联形成不溶性纤维蛋白多聚体。

（四）其他因子

其他因子主要包括TF、Ca^{2+}和vWF。TF是唯一不存在于健康人血浆中的凝血因子，广泛存在于各种组织中,尤其是脑、胎盘和肺组织中含量极为丰富。此外,单核-巨噬细胞和血管内皮细胞均可表达TF。该因子在血管内皮受损时被释放到血液循环中,是血液凝固的始动因子。Ca^{2+}可结合凝血因子的羧基端并改变其分子构象,暴露凝血因子与阴离子磷脂结合的部位,参与凝血。现已发现其他二价金属离子Mg^{2+}和Zn^{2+}也可能参与凝血。vWF是大分子多聚体,作为FⅧ的保护性载体,可保护FⅧ不被破坏而顺利完成凝血过程,是一个重要的凝血辅因子。

二、凝血因子的功能

(一)凝血的活化

1. 组织因子的释放 TF是一种跨膜糖蛋白,N端位于胞膜外侧,是FⅦ的受体,可与FⅦ或FⅦa结合,C端插入胞质中,提供凝血反应的催化表面。

2. FⅦ的激活

(1)构型改变 当组织损伤时,被释放入血的TF与FⅦ结合,FⅦ分子构型发生改变,活性部位暴露,成为活化FⅦ(FⅦa)。

(2)TF-Ⅶa-Ca^{2+}复合物形成 TF与FⅦ和Ca^{2+}结合形成TF-FⅦa-Ca^{2+}复合物,后者可激活FⅩ和FⅨ,使内源及外源凝血途径相沟通,具有重要的生理和病理意义。从TF释放到TF-FⅦa-Ca^{2+}复合物形成的过程是体内最重要的凝血途径。

3. FⅫ的激活 在体外,FⅫ是内源凝血途径的始动因子,但在体内可能不再(或者不主要)参与凝血。研究认为FⅫ的激活已不再是体内凝血的一个环节,而对纤溶系统的激活起着更为重要的作用。FⅫ的缺陷或FⅫ体内活化的障碍,都可能降低体内纤溶活性,导致血栓性疾病。但很多体外凝血试验仍沿用激活FⅫ因子的方法。

4. FⅪ的激活 在体外,FⅪ可被FⅫa和激肽释放酶活化,参与凝血。但在体内,FⅪ可能被凝血酶反激活。FⅪ在体内血小板的表面被凝血酶激活是最可能的机制。FⅪa是体内活化FⅨ并参与凝血的"后补"因子,其更大的作用可能在于直接活化FⅩ。目前研究认为,FⅪa激活纤溶的作用大于激活FⅨ,甚至超过FⅫa对纤溶的激活作用。

5. PK的激活 在FⅫa的作用下,PK的精氨酸(371)-异亮氨酸(372)肽键断裂,转变为由重链(分子质量为43 000Da)和轻链(分子质量为38 000Da)组成的激肽释放酶(kallikrein,KK),酶活性中心在轻链。重链区含有与HMWK结合的部位,KK的作用是反馈激活FⅫ,生成大量的FⅫa,也可激活FⅪ和FⅦ,使纤溶酶原转变成纤溶酶,使HMWK转变成激肽。

6. HMWK的作用 HMWK为接触反应的辅因子,参与FⅫ、FⅪ的激活。生成的激肽有强烈舒张血管、增加血管通透性及降低血压的作用。

7. FⅨ的激活 FⅨ可被FⅪa和TF-FⅦa-Ca^{2+}复合物活化。FⅨa与活化的血小板表面受体结合,以PF_3为磷脂载体,与起始活化的FⅧa结合形成复合物FⅨa-FⅧa-Ca^{2+}/PF_3。另外,FⅨa可被AT抑制。

8. FⅧ:C的作用 FⅧ:C被起始凝血酶激活成FⅧa,后者与FⅨa、Ca^{2+}和磷脂(PF_3)结合,形成FⅨa-FⅧa-Ca^{2+}-PF_3复合物,此复合物有激活FⅩ的作用。

(二)凝血酶的生成

1. 凝血酶原酶的形成

(1)FⅩ的激活 在FⅨa-FⅧa-Ca^{2+}-PF_3和TF-FⅦa-Ca^{2+}复合物的作用下,FⅩ重链上精氨酸(51)-异亮氨酸(52)肽键断裂,从其N端释放出一条分子量为11 000的小肽后,生成有活性的α-FⅩa,再从其C端释放出含17个氨基酸的小肽,使α-FⅩa转变成具有酶活性的β-FⅩa。

(2)FⅤ的激活 在起始凝血酶的作用下,FⅤ转变成双链结构的FⅤa。FⅤa为FⅩa的辅因子。

在 Ca^{2+} 的参与下，FXa、FVa、PF_3（磷脂）结合形成 FXa-FVa-Ca^{2+}-PF_3（磷脂）复合物即凝血酶原酶（亦称凝血活酶）。

2. 凝血酶的生成　凝血酶原酶使单链凝血酶原分子上精氨酸（274）-苏氨酸（275）肽键断裂，释放出凝血酶原片段 1+2（prothrombin fragment 1+2，F_{1+2}），形成中间产物。凝血酶原酶又可使中间产物分子上精氨酸（323）-异亮氨酸（324）肽键断裂，形成由 A 和 B 两条肽链组成的凝血酶，F_{1+2} 受凝血酶自身水解而裂解为片段 1（F1）和片段 2（F2）。此途径为凝血酶原活化的生理途径。

（三）纤维蛋白的形成

1. 纤维蛋白的形成　Fg 分子的三维空间由 6 条肽链形成 3 个球状区域，中央区被称为 E 区，两侧的外周区被称为 D 区；纤维蛋白的形成至少需要三个步骤。

（1）分解（FM 的形成）　在凝血酶作用下，Fg 的 α（A）链上精氨酸（16）-甘氨酸（17）肽键和 Fg 的 β 链上精氨酸（14）-甘氨酸（15）肽键先后被裂解，分别释出纤维蛋白肽 A（fibrinopeptide A，FPA）和纤维蛋白肽 B（fibrinopeptide B，FPB）。此时的 Fg 分别转变成纤维蛋白 I（Fb-I）和纤维蛋白 II（Fb-II），即纤维蛋白单体（fibrin monomer，FM）。

（2）聚合（FM 的聚合）　FPA 和 FPB 从 Fg 中释放后，Fb-I 和（或）Fb-II 分子 N 端区的自身聚合位点被暴露。FPA 的释放，使 Fb-I 分子 E 区暴露出 A 位点，与另一 Fb-I 的 D 区相应位点结合；FPB 的释放，Fb-II 分子 E 区暴露出 B 位点，与相邻 Fb-II 的 D 区相应位点结合形成纤维蛋白单体聚合物。这种聚合物以氢键聚合，很不稳定，可溶于 5mol/L 尿素或 1% 单氯（碘）乙酸溶液中，故称为可溶性纤维蛋白单体（soluble fibrin monomer，SFM）聚合物。

（3）凝固（交联纤维蛋白的形成）　SFM 在 FXIIIa 和 Ca^{2+} 作用下，γ链分子和α链之间以共价键（—CO—NH—）交联，形成不溶性 FM 聚合物，此即交联纤维蛋白。

2. FXIII 的激活　在凝血酶和 Ca^{2+} 的作用下，FXIII $α_2$ 肽链 N 端的精氨酸-甘氨酸肽键断裂，脱去两条小肽，生成无活性的中间产物 $α'_2β_2$。然后在 Ca^{2+} 作用下，$α'_2β_2$ 发生解离，生成具有转酰胺酶活性的 FXIIIa（$α'_2$）。$β_2$ 是 $α_2$ 的载体，无活性。FXIIIa 能使一个 FM 的侧链上的谷氨酰胺与另一个 FM 侧链上的赖氨酸之间形成 ε-（γ-谷氨酰）赖氨酸，此作用主要在纤维蛋白的 γ链之间及 α链之间进行。

三、凝血机制

1964 年，麦克法兰（Macfarlane）、戴维斯（Davies）和雷特诺夫（Ratnoff）分别提出凝血的瀑布学说。该学说对于理解体外条件下的血液凝固过程提供了合理的反应"模型"，但体内条件下生理性的血液凝固过程显然不同于"瀑布"机制。作为接触相激活的 FXII、PK、HMWK 等缺乏可引起 APTT 明显延长，但无出血的临床表现，说明这类蛋白并非体内维持止血所必需。先天性 FXI 缺乏患者出血一般较血友病患者轻，说明内源途径不是激活 FIX 的唯一途径；而 FVII 缺乏却能引起严重出血，提示凝血主要是通过外源途径，FIX 的激活应该有一个替代途径。FVIIa-TF 除能激活 FX 外，还能激活 FIX，说明两条凝血途径并不是各自完全独立，而是相互密切联系的（图 18-5）。

（一）外源性凝血途径

外源性凝血途径（extrinsic pathway）是指从 TF 释放入血到 FX 被活化的过程。传统理论认为外源凝血的起始因子 TF 由血管外的组织（包括组织液、血管内皮细胞）提供。近年来研究发现，血液中单核细胞、粒细胞等也可释放表达 TF。生理情况下，TF 并不与血液接触，当组织损伤、血管内皮细胞和单核细胞等受到细菌内毒素、免疫复合物、TNF、IL-1 等因素刺激时，TF 释放入血或表达于细胞表面，使血液中 FVII 活化并与之形成 TF-FVIIa 复合物，进而激活 FX、FII，最终形成纤维蛋白。该途径是体内凝血的主要途径，也是发生血栓等病理改变的主要原因之一。同时 TF-FVIIa 又能激活 FIX，使内源凝血途径和外源凝血途径联系在一起。

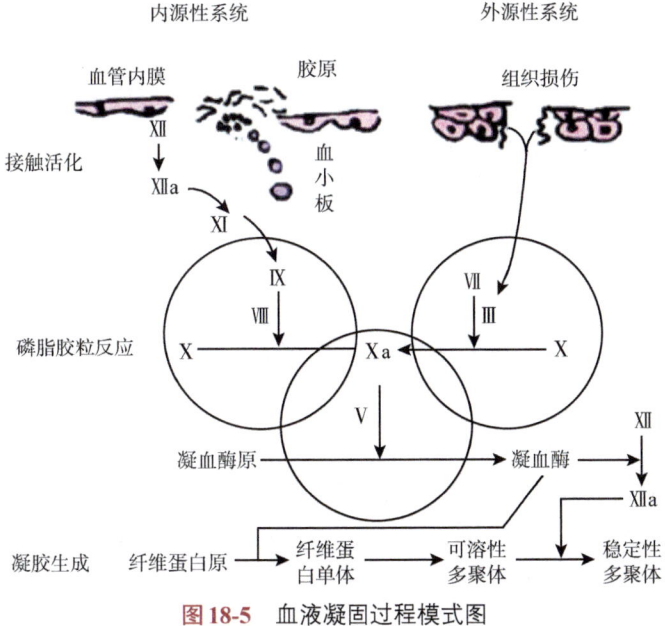

图 18-5 血液凝固过程模式图

（二）内源性凝血途径

内源性凝血途径（intrinsic pathway）是从 F Ⅻ 的激活到 F Ⅹ 被活化的过程。参与凝血的因子全部来自正常血液中存在的凝血蛋白和 Ca^{2+}，包括 F Ⅻ 的激活到 F Ⅸ a-F Ⅷ a-PF_3-Ca^{2+} 复合物形成。在体外，这一凝血途径通常是由血液与带负电荷的异物表面（如玻璃、白陶土等）接触启动。在体内，F Ⅻ 由受损血管暴露的胶原接触激活而启动。F Ⅻ a 在 HMWK 的辅助下，裂解 PK 形成 KK，KK 再激活 F Ⅻ 和 F Ⅵ，实现因子激活的正反馈放大过程。F Ⅻ a 激活 F Ⅺ，在 Ca^{2+} 存在条件下，F Ⅺ a 激活 F Ⅸ。F Ⅸ a、F Ⅷ a 及 PF_3 在 Ca^{2+} 的参与下形成 F Ⅸ a-F Ⅷ a-PF_3/Ca^{2+}，该复合物激活 F Ⅹ。F Ⅸ 除了可被 F Ⅺ a 激活外，还可以被 TF-F Ⅶ a 激活，F Ⅺ 也能由 TF-F Ⅶ a 复合物最终形成的凝血酶正反馈激活。由此可以证明，内源性凝血途径在生理性凝血过程中并不起主要作用。

（三）共同凝血途径

共同凝血途径（common pathway）是指 F Ⅹ 的激活到纤维蛋白形成的过程。分为以下两个阶段。

1. 凝血酶的形成 内源性和外源性凝血途径中形成的 F Ⅹ a，在 Ca^{2+}、F Ⅴ a、磷脂（PF_3 和其他磷脂）共同参与下形成复合物 F Ⅹ a-F Ⅴ a-Ca^{2+}/磷脂，激活凝血酶原形成凝血酶。凝血酶是凝血暴发的中心因子，一旦有少量凝血酶形成，其正反馈激活对凝血酶敏感的 F Ⅴ、F Ⅷ、F Ⅻ 和纤维蛋白原，同时也激活 F Ⅺ、F Ⅸ、F Ⅹ 和血小板等，加速凝血。

2. 纤维蛋白的形成 纤维蛋白原的 Aα 链被凝血酶裂解后，从氨基端释放出纤维蛋白肽 A（FPA），形成纤维蛋白的 α 链（凝血酶也能从 Bβ 链中裂解出纤维蛋白肽 B，但效率很低，不能裂解纤维蛋白原的 γ 链），失去 FPA 的纤维蛋白多聚化，形成纤维蛋白多聚体。凝血酶同时激活了 F ⅩⅢ，使之转变为 F ⅩⅢ a，后者使纤维蛋白单体间交联后形成不可溶的纤维蛋白凝块。

传统的凝血机制一直认为凝血有两条截然不同的启动途径，即内源性和外源性途径。但近年来的研究发现，这两条途径在机体内并非平行和独立地起作用。外源性途径的 TF-F Ⅶ a 复合物可以活化两个系统，证明内源性和外源性途径是彼此密切相关的。与传统的凝血级联反应理论不同，新的凝血理论认为：正常凝血过程通过 TF-F Ⅶ a 复合物和 F Ⅸ a-F Ⅷ a 复合物的生成来完成。凝血应该分为凝血启动和凝血放大两个阶段。正常人血液中存在极少量活化的凝血因子和活化肽，处于一个低水平的活化状态，即基础凝血，但并不导致血栓形成。只有当受损血管内皮细胞表面或附近产生足够量的 TF，凝血才被启动。一旦受损部位细胞膜表达 TF，即与血液中的 F Ⅶ a 形成 TF-F Ⅶ a 复合物，激活的 F Ⅹ 与基础凝血中形成复合物FⅩa-FⅤa，激活凝血酶原。凝血启动初期，在极短的时间内形成的痕量凝血酶，虽不足以使纤维蛋白原转变为纤维蛋白，但此凝血酶可正反馈激活凝血酶敏感因子、自激活、激活其他凝血因子和血小板，从而产生足够量凝血酶，及时暴发式生成的大量凝血酶可导致凝血作用的放大。凝血酶反激活FⅫ、FⅪ，参与纤溶；与TM结合的凝血酶参与抗凝；激活纤溶抑制物（TAFI），参与纤溶抑制。凝血酶虽然是凝血暴发的中心因子，但可能多方面参与凝血、抗凝、纤溶和纤溶抑制的网络调控。

考点：掌握凝血因子的种类、特性及凝血机制

第4节 抗凝系统

生理状况下，凝血系统是有低水平活性的，但因有生理水平的细胞和体液抗凝存在，使得两者处于低水平动态平衡。抗凝血系统可对血液凝固系统进行调节，改变凝血性质，减少纤维蛋白的形成，降低各种凝血因子的活化水平。该系统主要包括细胞抗凝和体液抗凝。细胞抗凝作用主要包括血管内皮细胞合成分泌抗凝蛋白、光滑内皮阻止血小板的黏附活化，以及单核-巨噬细胞对活化凝血因子的清除作用等。体液抗凝主要通过抑制凝血反应的抗凝蛋白起作用，主要包括抗凝血酶、蛋白C系统、组织因子途径抑制物等。主要抗凝物质及其功能见表18-6。

表18-6 细胞主要抗凝物质及其功能

细胞抗凝因子	主要产生部位	主要灭活的凝血因子	抗凝机制
人类抗凝血酶（AT）	肝细胞、内皮细胞	FⅡa、FⅦa、FⅨa、FⅩa、FⅫa	丝氨酸蛋白酶抑制剂
蛋白C系统	—	FⅤa、FⅧa	—
血栓调节蛋白（TM）	内皮细胞	—	凝血酶/蛋白C受体
蛋白C（PC）	肝细胞	—	抗凝血蛋白酶
蛋白S（PS）	肝细胞、内皮细胞、血小板	—	APC辅助因子
内皮细胞蛋白C受体（EPCR）	内皮细胞	—	蛋白C/APC受体
组织因子途径抑制物（TFPI）	内皮细胞、血小板、单核细胞	FⅩa、TF/FⅦa	蛋白酶抑制剂
α_2-MG	单核细胞、巨噬细胞、内皮细胞	FⅡa、FⅦa、FⅨa、FⅩa、FⅫa	蛋白酶抑制剂

一、抗凝血酶

人类抗凝血酶（antithrombin，AT）主要由肝细胞合成，经修饰加工去掉32个氨基酸的信号肽后，成为可分泌的蛋白质，含有432个氨基酸残基，分子质量58 000Da，基因位于1号染色体长臂（1q23~25）。AT是主要的生理性抗凝物质，对凝血酶的灭活能力占所有抗凝因子的70%~80%。AT的抑酶谱很广，它能抑制FⅡa、FⅦa、FⅨa、FⅩa、FⅪa、FⅫa及纤溶酶、胰蛋白酶、激肽释放酶等，作用机制都是相同的。上述凝血因子的活性中心均含有丝氨酸残基，都属于**丝氨酸蛋白酶**。抗凝血酶分子上的精氨酸残基，可以与这些酶活性中心的丝氨酸残基结合，这样就"封闭"了这些酶的活性中心而使之失活。在血液中，每一分子抗凝血酶可以与一分子凝血酶结合形成凝血酶-抗凝血酶（TAT）复合物，从而使凝血酶失活。这种不可逆性的共价结合可被肝素（heparin）或硫酸乙酰肝素（heparin sulfate）大大加强。

肝素（heparin，Hep）是一种酸性黏多糖，主要由肥大细胞和嗜碱性粒细胞产生，存在于大多数组织中，在肝、肺和心肌组织中更为丰富。肝素在体内和体外都具有抗凝作用，它作为辅因子作用于AT的赖氨酸残基，从而大大增强AT的抗凝血酶活性，使AT与凝血酶结合得更快、更稳定，使凝血酶立即失活。当AT与丝氨酸蛋白酶结合后，肝素可从复合物中重新解离释放，再与其他游离的AT结合，

继续发挥其抗凝功能。漂移至邻近完整细胞表面和循环血液中的活化凝血因子很快被AT抑制。有实验证明AT-肝素（TAT）还可以有效灭活TF-FⅦa。肝素还可以激活肝素辅助因子Ⅱ（heparin cofactor Ⅱ，HC-Ⅱ），被激活的HC-Ⅱ特异性地与凝血酶结合成复合物，使凝血酶失活，在肝素的作用下，HC-Ⅱ灭活凝血酶的速度可加快约1000倍。

抗凝血酶还可灭活参与抗凝的丝氨酸蛋白酶APC；灭活参与纤溶的丝氨酸蛋白酶PL、t-PA、u-PA等，以调节、平衡抗凝和纤溶。

二、蛋白C系统

蛋白C系统包括蛋白C（protein C，PC）、蛋白S（protein S，PS）、血栓调节蛋白（thrombomodulin，TM）和内皮细胞蛋白C受体（endothelial protein C receptor，EPCR）。以往曾将蛋白C抑制物（protein C inhibitor，PCI）归于蛋白C系统，是因为PCI具有调节蛋白C（包括活化蛋白C）的作用，后续研究发现，PCI实质上就是纤溶酶原活化抑制物-3（plasminogen activator inhibitor-3，PAI-3），具有广谱的蛋白酶抑制作用，此后，PCI不再归为蛋白C系统。

（一）蛋白C系统的结构和生理特性

1. 蛋白C 人类PC基因位于2号染色体（2q13~q14），基因长11kb，分子质量为62 000Da。PC由肝细胞合成，是维生素K依赖性糖蛋白。分子结构分为γ羧基谷氨酸区（Gla区）、EGF区（PC有两个EGF结构）及含有活性位点的丝氨酸蛋白酶区段。具有抗凝活性的PC与其他依赖维生素K凝血因子的不同在于重链54位的氨基酸，PC在这一位置是Val而非Ala。正常人血浆PC含量为2~6mg/L，半衰期为6小时。

2. 蛋白S 是一种单链糖蛋白，由肝细胞合成，共有635个氨基酸残基，分子质量为48 000Da，基因位于3号染色体上，是依赖维生素K蛋白质中碱性最强的丝氨酸蛋白酶因子。20世纪80年代中期发现内皮细胞表面及血小板的α-颗粒中也存在PS。

3. 血栓调节蛋白 人类TM基因位于第20号染色体，编码575氨基酸的蛋白质，是分子质量为74 000Da的单链糖蛋白。已知TM存在于除脑血管外的所有血管内皮细胞中，淋巴管内皮细胞、成骨细胞、血小板、原巨核细胞及循环单核细胞中也有发现。TM与凝血酶结合后大大加速PC的活化。

4. 内皮细胞蛋白C受体 EPCR是一种单链糖蛋白，基因位于20号染色体，分子质量为46 000Da，主要位于大血管表面。内皮细胞表面的EPCR可以将Ⅱa-TM复合物对蛋白C激活的速率提高5倍。

（二）蛋白C系统的抗凝血作用

蛋白C系统是微循环抗血栓形成的主要调节物质，以酶原形式存在于血浆中。蛋白C系统的活化是随着凝血酶的产生并与内皮细胞表面的血栓调节蛋白TM形成复合物而启动的。此时，若内皮细胞表面表达了EPCR，则可与PC结合，结合于EPCR的PC可被TM与凝血酶复合物激活，切下12个氨基酸的蛋白C肽（protein C peptide，PCP）形成活化蛋白C（activated protein C，APC）。

APC具有多方面的抗凝血、抗血栓功能，主要包括：①灭活FⅤa和FⅧa，抑制凝血。APC与PC一样都与EPCR具有极强的亲和力。EPCR-APC复合物在蛋白S的协同作用下可将FⅤa和FⅧa裂解，这种灭活反应需要Ca^{2+}的存在，反应速度非常快。②限制FⅩa与血小板结合。存在于血小板表面的FⅤa是FⅩa的受体，当FⅩa与其结合后，可使FⅩa的活性大为增强，由于APC能使FⅤa灭活，使FⅩa与血小板的结合受到阻碍，因而使FⅩa激活凝血酶原的作用大为减弱。③增强纤维蛋白的溶解。APC能刺激纤溶酶原激活物的释放，灭活纤溶酶原激活抑制物（PAI-1），从而增强纤溶活性。④增加AT与凝血酶结合，加强抗凝。

APC可以被$α_2$抗纤溶酶（$α_2$-AP）、$α_1$抗胰蛋白酶、$α_2$巨球蛋白和3型纤溶酶原激活抑制物所灭活。若上述物质缺乏，尤其是3型纤溶酶原激活抑制物的缺乏，可导致FⅤa和FⅧa减少而引起严重出血。

相反，无论是PC系统成分的减少还是活化受阻都会增加形成血栓的倾向。而另一种情况，当FⅤ或FⅧ基因突变，导致APC切割点氨基酸突变而使APC发生抵抗，也同样可导致血栓形成。这种APC抵抗（APC resistance，APCR），最具代表性的是Dahlback报道的FⅤ Leiden突变，即FⅤ第506位精氨酸被谷氨酰胺替代，以致APC不能灭活FⅤa而发生APCR。

三、组织因子途径抑制物

组织因子途径抑制物（tissue factor pathway inhibitor，TFPI）是一种与脂蛋白结合的生理性丝氨酸蛋白酶抑制物。早在1957年就有人发现类似抑制物在调节TF-FⅦa参与的凝血作用，但直到20世纪90年代该抑制物才被正式命名和确定。TFPI的主要作用是调节TF-FⅦa参与的凝血，是非常重要的生理性抗凝血蛋白，并且直接参与了血液凝固的过程。

（一）TFPI的结构与生理特性

TFPI是一单链糖蛋白，其基因定位于2q31～32.1。TFPI属于Kunitz族丝氨酸蛋白酶抑制物，其分子中含有Kunitz结构，这一族的典型分子是抑肽酶（aprotinin）。翻译后经过部分磷酸化和糖基化修饰的成熟分子包含有276个氨基酸残基，分子N端为带负电的酸性区，中央为3个Kunitz结构的功能区，C端为带正电的碱性区。分子含18个Cys残基，3个糖化位点。由于结合有脂蛋白，因此血浆TFPI的分子质量不尽相同，大多为36 000Da及43 000Da，也有少量高分子形式。血浆含量为54～142μg/L，均值100μg/L。除血浆中存在TFPI以外，血小板的α-颗粒及溶酶体中也有TFPI，含量约为8μg/L。血小板活化后也会释放入血浆。目前研究发现体内活化的巨噬细胞也可能合成TFPI。

（二）TFPI的抗凝血作用

TFPI可以直接抑制FⅩa，并以依赖FⅩa的形式在Ca^{2+}存在条件下抑制TF-FⅦa复合物。TFPI对FⅩa的抑制通过形成1∶1复合物的形式来实现，它不需要Ca^{2+}参与，这种结合涉及TFPI分子的第三个Kunitz结构。另外TFPI分子C端也是结合FⅩa所必需的。中性酯酶能在TFPI的Thr87～Thr88间裂解后者，造成TFPI抑制功能丧失，其可能机制是将FⅩa-TFPI复合物中的FⅩa重新游离出来。研究表明TFPI首先结合于FⅩa的活性中心，形成TFPI-FⅩa，然后在Ca^{2+}存在下与TF-FⅦa形成多元复合物。在这种结合中，FⅩa的富含γ羧基谷氨酸区域（Gla区）是不可缺少的，因此这是Ca^{2+}的结合位点。研究证明，缺失N端这一区段的FⅩa尽管仍可被TFPI抑制，但不能引起TFPI对TF-Ⅶa的抑制。

四、蛋白Z和蛋白Z依赖的蛋白酶抑制物

20世纪90年代前后，人们相继发现了两个新的血液凝固调节蛋白，蛋白Z（protein Z，PZ）和蛋白Z依赖的蛋白酶抑制物（protein Z-dependent protease inhibitor，ZPI），PZ和ZPI的缺陷可导致血栓形成。

（一）PZ和ZPI的结构与生理特性

1. 蛋白Z PZ由肝脏合成后分泌入循环血液中，血中浓度为0.6～5.7mg/L。PZ是一种维生素K依赖的糖蛋白，与其他维生素K依赖的因子一样具有Gla残基，在结构上与FⅦ、FⅨ、FⅩ和蛋白C极为相似。凝血酶可以与PZ结合，也可以将其裂解。

2. 蛋白Z依赖的蛋白酶抑制物 ZPI是一种丝氨酸蛋白酶，分子质量为72 000Da，由肝脏合成分泌。ZPI在血液凝固或血栓形成时会大量消耗。

（二）PZ和ZPI的血液凝固调节作用

在这两个调节蛋白中，较早发现有血液凝固调节作用的是PZ。将血浆或者FⅩa与PZ孵育后，发

现FXa活性明显下降。这种作用在磷脂和Ca^{2+}存在时变得更加明显，这种现象可以解释为PZ与FXa在磷脂表面存在一种反应，而这种反应的结果是使FXa失活。在以后的研究中进一步证实，ZPI在PZ的协助下，可形成Xa-ZPI-PZ复合物而使FXa在1分钟内失去95%以上的凝血活性。

与PZ抑制FXa一样，当Ca^{2+}和磷脂存在时，ZPI的这种调节FXa作用可大大增强。作为丝氨酸蛋白酶的ZPI能与FXa和FXIa结合并灭活之，但却与血液中其他丝氨酸蛋白酶不一样，不具备明显抑制FⅡa、FⅦa、FⅨa、FⅫa、KK、APC、t-PA、u-PA和纤溶酶等的作用。虽然ZPI和PZ的抗凝机制尚不十分明了，但重组ZPI已经开始用于临床研究，将对血液凝固的调节发挥越来越重要的作用。

考点：掌握体液抗凝的作用

第5节 纤溶系统

纤维蛋白溶解系统（fibrinolytic system）简称纤溶系统，包括纤溶酶原、纤溶酶、纤溶活化物和相应的纤溶抑制物。纤溶是指纤溶酶原在特异性激活物的作用下转化为纤溶酶，降解纤维蛋白和其他蛋白质的过程。纤溶系统的主要功能是使体内产生的纤维蛋白凝块随时得到清除，防止血栓形成或使已形成的血栓溶解，使血流恢复通畅。体内纤溶过程与凝血过程相互制约，不断有纤维蛋白形成，又不断被纤溶系统溶解，二者保持动态平衡。

一、纤溶系统的成分及功能

纤溶是一系列蛋白酶催化的连锁反应，参与纤溶的大多数酶类属于丝氨酸蛋白酶，这些蛋白酶均有其相应的抑制物，即丝氨酸蛋白酶抑制物（serine protease inhibitor，serpin）。参与纤溶的蛋白（酶）很多，其主要成分及特性见表18-7。

表18-7 纤溶系统的组成成分

成分	分子质量（Da）	血浆浓度（mg/L）	染色体	主要功能
PLG	92 000	200	6q26～27	在活化剂的作用下转变为纤溶酶
t-PA	68 000	0.005	8p11～12	激活纤溶酶原
u-PA	54 000	0.002	10q24	激活纤溶酶原
PL	60 000/25 000	—		可裂解多种肽链和蛋白质
FⅫ	80 000	30	5q33	作为辅助因子，参与纤溶系统的内激活途径
PK	88 000	40	4q35	作为辅助因子，参与纤溶系统的内激活途径
HMWK	110 000	70	3q27	作为辅助因子，参与纤溶系统的内激活途径
PAI-1	52 000	0.01	7q22.1	抑制纤溶酶原活化剂，特别是t-PA
PAI-2	46 000/70 000	<0.005	1q22.1	抑制纤溶酶原活化剂，特别是u-PA
PCI	57 000	5	14q32.1	抑制APC和丝氨酸为活性中心的蛋白酶
α_2-AP	70 000	70	17p13	与纤溶酶结合，使纤溶酶灭活
α_2-MG	725 000	250	12p	与纤溶酶结合，使纤溶酶灭活
HRG	75 000	100	3q27	纤溶酶原竞争性抑制物
TAFI	60 000	5	13q14.11	抑制纤维蛋白溶解

（一）纤溶酶原

纤溶酶原（plasminogen，PLG）是一种分子质量约为92 000Da的单链糖蛋白，属于优球蛋白成分，由791个氨基酸组成。纤溶酶原主要由肝脏合成分泌入血，以无纤溶活性的酶原形式存在于血液中，其血浆浓度为200mg/L，半衰期约为2天。天然纤溶酶原的N端是谷氨酸，故称为谷氨酸纤溶酶原，在少量纤溶酶的作用下，N端裂解掉一个短肽，露出赖氨酸残端而形成赖氨酸纤溶酶原。赖氨酸纤溶酶原被激活剂激活的效率极大，同时与纤维蛋白的亲和力较高，因而能较迅速地转变为赖氨酸纤溶酶，起到更有效的纤溶作用。纤溶酶原很容易被其作用底物——纤维蛋白所吸附，形成纤维蛋白-纤溶酶原复合物。当血液凝固时，纤溶酶原在各种纤溶酶原激活剂（t-PA或u-PA）的作用下转变成有纤溶活性的双链结构丝氨酸蛋白水解酶即纤溶酶而发挥作用。

（二）纤溶酶原激活物

1. 组织型纤溶酶原激活物（tissue plasminogen activator，t-PA） 是一种分子质量为68 000Da的单链糖蛋白，属丝氨酸蛋白酶，基因位于第8号染色体上。t-PA主要由血管内皮细胞合成和释放，间皮细胞和造血系统的其他细胞也能合成t-PA。t-PA的主要功能是将纤溶酶原精氨酸（561）-缬氨酸（562）处的肽链裂解，使其激活为具有活性的纤溶酶。单链和双链的t-PA都具有此活性。单链t-PA与纤维蛋白的亲和力比双链型高，而双链型t-PA对纤溶酶原的激活能力比单链型强，且被PAI-1灭活快。游离状态的t-PA与PLG的亲和力低，只有在t-PA、PLG和纤维蛋白三者形成复合体后，才能有效地激活PLG转变成纤溶酶（PL），从而使纤维蛋白凝块溶解。在没有纤维蛋白存在时，PLG处于游离状态，不能形成t-PA-PLG-纤维蛋白复合物。PLG不能被激活，也就不能产生纤溶酶。因此，在生理情况下，t-PA和纤溶酶原虽共同存在于血浆中但不相互作用。

2. 尿激酶型纤溶酶原激活物（urokinase type plasminogen activator，u-PA） 属丝氨酸蛋白酶，是一种单链糖蛋白，含有11个外显子，全长约6.4kb，主要由泌尿生殖系统的上皮细胞产生。u-PA有两种类型，即未活化的单链u-PA（single chain urokinogen type plasminogen activator，scu-PA）和活化的双链u-PA（two chains urokinogen type plasminogen activator，tcu-PA）。scu-PA是一种糖蛋白，含有411个氨基酸。其结构分为四个区，其中丝氨酸蛋白酶区为scu-PA酶作用的活性中心。tcu-PA是由scu-PA裂解而成，称为高分子量双链尿激酶（high molecular weight two chains urokinase，HMW tcu-UK），含重链和轻链两条肽链，重链可被纤溶酶进一步水解，丢失部分多肽片（分子质量为33 000Da）而生成低分子量双链尿激酶（low molecular weight two chains urokinase，LMW tcu-UK）。两种u-PA均可以直接激活PLG，不需纤维蛋白作为辅因，但scu-PA对纤溶系统的激活较tcu-PA为弱，当有少量纤维蛋白存在时，scu-PA对纤溶激活作用明显高于tcu-PA。

（三）纤溶酶

纤溶酶（plasmin，PL）是由PLG经PA作用后活化、裂解所产生的。单链PLG在t-PA或u-PA的作用下，其精氨酸（560）-缬氨酸（561）之间的肽键断裂，形成双PL，即重链和轻链（分子质量分别为60 000Da、25 000Da），活性中心位于轻链部分。PL是一种活性较强的丝氨酸蛋白酶，其主要作用为：①降解纤维蛋白原和纤维蛋白；②水解各种凝血因子（FⅡ、FⅤ、FⅦ、FⅩ、FⅪ、FⅫ）；③分解血浆蛋白和补体；④裂解多种肽链（将sct-PA、scu-PA裂解为tct-PA、tcu-PA，将谷-PLG转变为赖-PLG）；⑤降解GPⅠb、GPⅡb/Ⅲa；⑥激活转化生长因子，降解纤维连接蛋白、凝血酶敏感蛋白等各种基质蛋白质。

（四）纤溶抑制物

1. 纤溶酶原激活抑制物-1（plasminogen activator inhibitor-1，PAI-1） 是一种单链糖蛋白，含有379个氨基酸，全长约12.2kb，主要由血管内皮细胞和血小板合成。其主要作用是：①与u-PA或t-PA结合形成复合物，使其灭活；②抑制凝血酶、FⅩa、FⅫa、激肽释放酶和APC的活性。

2. 纤溶酶原激活抑制物-2（plasminogen activator inhibitor-2，PAI-2） 是一种糖蛋白，含有415个氨基酸，基因全长16.5kb。PAI-2最早是从人胎盘中提取的。粒细胞、单核细胞、巨噬细胞也能合成

PAI-2。PAI-2有两种类型，一种为非糖基化型（低分子质量型），分子质量为46 000Da，主要存在于细胞内；另一种为糖基化型（高分子质量型），分子质量为70 000Da，可分泌到细胞外，也称为分泌型。PAI-2的主要作用是：①有效地抑制tct-PA、tcu-PA，而对sct-PA、scu-PA的抑制作用较弱；②在正常妊娠时调节纤溶活性（妊娠期间逐渐升高，分娩后1周降至正常）；③抑制肿瘤的扩散和转移。

3. 蛋白C抑制物（protein C inhibitor，PCI） 是由肝脏合成和释放的一种广谱的丝氨酸蛋白酶抑制物，基因全长为280kb。PCI能有效地抑制APC、双链尿激酶和凝血酶等。PCI的作用机制是与其底物形成1∶1复合物，并释放出一条多肽，从而使蛋白酶失活。肝素能加速PCI的抑制作用。健康人血浆中PCI的浓度约为5mg/L，比PAI-1高出许多倍，因此PCI在抑制外源性PA中发挥主要作用。

4. α_2-抗纤溶酶（α_2-antiplasmin，α_2-AP） 又称α_2-纤溶酶抑制物（α-plasmin inhibitor，α_2-PI），是一种单链糖蛋白，含有452个氨基酸，主要由肝脏合成或释放。α_2-AP以两种形式存在于血液循环中，一种能与PL结合，约占总α_2-AP的70%；另一种为非纤溶酶结合型，无抑制功能。α_2-AP是一种丝氨酸蛋白酶抑制物，主要功能是抑制PL、凝血因子、胰蛋白酶、激肽释放酶等以丝氨酸为活性中心的蛋白酶，其主要作用机制为：①在血液循环中与PL以1∶1的比例形成复合物；②在纤维蛋白表面FⅩⅢa使α_2-AP以共价键与纤维蛋白结合，减弱纤维蛋白对PL的敏感性。

5. α_2-巨球蛋白（α_2-macroglobulin，α_2-MG） 是一种二聚体糖蛋白，由两个完全相同的亚基组成，每个亚基含有1451个氨基酸。α_2-MG是一种广谱的蛋白酶抑制物，不属于serpin家族，主要由肝脏和巨噬细胞产生。α_2-MG有两个功能区，即易裂区（bait region）和硫醇酯区，可分别与PL、t-PA、尿激酶（urokinase，UK）及激肽释放酶结合形成复合物，但复合物丝氨酸蛋白酶的活性中心并未受到影响。α_2-MG发挥作用主要是通过其巨大分子所产生的空间位阻效应使这些酶不能与其相应的底物结合，从而产生抑制效应。

6. 富含组氨酸糖蛋白（histidine-rich glycoprotein，HRG） 是一种分子质量为57 000Da的单链糖蛋白，由507个氨基酸组成，基因全长为11kb，有7个外显子，主要产生部位是肝脏。HRG对纤溶系统的作用有双重性：其一是抑制纤溶，作用机制是HRG与纤维蛋白竞争性结合纤溶酶原，使纤溶酶产生减少，从而抑制纤溶；其二是促进纤溶，作用机制是无纤维蛋白存在时，HRG与纤溶酶原、t-PA形成复合物，可促进t-PA对纤溶酶原的激活，起到促进纤溶的作用。它还可与肝素结合，中和其抗凝作用。

7. 凝血酶激活的纤溶抑制物（thrombin activable fibrinolysis inhibitor，TAFI） 是金属羧基肽酶家族的成员，含有410个氨基酸，基因全长为48kb，含有11个外显子。TAFI主要由肝脏合成，在血小板α颗粒中也存在。当血小板激活时可被释放入血液。TAFI可被凝血酶-凝血酶调节蛋白复合物激活，从而形成具有羧基肽酶活性的TAFIa。其主要作用是抑制PLG激活及抑制纤溶酶的活性；通过移去纤维蛋白羧基端氨基酸残基而限制纤溶酶的产生，从而抑制纤溶。

二、纤维蛋白溶解的机制

纤溶过程是一系列蛋白酶催化的连锁反应，一般分为两个阶段：第一阶段为起始阶段，即PLG在其激活物的作用下生成少量PL；第二阶段为加速阶段，即大量PL形成，降解纤维蛋白（原）或其他蛋白的过程。

（一）纤溶酶原激活的途径

纤溶酶原激活的途径包括内激活途径、外激活途径及外源性激活途径（图18-6）。

1. 内激活途径 是指通过内源性凝血系统的有关因子裂解PLG使其转变为PL的过程。FⅫ被接触激活后作用于激肽释放酶原，使其转变为激肽释放酶，后者裂解PLG形成PL。继发性纤溶主要通过此途径降解纤维蛋白（原）。

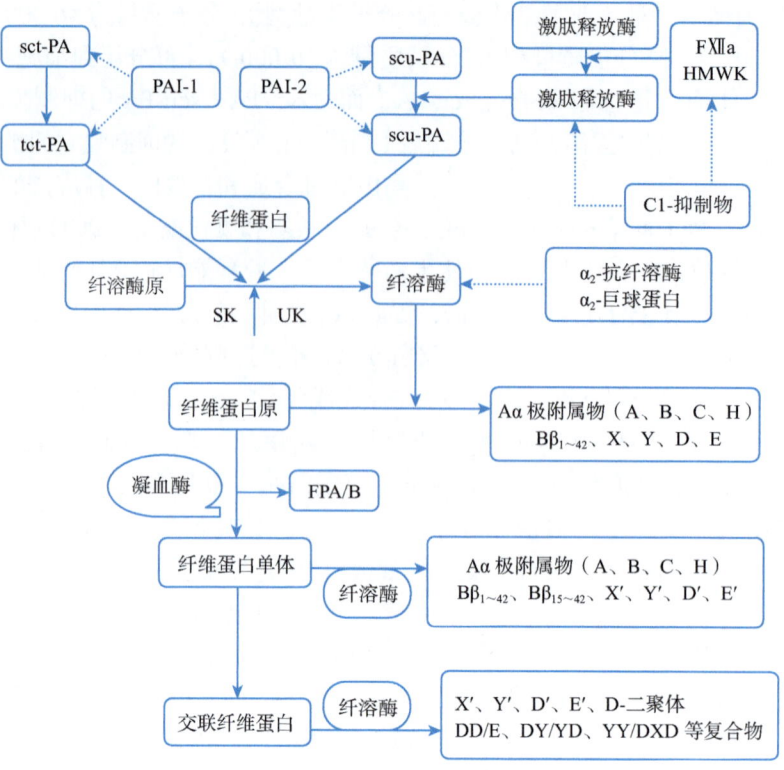

图 18-6 纤溶作用及纤溶蛋白降解产物

2. 外激活途径 由血管内皮细胞合成释放的 t-PA 和肾小管上皮细胞合成释放的 u-PA 进入血液后，激活纤溶酶原变为纤溶酶，发挥纤溶作用。同时 PAI-1 和 PAI-2 又可抑制 t-PA 和 u-PA 的作用。生理情况下，t-PA 激活纤溶酶原，降解血管内形成的少量纤维蛋白原，以保持血管的通畅。因此，外激活途径是机体重要的生理激活途径。原发性纤溶主要通过外激活途径来降解纤维蛋白原。

3. 外源性激活途径 外源性药物如链激酶（streptokinase，SK）、尿激酶（urokinase，UK）、葡萄球菌激酶（staphylokinase，SaK）和重组 t-PA（recombinant t-PA）应用于体内，使 PLG 转变成 PL，此途径是溶栓药物治疗的基础。

（二）纤维蛋白（原）降解机制

1. 纤维蛋白原的降解 PL 首先使纤维蛋白原 Bβ 链上的精氨酸-赖氨酸之间肽键裂解，释放出一个小肽链 Bβ$_{1\sim42}$ 肽；继而纤溶酶又裂解 Aα 链，使 Aα 链上的碎片 A、B、C 及 H 等极附属物释放出来，余下的纤维蛋白原片段为 X 片段；PL 继续裂解 X 片段为 D 片段和 Y 片段；Y 片段最后被裂解为终产物 D 片段和 E 片段。纤溶酶降解纤维蛋白原所产生的 X、Y、D、E、Bβ$_{1\sim42}$、极附属物（A、B、C 及 H）等统称为纤维蛋白原降解产物（fibrinogen degradation product，FgDP）。

2. 可溶性纤维蛋白的降解 凝血酶作用于纤维蛋白原，使纤维蛋白原的 Aα 链裂解出纤维蛋白肽 A（fibrin peptide A，FPA），形成中间产物 Fb-Ⅰ；使纤维蛋白原的 Bβ 链释放出纤维蛋白肽 B（fibrin peptide B，FPB），同样形成中间产物 Fb-Ⅱ。Fb-Ⅰ 和 Fb-Ⅱ 即为可溶性纤维蛋白单体（SFM）。在纤溶酶的作用下，Fb-Ⅰ 和 Fb-Ⅱ 分别从其 Bβ 链上释放出肽 Bβ$_{1\sim42}$ 和 Bβ$_{15\sim42}$，再分别从其 Aα 链裂解出 A、B、C、H 极附属物，两者最终的产物为 X′、Y′、D′ 和 E′ 碎片。

3. 交联纤维蛋白的降解 交联的纤维蛋白是由 Fb-Ⅰ 和 Fb-Ⅱ 自行发生聚合后，经 FⅩⅢa 作用而形成的。在纤溶酶的作用下交联纤维蛋白可降解出碎片 X′、Y′、D′ 和 E′，还形成 D-二聚体及 DD/E、DY/YD、YY/DXD 等复合物，统称为纤维蛋白降解产物（fibrin degradation product，FbDP）。纤维蛋白（原）降解见图 18-6。

三、纤维蛋白降解产物的作用

纤维蛋白（原）降解产物（fibrinogen and fibrin degradation product，FDP）是纤维蛋白原降解产物血栓形成（FgDP）和纤维蛋白降解产物（FbDP）的统称。FDP对血液凝固和血小板的功能均有一定的影响。其中所有的碎片均可抑制血小板的聚集和释放反应。碎片X（X'）因与可溶性纤维蛋白单体结构相似，故可与Fg竞争凝血酶，并可与FM形成复合物，以阻止FM的交联；碎片Y（Y'）和D可抑制纤维蛋白单体的聚合，碎片E可以抑制凝血活酶的生成；极附属物A、B、C、H可延长APTT及凝血时间。

考点：掌握纤溶系统组成及特性、纤维蛋白溶解机制

第6节 血栓形成

在某些因素的作用下，活体的心脏或血管腔内血液发生凝固或有沉积物形成的过程，称为血栓或血栓形成（thrombosis）。在这个过程中形成的血凝块或沉积物称为血栓（thrombus）。血栓形成是止血过度激活的一种病理状态，它在许多疾病的发病机制中起着重要作用。

一、血栓分类

根据血栓发生的部位和其成分不同，分为以下五种血栓。

1. 白色血栓（white thrombus） 又称灰色血栓，常发生在血流较急的动脉内，通常与血管壁创伤有关，因此又称为动脉血栓。这类血栓主要由血小板、纤维蛋白、白细胞及少量红细胞组成，肉眼呈灰白色，表面粗糙、卷曲，有条纹，质硬，与血管壁紧连。

2. 红色血栓（red thrombus） 又称凝固性血栓（coagulated thrombus），通常发生在血流缓慢处或淤滞于静脉内，又称为静脉血栓。主要由红细胞、白细胞、纤维蛋白及少量血小板组成。新鲜红色血栓湿润，有一定弹性，而陈旧的红色血栓则变得干燥，失去弹性，并易于脱落造成栓塞。

3. 血小板血栓（platelet thrombus） 多见于微血管内，主要由大量的血小板聚集成团块，其间有少量的纤维蛋白网，血小板与纤维蛋白交织在一起，在聚集体周围的血小板易发生释放反应及颗粒丢失现象。

4. 微血管血栓（capillary thrombus） 主要存在于前毛细血管、小动脉、小静脉内，且只能在显微镜下见到，故又称微血栓（microthrombus）。主要由纤维蛋白及其单体组成，内含数量不等的血小板、白细胞及少量的红细胞，外观透明，因此又称透明血栓（hyaline thrombus）。DIC时此类血栓常见。

5. 混合血栓（mixed thrombus） 可发生在动脉、静脉或心脏腔内，由头、体、尾三部分组成。头部由白色血栓组成，体部由白色血栓和红色血栓形成，而尾部则是由红色血栓组成。血栓头部往往黏附于血管壁上，形成附壁血栓。

二、血栓形成机制

1845年，德国病理学家Virchow提出了血栓形成的三大要素，即血管壁损伤、血液成分的改变和血流淤滞。迄今有关血栓形成机制的研究仍离不开这三要素，但研究内容已有了很大发展。

（一）血管壁损伤

正常的血管壁具有完善的抗血栓形成功能，它通过内皮细胞合成并释放PGI_2、ATP酶、ADP酶、硫酸乙酰肝素、AT、t-PA、TM、TFPI等各种物质以防止血小板的活化，促进纤维蛋白溶解，阻止血液凝固，防止血栓形成。当血管壁损伤后，其正常的抗血栓功能遭到破坏，随之诱发了血栓形成。

（二）血液成分的改变

与血栓形成有关的血液成分包括血小板、凝血因子、抗凝蛋白、纤溶成分及其他血细胞成分。

（三）血流因素

1. 血液流动的状态改变 ①血流缓慢或停滞：血流速度变慢、淤滞和血液凝固是静脉内血栓形成的重要机制。当血流缓慢或停滞时，被激活的凝血因子不能被循环血液稀释，不能及时地被单核-巨噬细胞清除，生理性抗凝蛋白消耗后得不到补充，使激活的凝血因子和凝血酶在局部的浓度增大，从而使血液发生凝固。②血流切变应力改变：当血流通过血管狭窄的部位时，产生高切变应力，随后管腔急骤增大，切变应力突然下降，导致涡流的产生，涡流不仅可造成血管壁损伤，暴露内皮下组分，同时由于涡流内细胞滞留时间长，细胞容易在涡流中心受到机械性损伤。

2. 血液黏度增高 血液黏度增高，血流缓慢，血小板分布于内皮细胞边缘，有利于血小板黏附和聚集；血液黏度增高时，血液流量减少，不利灌流，造成局部组织缺血，损伤血管内皮，有利于静脉血栓的形成；某些疾病血液黏度增高是由于纤维蛋白原和球蛋白增高，而红细胞的变形性下降，也有利于血栓的形成。

综上，血栓的形成是上述因素共同作用的结果，其中血管内皮细胞的损伤和血小板的激活在动脉血栓形成中起主要作用，而血流缓慢和凝血因子活性增强则是静脉血栓形成的先决条件。

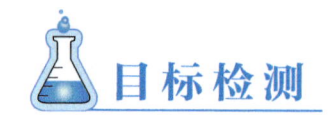

目标检测

A_1/A_2型题

1. 血管壁的止血作用主要依赖于下列哪种结构（   ）
   A. 内膜　　　B. 中膜　　　C. 外膜
   D. 上皮层　　E. 结缔组织

2. 下列哪种物质参与血小板的促凝作用（   ）
   A. PF_4　　B. PF_3　　C. β-TG
   D. PF_3　　E. vWf

3. 在凝血过程中，血小板的作用是（   ）
   A. 与F Ⅻ接触，参与内源性凝血系统
   B. 作为组织因子，参与外源性凝血系统
   C. 稳定纤维蛋白
   D. 提供凝血因子催化表面
   E. 收缩反应

4. 内源性凝血系统与外源性凝血系统的主要区别是（   ）
   A. 纤维蛋白形成过程不同
   B. 凝血酶形成过程不同
   C. 是否有PF_3参与
   D. 凝血活酶形成的始动过程不同
   E. 凝血酶组成不同

5. 血小板膜糖蛋白Ⅱb/Ⅲa复合物主要与血小板哪种功能有关（   ）
   A. 聚集功能　　　B. 分泌功能
   C. 释放功能　　　D. 促凝功能
   E. 黏附功能

6. 血小板功能不包括（   ）
   A. 黏附功能　　　B. 活化因子Ⅻ

   C. 释放功能　　　D. 聚集功能
   E. 促凝功能

7. 参与蛋白C激活的物质是（   ）
   A. 纤溶酶　　B. 胰蛋白酶　　C. 抗凝血酶
   D. 凝血酶　　E. vWF

8. 纤维蛋白原降解产物的主要生理功能是（   ）
   A. 促进血液凝固
   B. 促进纤维蛋白溶解
   C. 抗凝作用及抑制血小板聚集作用
   D. 抑制纤维蛋白溶解
   E. 促进血栓形成

9. 纤溶酶原激活物的作用是（   ）
   A. 使纤维蛋白原变为纤维蛋白原降解产物
   B. 使纤维蛋白变为纤维蛋白降解产物
   C. 使纤溶酶原变为纤溶酶
   D. 使纤维蛋白原变为纤维蛋白
   E. 抑制纤维蛋白溶解

10. 不依赖维生素K的凝血因子是（   ）
    A. 因子Ⅱ　　B. 因子Ⅹ　　C. 因子Ⅸ
    D. 因子Ⅴ　　E. 因子Ⅶ

11. 内源性凝血途径第一阶段涉及的凝血因子是（   ）
    A. 因子Ⅰ、Ⅱ、Ⅻ
    B. 因子Ⅻ、Ⅺ、Ⅸ、PK、HMWK
    C. 因子Ⅰ、Ⅱ、Ⅻ、Ⅸ
    D. 因子Ⅰ、Ⅱ、Ⅲ、Ⅴ
    E. 因子Ⅶ、Ⅲ

（吴　俊）

第19章

血栓与止血检验的基本方法

> **学习目标**
>
> 1. 掌握：血栓与止血检验的方法、原理、结果判断，血管内皮细胞功能检查试验的原理，血小板相关免疫球蛋白检测的原理及临床意义、血小板聚集试验原理、临床意义、操作及注意事项，凝血因子检查的原理，抗凝物质的种类、检测的原理。
> 2. 熟悉：血栓与止血检验的临床意义，血管内皮细胞功能检查试验的临床意义，血小板黏附试验的临床意义，凝血因子检查的临床意义，抗凝物质检查的临床意义。
> 3. 了解：血栓与止血检验的分类。

案例 4-19-1

患者，男，43岁，主因"右大腿外伤后出血肿胀伴有活动障碍1个月"入院。患者在煤矿井下作业时被高处坠落物砸伤右大腿，伤后右大腿肿胀疼痛，伴有运动障碍。行X线检查，示右股骨干骨折。由于右大腿肿胀明显，给予右大腿外侧切开减张术，术后出血不止。否认肝炎、结核等传染病史，否认高血压、糖尿病、冠心病史，否认胃肠道、肝胆系疾病史，否认阿司匹林及其他抗凝药用药史，伤后曾有多次输血，否认青霉素等药物过敏史。体格检查：右下肢肿胀明显，右大腿肿胀严重，右大腿由外固定架固定，创面由外敷料包扎，可见敷料处有较多渗出，上端边缘处可见脓性渗出，伴有明显臭味。心肺无特殊，肝脏未扪及。实验室检查：血常规Hb 78g/L，WBC $3.85×10^9$/L，PLT $135×10^9$/L，凝血功能PT 13秒，APTT 54秒，BT正常；血小板聚集性正常。APTT纠正实验即刻和孵育2小时后都可以纠正。

问题：1. 首先考虑的诊断是什么？
2. 为明确诊断还需要做哪些检查？

血栓与止血检验是出血与血栓性疾病的重要实验诊断方法，在临床上一般分筛查试验和确诊试验。筛查试验是指简便、快速并具有较高灵敏度的检验项目，分一期/初期筛查试验和二期筛查试验。确诊试验是在筛查试验的基础上，结合病史和临床表现等资料，选择具有较高临床特异性的试验项目。本章将对常用筛查和确诊实验项目的方法、原理、参考范围和临床意义等内容进行论述。

第1节 血栓与止血的筛查试验

一、一期止血的筛查试验

初期止血过程主要涉及血管壁、血管内皮细胞的功能、血小板的数量与功能，临床常用的试验项目包括出血时间测定、血小板计数和血块收缩试验。

（一）出血时间测定

【实验原理】 出血时间（bleeding time，BT）是指皮肤毛细血管被人为刺破后自然出血到自然止血所需的时间，它主要反映皮肤毛细血管状况、血小板质与量及毛细血管与血小板的相互作用，包括皮肤毛细血管的完整性与收缩功能、血小板数量与功能、血管内皮细胞的功能等。

【参考区间】（6.9±2.1）分钟。

【临床意义】

1. BT延长 多由于血小板数量减少或质量缺陷所致，如先天性或获得性血小板病和血小板无力症等，也可见于某些凝血因子缺乏，如血管性血友病、低（无）纤维蛋白原血症和DIC等；还可见于血管疾病，如遗传性毛细血管扩张症等，某些影响血小板功能的药物如阿司匹林应用患者。

2. BT缩短 见于某些严重的高凝状态和血栓形成。

（二）血小板计数

血小板计数方法常用血细胞分析仪计数法、显微镜计数法及流式细胞仪免疫计数法，后者是血小板计数的参考方法，详细内容见《临床检验基础》教材。

（三）血块收缩试验

【实验原理】 血液凝固后，血小板收缩蛋白可使血小板伸出伪足附着于纤维蛋白丝上，伪足向心性收缩时，纤维蛋白网收缩，形成血块固缩，称血块收缩（clot retraction，CR）。因此血块收缩程度主要取决于血小板数量、功能和纤维蛋白原含量等因素。血块收缩试验（clot retraction test，CRT）是指在一定条件下，按规定的时间观察血液凝固后血块的收缩情况或计算血块的收缩率。

【参考区间】

1. 定性法 30～60分钟血块开始收缩，24小时血块完全收缩。

2. 定量法 全血定量法为48%～64%；血浆定量法为40%以上。

【临床意义】

1. 血块收缩不良或血块不收缩 多与血小板数量减少或功能异常、凝血酶原或纤维蛋白原含量明显减少有关，见于原发性或继发性血小板减少性紫癜，血小板无力症，凝血酶原、纤维蛋白原严重减少的凝血障碍疾病，以及红细胞增多症、异常蛋白血症等。

2. 血块过度收缩 见于先天性或获得性因子XIII缺乏症、严重贫血等。

二、二期止血的筛查试验

二期止血障碍主要涉及凝血因子和抗凝物质异常，用于凝血与抗凝血功能筛查的试验较多，最常用的有凝血时间（clotting time，CT）、血浆凝血酶原时间（prothrombin time，PT）、血浆活化部分凝血活酶时间（activated partial thromboplastin time，APTT）、血浆凝血酶时间（thrombin time，TT）测定、纤维蛋白原（fibrinogen，Fg）测定及活化蛋白C抵抗试验（activated protein C resistance test）。

（一）凝血时间测定

【实验原理】 血液离体后至完全凝固所需要的时间称为凝血时间（CT），CT是反映内源凝血系统凝血因子的筛查试验。

【参考区间】

（1）玻璃试管法 4～12分钟。

（2）活化凝血时间法 1.1～2.1分钟。

（3）硅管法 15～30分钟。

（4）塑料试管法 10～19分钟。

【临床意义】

1. CT延长 ①因子Ⅷ、因子Ⅸ水平显著减低的血友病甲、乙，以及因子Ⅺ缺乏症及部分血管性血友病；②严重的因子Ⅰ、Ⅱ、Ⅴ、Ⅹ缺乏，见于严重肝病、维生素K缺乏症等；③原发性或继发性纤溶亢进；④应用抗凝剂如肝素等；⑤血液中存在病理性抗凝物质如抗因子Ⅷ抗体或因子Ⅸ抗体及狼疮样抗凝物质等。

2. CT缩短 ①高凝状态：见于DIC高凝期、凝血因子活性增高及促凝物质进入血液等；②血栓性疾病：见于心肌梗死、深静脉血栓形成、糖尿病和肾病综合征等。

3. 其他 CT也是监测体外循环中肝素用量的指标之一。

（二）血浆凝血酶原时间测定

【实验原理】 在体外37℃条件下，向待检血浆中加入过量的组织凝血活酶和适量的Ca^{2+}，通过激活因子Ⅶ而启动外源性凝血途径，使乏血小板血浆凝固。凝固过程所需时间称为凝血酶原时间（PT）。PT的长短反映了血浆中凝血酶原、纤维蛋白原和因子Ⅴ、Ⅶ、Ⅹ的水平，它是最常用的检测外源性凝血系统凝血功能的筛查试验。

【参考区间】

1. 手工法 男性11～13.7秒；女性11～14.3秒；男女平均为12±1秒。测定值较正常对照值延长超过3秒以上才有临床意义。

2. 仪器法 不同品牌仪器及试剂间结果差异较大，需要各实验室自行制定。

3. 凝血酶原时间比值（PTR） 0.82～1.15（1.00±0.05）。

4. INR 依国际敏感指数（international sensitivity index，ISI）不同而异，一般在1.0～2.0。

【临床意义】

1. PT延长或PTR增高 见于①先天性低（无）纤维蛋白原血症、先天性凝血酶原及因子Ⅴ、因子Ⅶ、因子Ⅹ缺乏症；②获得性凝血因子缺乏，见于严重肝病、维生素K缺乏症、纤溶亢进、DIC晚期等；③血液中抗凝物质存在，如应用抗凝剂等。

2. PT缩短或PTR降低 见于①先天性凝血因子Ⅴ增多症；②血栓前状态和血栓性疾病；③长期服用避孕药等。

3. INR 是用于监测口服抗凝剂的首选指标，国人INR以1.8～2.5为宜，一般不超过3.0。

（三）血浆活化部分凝血活酶时间测定

【实验原理】 在37℃条件下，向待检血浆中加入足量的接触因子激活剂（如白陶土）和部分凝血活酶（代替血小板磷脂）及Ca^{2+}，通过激活因子Ⅻ启动内源性凝血途径使乏血小板血浆凝固，凝固过程所需的时间称为活化部分凝血活酶时间（APTT）。它与内源性凝血因子或血浆的抗凝血物质有关，是常用的内源性凝血系统凝血功能的筛查试验。

【参考区间】

1. 手工法 男性（37±3.3）秒，女性（37.5±2.8）秒；待测者的测定值较正常对照值延长超过10秒有临床意义。

2. 仪器法 不同品牌仪器及试剂间结果差异较大，需要各实验室自行制定。

【临床意义】

（1）APTT变化的临床意义同CT，但APTT敏感性更高，能检出轻型血友病。

（2）APTT也是监测应用抗凝剂治疗的常用指标。

（四）血浆凝血酶时间测定

【实验原理】 在37℃条件下，往待检血浆中加入凝血酶溶液，纤维蛋白原转变为纤维蛋白，使乏血小板血浆凝固，凝固过程所需时间称为凝血酶时间（TT）。TT延长提示血浆中纤维蛋白原量不足或结构异常。血浆中抗凝物质增多也可使TT延长。

【参考区间】 16～18秒，超过正常对照3秒为异常。

【临床意义】 TT延长，见于：①低（无）纤维蛋白原血症、异常纤维蛋白原病，如肝病、DIC晚期等；②应用肝素或其他抗凝物质存在或FDP增多等；③在使用链激酶、尿激酶等溶栓治疗时，若TT维持在基础值的1.5～2.5倍，提示治疗效果较好。

（五）血浆纤维蛋白原测定

【实验原理】 Fg测定方法有多种，常用的主要有Clauss法与PT衍生法。

1. Clauss法 即凝血酶法，向待检稀释的血浆中加入足量的凝血酶，使Fg转变成纤维蛋白致血浆凝固，凝固时间与Fg含量呈负相关。以一定含量Fg的国际标准品为参比血浆，测定其对应的凝固时间制作标准曲线；通过标准曲线可以得出待检血浆中Fg含量。此法操作较简单，并且敏感性和特异性较高，是目前推荐使用的Fg测定方法。

2. PT衍生法 是基于PT反应曲线差值来确定Fg含量的方法。在仪器法测定PT完成时，Fg全部变成纤维蛋白，后者形成的浊度用终点法或速率法换算出Fg含量。此法操作简单，成本低，灵敏度很高。

【参考区间】 成人2.00～4.00g/L，新生儿1.25～3.00g/L。

【临床意义】

1. Fg减低 见于①原发性纤维蛋白原减少或结构异常，如先天性低（或无）纤维蛋白原血症、异常纤维蛋白原血症；②继发性纤维蛋白原减少，如DIC晚期、纤溶亢进、重症肝炎和肝硬化等。

2. Fg增高 见于①感染，如肺炎、各种毒血症、亚急性细菌性心内膜炎等；②无菌炎症，如肾病综合征、风湿热、风湿性关节炎等；③血栓的状态与血栓性疾病，如糖尿病、急性心肌梗死等；④外伤、烧伤、外科手术后、放射治疗后；⑤恶性肿瘤；⑥妊娠期，如妊娠晚期或妊娠期高血压。

（六）活化蛋白C抵抗试验

【实验原理】 在被检血浆中加入FⅫ激活剂、部分凝血活酶、Ca^{2+}和活化蛋白C（APC），由于APC使FⅤa和Ⅷa灭活，导致APTT延长。若被检血浆存在APC-R（如FⅤ Leiden突变等），则APTT延长不明显，通过比较加APC（APTT+APC）和不加APC（APTT–APC）的APTT比值即活化蛋白C敏感度比值（APC-SR）的大小，可判断APC-R存在与否。将被检标本与对照血浆的APC-SR相除，可得标准化APC-R（n-APC-SR）。

【参考区间】 APC-SR＞2.0，n-APC-SR＞84。

【临床意义】 在健康人血浆中加入APC后，可使APTT明显延长。若向待测血浆中加入APC后APTT不延长或延长不明显，则称为活化蛋白C抵抗。引起活化蛋白C抵抗的原因可能是：①存在APC的抗体；②存在APC的某种抑制剂；③蛋白S缺乏；④由于基因突变导致APC不能使FⅤa和FⅧa灭活；⑤某种尚不明确机制。因此，检测APC-R对血栓性疾病诊断有意义。

三、纤溶活性的筛查试验

（一）纤维蛋白（原）降解产物测定

【实验原理】 纤维蛋白原、可溶性纤维蛋白、纤维蛋白多聚体及交联纤维蛋白均可被纤溶酶降解生成纤维蛋白（原）降解产物（FDP）。当体内纤溶亢进时，纤溶活性增高，血液中FDP生成增加，故FDP增加可作为纤溶亢进的标志。FDP中的X、Y、D和E等片段具有纤维蛋白原的抗原决定簇，用其免疫动物从而获得抗-FDP的抗体，因此可以通过免疫学方法检测血中浆中的FDP。检测方法及原理如下：

1. 胶乳凝集试验 待检血浆中的FDP与包被在胶乳颗粒上的抗-FDP抗体发生抗原抗体反应，若血浆中FDP的浓度≥5mg/L时，出现肉眼可见的凝集反应。根据待检血浆的稀释度可计算出血浆中FDP含量。

2. ELISA法 抗-FDP抗体具有较高的特异性，与血浆中的FDP反应，特异性比较高，可做定量测定，但操作较复杂，影响因素较多。

3. 仪器法（免疫比浊法） 标本中FDP与抗-FDP抗体胶乳颗粒发生抗原抗体凝集反应以致反应液浊度增加，用全自动血液凝固分析仪测定浊度变化率，并与标准曲线比较，求出FDP浓度。此法操作较简单、快速，结果准确，且易于质量控制。

【参考区间】
1. **胶乳凝集试验** 阴性（或FDP＜5mg/L）。
2. **ELISA法** FDP＜10mg/L。
3. **免疫比浊法** FDP＜5mg/L。

【临床意义】 原发性纤溶亢进及DIC、肺栓塞、深静脉血栓形成、急性粒细胞白血病、溶栓治疗等所致的继发性纤溶亢进，FDP可明显增高，常FDP＞40mg/L。肝脏疾病、恶性肿瘤、器官移植排斥反应、某些急性感染、外伤及外科手术后等，FDP可轻度增高，在20～40mg/L。

（二）血浆D-二聚体测定

【实验原理】 D-二聚体（D-dimer，D-D）是交联纤维蛋白的降解产物之一，是继发性纤溶时纤溶酶分解交联纤维蛋白的产物，是确定继发性纤溶的特异性成分。用D-D免疫动物获得抗D-D抗体，用抗D-D抗体检测血浆中D-D的存在。方法如下。

1. 胶乳颗粒浊度免疫分析（latex particle turbidimetric immunoassay，LPTIA） 在经过一定比例稀释的待测血浆中加入包被抗D-D单克隆抗体的胶乳颗粒悬液，后者与血浆中D-D结合后发生颗粒凝集，凝集的强度与D-D的含量成正比。根据胶乳颗粒的凝集强度和待测血浆稀释度可进行血浆D-D含量半定量检测，用自动凝血仪动态监测胶乳颗粒凝集的强度，结合标准曲线可对血浆D-D含量进行定量检测。

2. ELISA法 特异性及灵敏度高，用酶标仪可作定量测定。

3. 胶体金免疫渗透试验（colloid gold immunofiltration assay，CGIFA） 将待检血浆加在一种包被抗D-D的单克隆抗体（McAb）的滤过膜上，D-D与McAb结合后滞留在膜上，再加入用胶体金标记的另一种McAb，形成抗体-抗原-抗体紫红色复合物，其颜色的深浅与血浆D-D含量成正比。

【参考区间】 LPTIA法：阴性；ELISA法：0～0.256mg/L，D-D＞0.5mg/L有临床意义。

【临床意义】

1. 血栓前状态与血栓性疾病 活动性深静脉血栓形成与肺栓塞时，血浆D-D显著升高。由于血浆D-D具有较高的阴性预测值，临床怀疑有深静脉血栓形成与肺栓塞时，若D-D＜0.5mg/L，发生急性或活动性血栓形成的可能性较小。如果患者已有明显的血栓症状与体征时，但D-D＜0.5mg/L，应考虑患者有无纤溶活性低下。当陈旧性静脉血栓已经机化后，血浆D-D不增高。动脉血栓性疾病如冠心病、动脉硬化，急性心肌梗死，血浆D-D可有轻度增高。

2. 原发性与继发性纤溶亢进 原发性纤溶亢进是指在某些病理状况下，如体外循环、创伤、手术、恶性肿瘤、严重肝病等，纤溶酶原活化剂如t-PA释放入血增多或血液中纤溶抑制物如α_2-抗纤溶酶减少所致的纤溶酶活性显著增加。继发性纤溶亢进是指由原发病引起的局部凝血或DIC而继发的纤溶亢进。DIC时，血浆D-D显著升高，与FDP联合测定对早期DIC的诊断更有意义。原发性纤溶亢进时，由于无血栓形成，仅有血浆FDP增高，D-D一般不增高。

3. 溶栓治疗监测 深静脉血栓的溶栓治疗有效后，血浆D-D在溶栓后的两天内增高，其增高幅度可达溶栓前的2～3倍。急性脑梗死溶栓治疗有效后，血浆D-D在4～6小时升高至溶栓前的2～3倍，FDP升高10～13倍，到7天时，血浆D-D一般已低于溶栓前水平，但FDP仍比溶栓前高5倍左右，说明D-D监测溶栓治疗比FDP更有意义。

（三）血浆鱼精蛋白副凝固试验（3P试验）

【实验原理】 向待测血浆中加入硫酸鱼精蛋白，可使可溶性纤维蛋白单体（soluble fibrin monomer，FM）与FDP（主要为X片段）形成的可溶性复合物解离，游离的FM之间自行聚合呈肉眼可见的纤维状、絮状或胶胨状沉淀，这种不需加凝血酶便使血浆发生的凝固的现象称为副凝固。因此，本试验被称为血浆鱼精蛋白副凝固试验（plasma protamine paracoagulation test，3P实验）。

【参考区间】 阴性。

【临床意义】

1. DIC诊断 DIC早期和中期，3P试验可呈阳性。DIC晚期，血浆中缺乏FM或仅存在较小的FDP片段（D、E片段）时，FM不能与其形成可溶性复合物，故3P试验可呈阴性。

2. 鉴别原发性与继发性纤溶亢进 原发性纤溶亢进时，血浆中FM不增高，3P试验阴性，继发性纤溶亢进时，血浆中FM明显增高，3P试验可呈阳性。

3. 其他 静脉血栓形成、肺梗死，以及脓毒血症、严重感染、休克、多发性外伤、烧伤、急性溶血等，3P试验也可呈阳性。

（四）血浆优球蛋白溶解时间

【实验原理】 血浆中的优球蛋白（euglobulin），包括纤维蛋白原、纤溶酶原（PLG）、纤溶酶和组织纤溶酶原激活剂（t-PA）等在乙酸溶液中发生沉淀，将其离心并去除上清液中的纤溶酶抑制物后，重新溶解于缓冲液中，再加入适量钙离子或凝血酶，使纤维蛋白原转变为纤维蛋白凝块，PLG在t-PA作用下激活并转化为纤溶酶，使纤维蛋白凝块溶解，凝块完全被溶解所需的时间称为优球蛋白溶解时间（ELT）。

【参考区间】 加钙法：90～120分钟；加凝血酶法：98～216分钟。

【临床意义】

1. ELT缩短 纤溶活性增强时显著缩短，见于原发性和继发性纤溶亢进，如大面积创伤、外科手术后、休克、恶性肿瘤转移、急性白血病、肝硬化晚期、胎盘早剥、羊水栓塞等，常ELT＜70分钟。

2. ELT延长 见于纤溶活性降低，如血栓前状态、血栓性疾病和应用抗纤溶药物等。

> 考点：一、二期止血常用筛查试验的原理及临床意义

第2节 血管内皮细胞的检验

一、血管性血友病因子

【实验原理】 血管性血友病因子（vWF）是一种多聚体大分子蛋白质，分子质量为500～20 000kDa，血浆浓度为7～10μg/L。vWF具有与胶原、肝素、凝血因子Ⅷ轻链、血小板膜糖蛋白Ⅰb（GPⅠb）及GPⅡb-Ⅲa、瑞斯托霉素等结合的多个功能区。因此，vWF的分析包括含量、活性、功能、多聚体等多项检测内容。

【测定方法】

1. vWF抗原（vWF：Ag）测定 临床常用胶乳颗粒增强的免疫比浊（LPEITA）法：在待测血浆中加入足量的包被有抗-vWF单克隆抗体的胶乳颗粒，抗-vWF与vWF：Ag结合后发生胶乳颗粒凝集，凝集的强度与血浆中的vWF含量成正比。检测结果以对照血浆的百分比表示。

2. vWF活性（vWF：A）测定 用抗-vWF的血小板结合位点（GPⅠb受体）的单克隆抗体包被的胶乳颗粒与待检血浆中的vWF反应，胶乳颗粒发生凝集的程度与vWF活性（GPⅠb受体数量）成比例关系。检测结果以对照血浆的百分比表示。

3. vWF的功能分析

（1）瑞斯托霉素诱导的血小板凝集（RIPA）试验 在待测富血小板血浆（PRP）中加入一定浓度瑞斯托霉素（ristocetin，Ris），可诱导vWF与血小板膜GPⅠb-Ⅸ-Ⅴ复合物结合，使血小板发生凝集。在RIPA过程中血小板本身不会被激活，只要血浆中含有一定量的vWF或血小板膜上存在vWF与GPⅠb-Ⅳ-Ⅴ的复合物，血小板即可发生凝集。测定结果以血小板最大凝集百分率表示。

（2）vWF瑞斯托霉素辅因子（vWF：RC）检测　在一定浓度的瑞斯托霉素和甲醛固定的正常血小板中加入不同稀释度的待测血浆，血浆vWF与血小板膜GP Ⅰ b- Ⅸ - Ⅴ 复合物相互作用而引起血小板凝集，凝集的强度与血浆中的vWF：RC含量呈正相关。检测以对照血浆的百分比表示。

（3）vWF对F Ⅷ 结合能力（vWF：F Ⅷ BC）测定　用抗-vWF单克隆抗体包被的酶标反应板，加入F Ⅷ 的待测血浆，形成vWF与抗-vWF复合物，再加入一定浓度的F Ⅷ ，然后通过ELISA法测定vWF结合F Ⅷ 量。检测结果以对照血浆的百分比表示。

（4）vWF的胶原结合能力（vWF：CBc）测定　将待测血浆加入用胶原包被的酶标反应板中，采用ELISA法用酶标仪定量检测胶原结合的vWF。检测结果以对照血浆的百分比表示。

（5）vWF多聚体分析　一般采用琼脂糖凝胶电泳方法检测，采用放射自显影技术鉴定和分析。

【参考区间】

1. 血浆vWF：Ag（ACL血凝仪法）　41.1%～125.9%（O型）；61.3%～157.8%（A型+B型+AB型）。

2. 血浆vWF：A（ACL血凝仪法）　38.0%～125.2%（O型）；49.2%～169.7%（A型+B型+AB型）。

3. vWF功能　血浆RIPA试验：0.5g/L，R is＜20%；1.5g/L，R is＞60%。

血浆vWF：RC 70%～150%。

血浆vWF：F Ⅷ BC 70%～150%。

血浆vWF：CBc 70%～150%。

4. vWF多聚体　健康人可检测到大中小型多聚体，无异常电泳区带。

【临床意义】

1. 诊断血管性血友病（vWD）　vWF质或量缺陷是导致vWD的主要原因，vWF检测分析不仅用于遗传性vWD与获得性vWD诊断，还用于遗传性vWD的分型诊断，详见表19-1。

表19-1　遗传性vWD的分型诊断

类型	vWF：Rcof	vWF：Ag	RIPA	F Ⅷ：C（clotting）	F Ⅷ/vWF：Ag
1	减低	减低	稍低到正常	低到正常	＞0.7
2A	显著减低	稍低到正常	显著减低	低到正常	＞0.7
2B	减低	稍低到正常	增高	低到正常	＞0.7
2M	减低	稍低到正常	减低	低到正常	＞0.7
2N	稍低到正常	稍低到正常	正常	低	＜0.7
3	显著低接近于零	显著低接近于零	不能监测	非常低	不能监测

2. 血栓性疾病辅助诊断　缺血性心脑血管病、周围血管病、肾小球疾病、尿毒症、妊娠高血压综合征等，由于血管内皮细胞损伤使vWF释放入血，vWF：Ag可显著升高。

3. 其他　类风湿病、恶性肿瘤、血管内膜炎、肾脏移植术后及大手术后等，vWF：Ag可显著升高。

二、血栓调节蛋白

【实验原理】

1. 血浆血栓调节蛋白抗原含量（TM：Ag）测定　临床上一般多采用ELISA法或放射免疫分析（RIA）法，目前可采用化学发光法检测。

2. 血浆TM活性（TM：A）测定　采用发色底物法，凝血酶单独激活蛋白C的速率很缓慢，当加入TM后，凝血酶激活蛋白C的速率可增加1000～2000倍。在一定浓度的凝血酶催化下，一定范围内APC的生成量与待测血浆中的TM活性呈比例关系，APC分解发色底物（S2336）释放出黄色的对硝基苯胺（pNA），pNA在405nm处有最大吸收峰，通过自动凝血分析仪动态监测吸光度的变化量可测定血浆TM：A。

【参考区间】 血浆 TM：Ag：20～35ng/ml；血浆 TM：A：68%～120%。

【临床意义】

1. 血浆 TM 减低 见于 TM 缺乏症患者，发生血栓性疾病概率增高。

2. 血浆 TM 增高 见于各种血管内皮损伤性疾病如肾小球疾病、系统性红斑狼疮、DIC、急性心肌梗死、脑梗死等。

考点：vWF 检测的临床应用

第 3 节 血小板检验

一、血小板黏附试验

【实验原理】 血小板黏附试验（platelet adhesion test，PAdT）是用一定量的抗凝血标本与一定面积的玻璃表面接触，一定时间后血小板可黏附于带负电荷的玻璃表面，计算标本接触玻璃表面前、后血小板数量之差，可检出血小板的黏附百分率。

【参考区间】 62.5%±8.6%（玻珠柱法）。

【临床意义】

1. 血小板黏附率增高 见于一些血栓前状态与血栓性疾病，如急性心肌梗死、脑血栓形成、动脉硬化、高脂蛋白血症、心绞痛、糖尿病等疾病。

2. 血小板黏附率降低 见于一些遗传性与获得性血小板功能缺陷病，如巨血小板综合征、血小板无力症、高球蛋白血症、尿毒症、骨髓增生异常综合征等疾病。

3. 其他 血管性血友病、低（无）纤维蛋白原血症、服用抗血小板活化药物等也可见血小板黏附率降低。

二、血小板聚集试验

【实验原理】 血小板聚集试验（platelet aggregation test，PAgT）分透射比浊法和电阻抗法。

1. 透射比浊法 向富血小板血浆（PRP）中加入不同种类、不同浓度的激活剂如 ADP、肾上腺素（EPI）、花生四烯酸（AA）、胶原（COL）、瑞斯托霉素（Ris）等使血小板聚集，导致 PRP 的浊度降低。采用血小板聚集仪通过光电信号转换而将血小板的聚集过程记录并计算出血小板聚集曲线的斜率、不同时间的聚集百分率和最大聚集率等参数，并绘出聚集曲线图。

2. 电阻抗法 在枸橼酸钠抗凝的全血中加入血小板激活剂，血小板聚集后导致浸在血液中的两电极间电阻增加，血小板聚集仪记录血小板聚集过程中的电阻变化并计算出血小板聚集曲线的斜率、不同时间的聚集百分率和最大聚集率等参数，并绘出聚集曲线图。

【参考区间】 血小板最大聚集率：①ADP：0.5μmol/L 时 25.0%～50.0%，1.0μmo/L 时 48.0%～79%，3.0μmo/L 时 50.0%～70.0%；②EPI：0.4mg/L 时 50.0%～85.6%；③AA：20mg/L 时 56.0%～82.0%；④COL：3.0mg/L 时 54.0%～90.0%；⑤Ris：1.5pmo/L 时 76.0%～99.0%。

【临床意义】 提示血小板聚集率减低。

（1）遗传性血小板功能缺陷病 ①血小板无力症（GT）：ADP、COL、AA 诱导的血小板聚集减低或不聚集，RIPA 正常。②巨血小板综合征（BSS）：RIPA 减低或不凝集，但 ADP、COL、AA 诱导的血小板聚集正常。③血小板贮存池缺陷症（SPD）：致密颗粒缺陷时，ADP 诱导的血小板聚集减低，COL、AA 诱导的聚集正常；α颗粒缺陷时，血小板聚集正常。④血小板花生四烯酸代谢缺陷症（AMD）：ADP 诱导的血小板聚集减低，RIPA 正常，而 COL、AA 不能诱导血小板聚集。

（2）获得性血小板功能缺陷症 肝硬化、异常球蛋白血症、尿毒症、骨髓增生性疾病、骨髓增生异常综合征、某些急性白血病等均有血小板聚集功能减低。

（3）血小板聚集率增高 见于血栓前状态与血栓性疾病，如动脉粥样硬化、急性心肌梗死、脑血栓形成、原发性高血压、糖尿病、高脂蛋白血症等。

三、血小板膜糖蛋白测定

【实验原理】 用荧光色素标记的血小板膜糖蛋白（glycoprotein，GP）单克隆抗体作分子探针，与全血或富血小板血浆反应，流式细胞术多参数分析血小板的荧光强度，可准确测定血小板质膜和颗粒膜GP阳性的血小板百分率或平均GP分子数。

【参考区间】

1. GP阳性血小板百分率 GPⅠb（CD42b）、GPⅡb（CD41）、GPⅢa（CD61）、GPⅨ（CD42a）均为95%～99%，CD62P（GMP-140）、CD63均<2%，FIB-R<5%。

2. 静止血小板膜糖蛋白平均分子数 GPⅢa（CD61）为$(53±12)×10^3$/PLT，GPⅠb（CD42b）为$(38±11)×10^3$/PLT，GPⅠa（CD49b）为$(5±2.8)×10^3$/PLT，CD62P（GMP-140）为>5000/PLT。

【临床意义】

1. 血小板功能缺陷病 ①血小板无力症：血小板膜GPⅡb-Ⅲa含量显著减少或缺乏，轻型患者可有部分残留（<25%），分子结构异常的变异型患者含量可正常或轻度减少。CD62P在静止与活化血小板表达均无异常。②巨血小板综合征：血小板膜GPⅠb-Ⅸ-Ⅴ含量显著减少或缺乏，GPⅠb-Ⅸ-Ⅴ复合物分子结构缺陷的变异型患者含量可正常。③血小板贮存池缺陷病：致密颗粒缺乏（Ⅰ型）患者，活化血小板膜CD62P表达正常。α颗粒缺乏（Ⅱ型）或α颗粒与致密颗粒联合缺陷（Ⅲ型）患者，活化血小板膜GPⅠb、GPⅡb、GPⅢa表达正常，而CD62P表达减低或缺乏。

2. 血栓性疾病 血小板膜GPⅡb-Ⅲa增加、FIB-R、CD62P或CD63表达量增加是血小板活化的特异性标志，表明血小板的聚集性增高，易导致血栓形成。急性心肌梗死、急性脑梗死、脑动脉硬化、原发性高血压、糖尿病伴血管病等血小板活化显著增加。

四、血小板自身抗体测定

【实验原理】 血小板自身抗体（platelet autoantibody）可分为血小板相关免疫球蛋白（PAIg）、血小板蛋白自身抗体（又称血小板特异性自身抗体）及药物相关自身抗体、同种血小板自身抗体等。血小板自身抗体测定可用ELISA法、免疫荧光法、抗原固定法等方法。

1. ELISA法 用健康人血小板与待测血清孵育后裂解血小板，将血小板裂解液加入到包被有不同抗血小板膜蛋白的小鼠McAb（抗-GPⅠb、抗-GPⅡb等）的微孔板中，使血小板膜蛋白及其相应自身抗体的复合物与微孔McAb结合，再加入酶标羊抗人免疫球蛋白抗体，经酶底物显色，可检出血小板膜蛋白特异的自身抗体。

2. 血小板免疫荧光试验（platelet immunofluorescence test，PIFT） 可分为直接法和间接法，常用流式细胞术检测。直接法用荧光素标记的抗人免疫球蛋白的抗体检测待测血小板上结合的PATg。间接法则检测待测血清中存在的可以与正常血小板结合的PAIg。若用两种不同的荧光色素标记抗人IgG和IgM或PAIgA的抗体，则可同时检测PAIgG和PAIgM或PAIgA。

【参考区间】 PAIgM 0～7ng/10^7PLT、PAIgG 0～79ng/10^7PLT、PAIgA定量0～2ng/10^7PLT；血小板蛋白自身抗体均为阴性。

【临床意义】 血小板自身抗体检测对自身免疫性血小板减少症（AITP）如特发性血小板减少性紫癜（ITP）和继发性免疫性血小板减少性紫癜（如系统性红斑狼疮等）有诊断意义，血小板膜蛋白自身抗体可作为AITP的免疫学诊断及鉴别诊断依据。

五、血小板生存时间测定

【实验原理】 阿司匹林能抑制环氧化酶活性，使血小板花生四烯酸（AA）代谢受阻，代谢产物血栓烷B（TXB）和丙二醛（MDA）生成减少，而新生成的血小板不受抑制。患者服用阿司匹林后血小板TXB和MDA生成量恢复到服药前水平的时间称为血小板生存时间（platelet survival time，PST）。可用ELISA法或RIA法测定TXB和MDA含量推算PST。

【参考区间】 TXB$_2$法：7.6～12天；MDA法：6.6～15天。

【临床意义】 PST缩短见于：①血小板破坏增多，如ITP、同种免疫性血小板减少性紫癜、系统性红斑狼疮、脾功能亢进等；②血小板消耗过多，如血栓性血小板减少性紫癜、溶血性尿毒症等；③血栓性疾病，如心肌梗死、肺梗死、糖尿病伴血管病变、某些恶性肿瘤等。

考点：血小板功能试验的原理及临床应用

第4节 凝血因子检查

一、内源性凝血因子的测定

内源性凝血因子包括Ⅷ、Ⅸ、Ⅺ、Ⅻ。内源性凝血途径参与因子全部来自血浆，当血管壁损伤时，内皮下组织暴露，血液中FⅫ被内皮下胶原激活从而启动凝血过程。FⅫa激活FⅪ，FⅪa与Ca^{2+}激活FⅨ，FⅨa与Ca^{2+}、FⅧa、PF$_3$共同形成复合物，使FⅩ激活为FⅩa。

【实验原理】

1. 抗原含量测定 火箭电泳法：将待测血浆分别加入含有FⅧ、FⅨ、FⅪ、FⅫ抗血清的琼脂板中进行电泳，抗原抗体反应形成火箭样的沉淀峰，沉淀峰的高度与因子的抗原含量呈正相关，根据标准曲线可计算出各种因子相当于健康人含量的百分率。

酶联免疫吸附法（ELISA）：底物发色法等其他免疫学方法同样可以用于抗原含量的测定。

2. 凝血活性测定 一步法：待检血浆或稀释的正常人血浆分别与缺乏因子Ⅷ：C、Ⅸ：C、Ⅺ：C、Ⅻ：C的基质血浆混合，作APTT部分凝血活酶时间测定。将待检血浆测定结果与正常人血浆作比较，分别计算出待检血浆中所含因子Ⅷ：C、Ⅸ：C、Ⅺ：C、Ⅻ：C相当于正常人的百分率。

【参考区间】

1. 凝血因子抗原含量 ①FⅧ：Ag：96.1%±28.0%；②FⅪ：Ag：98.2%±29.5%；③FⅨ：Ag：97.2%±25.1%；④FⅫ：Ag：100.0%±22.0%。

2. 凝血因子活性 ①FⅧ：C：103.0%±25.7%；②FⅪ：C：98.2%±30.5%；③FⅨ：C：100.0%±18.4%；④FⅫ：C：92.4%±20.7%。

【临床意义】

1. 血浆中凝血因子Ⅷ：C、Ⅸ：C、Ⅺ：C和Ⅻ：C减低 ①凝血因子Ⅷ：C减低：见于血友病A，按减低程度分为重型（＜2%）、中型（2%～5%）、轻型（5%～25%）、亚临床型（25%～45%），其次见于vWD（Ⅰ型、Ⅱ型）和DIC，抗Ⅷ：C抗体所致获得性血友病较为少见。②凝血因子Ⅸ：C减低：见于血友病B，临床上减低程度分型与血友病A相同；其次见于肝脏疾病、维生素K缺乏症、DIC、口服抗凝剂和抗FⅨ抗体存在等。③凝血因子Ⅺ：C减低：见于因子Ⅺ缺乏症、肝脏疾病、DIC和抗FⅪ抗体存在等。④凝血因子Ⅻ：C减低：见于先天性因子Ⅻ缺乏症、DIC、肝脏疾病及部分血栓病患者。

2. 血浆中凝血因子Ⅷ：C、Ⅸ：C、Ⅺ：C水平增高 主要见于高凝状态和血栓病，尤其是静脉血栓形成、肾病综合征、妊娠期高血压疾病、恶性肿瘤等。肝病时凝血因子Ⅷ：C增高。

二、外源性凝血因子及共同途径凝血因子的测定

外源性凝血因子及共同途径凝血因子包括Ⅱ、Ⅴ、Ⅶ、Ⅹ。外源性凝血途径是指由于外在因素导致的组织损伤，释放了组织因子之后启动了凝血途径，称为外源性的凝血途径。

【实验原理】

1. 抗原含量测定 火箭电泳法：将待测血浆分别加入含有FⅡ、FⅤ、FⅦ、FⅩ抗血清的琼脂板中进行电泳，抗原抗体反应形成火箭样的沉淀峰，沉淀峰的高度与因子的抗原含量呈正相关，根据标

准曲线可计算出各种因子相当于健康人含量的百分率。

酶联免疫吸附法（ELISA）、底物发色法等其他免疫学方法同样可以用于抗原含量的测定。

2. 凝血活性测定 一步法：待检血浆或稀释的正常人血浆分别与缺乏因子Ⅱ:C、Ⅴ:C、Ⅶ:C、Ⅹ:C的基质血浆混合，作凝血酶原时间测定。将待检血浆测定结果与正常人血浆作比较，分别计算出待检血浆中所含因子Ⅱ:C、Ⅴ:C、Ⅶ:C、Ⅹ:C相当于正常人的百分率。

【参考区间】

1. 凝血因子抗原含量 ①FⅡ:Ag:98.7%±15.7%；②FⅤ:Ag:102.0%±24.0%；③FⅦ:Ag:106.0%±21.0%；④FⅩ:Ag:96.0%±18.0%。

2. 凝血因子活性 ①FⅡ:C:97.7%±16.7%；②FⅤ:C:102.4%±30.9%；③FⅦ:C:103.0%±17.3%；④FⅩ:C:103.0%±19.0%。

【临床意义】

1. 血浆中因子Ⅱ:C、Ⅴ:C、Ⅶ:C、Ⅹ:C的增高 同因子Ⅷ:C、Ⅸ:C、Ⅺ:C和Ⅻ:C测定，但肝脏疾病除外。

2. 血浆中因子Ⅱ:C、Ⅴ:C、Ⅶ:C、Ⅹ:C的减低 见于先天性因子Ⅱ、Ⅴ、Ⅶ、Ⅹ缺乏症，但较少见。获得性减低者见于维生素K缺乏症、血栓肝脏疾病（最多和最先减少的是因子Ⅶ，其次和中度减少的是因子Ⅱ和Ⅹ，最后和最少减少的是因子Ⅴ）、DIC和口服抗凝剂等。在血液循环中有上述凝血因子的抑制物时，这些因子的血浆水平也减低。

考点：凝血因子检测的原理

三、血浆组织因子的测定

【实验原理】

1. 组织因子（TF）抗原（TF:Ag）含量测定 ELISA法：用TF的McAb作抗体包被酶标反应板，用生物素标记TF的McAb作检测抗体，用酶标的链霉亲和素与检测抗体结合，底物显色，颜色的深浅与TF:Ag含量成正比。

2. 组织因子凝血活性（TF:A）测定 发色底物法：TF与FⅦ结合后激活FⅩ转变为FⅩa，后者可水解发色底物（如S-2222）释放出对硝基苯胺（pNA），颜色深浅与血浆TF:A含量呈正相关。pNA在450nm波长处有最大吸收峰。

【参考区间】 血浆TF:Ag含量：30~220ng/L；血浆TF:A：17%~98%。

【临床意义】 TF含量或活性增加见于深部静脉栓塞、急性心肌梗死、栓塞前状态及毒血症、感染性休克、严重创伤、急性呼吸窘迫综合征等。

第5节 抗凝物质检查

抗凝是机体防止血栓形成的重要功能，抗凝物质的种类可根据发生机制分为生理性抗凝物质和病理性抗凝物质。生理性抗凝物质最主要的有抗凝血酶、组织因子途径抑制物、蛋白C系统。病理性抗凝物质主要有肝素及类肝素物质、狼疮抗凝物质、凝血因子抑制物等。

一、血浆抗凝血酶的测定

【实验原理】

1. 抗凝血酶抗原（AT:Ag）含量测定 可采用酶联免疫吸附或免疫火箭电泳法测定。

2. 抗凝血酶活性（AT:A）测定 发色底物法：在过量肝素和FⅩa存在条件下，待测血浆中AT与FⅩa形成无活性复合物，剩余的FⅩa水解发色底物并释放出黄色发色基团pNA，其显色的深浅与剩余的FⅩa含量呈正相关，与待测血中AT:A呈负相关。

【参考区间】　血浆AT：Ag含量：(290±3)mg/L；血浆AT：A：108%±5%。

【临床意义】

1. 遗传性AT缺乏　遗传性AT缺乏症分两型。Ⅰ型属经典型缺乏症。患者不能合成AT，故血浆AT：Ag和AT：A都降低。Ⅱ型为血浆中半数AT为变异蛋白，故AT：Ag含量正常但AT：A减弱。

2. 获得性AT缺乏　见于①AT生成减少，如重型肝炎、肝硬化等；②AT丢失增加，如肾病综合征；③AT消耗增加，如血栓前期、DIC早期及脓毒血症等；④新生儿期，因止血系统未成熟所致。

3. AT增高　白血病、血友病等急性出血期或服用抗凝药后AT可增高。

二、血浆蛋白C的测定

【实验原理】

1. 血浆蛋白C抗原（PC：Ag）含量测定　可采用酶联免疫吸附或免疫火箭电泳法测定。

2. 血浆蛋白C活性（PC：A）测定

（1）凝固法　向待测血浆中加入PC激活剂、FⅫ活化剂、磷脂和钙离子，同时激活内源凝血途径和PC系统，测定APTT。当不加PC激活剂时APTT会延长，延长程度与血浆PC：A含量呈正相关，由此计算出待测血浆PC：A相当于正常血浆的百分率。

（2）发色底物法　在待测血浆中加入PC激活剂，PC被转化为APC，后水解发色底物并释放出发色基团pNA，显色深浅与PC：A含量呈正相关。

【参考区间】　血浆PC：Ag：20.1%～102.5%；血浆PC：A：13.2%～100.2%。

【临床意义】

1. 含量与活性减低　见于①遗传性PC缺陷：Ⅰ型中PC：Ag、PC：A均低；Ⅱ型中PC：Ag正常、PC：A减低。②获得性PC缺乏，如肝病、DIC、维生素K缺乏症或使用抗凝药后等。

2. 含量与活性增高　见于糖尿病、肾病综合征、急性炎症等。

三、血浆蛋白S的测定

【实验原理】

1. 游离蛋白S（free PS，FPS）抗原（FPS：Ag）含量测定

（1）胶乳颗粒凝集比浊法　将吸附补体C4b结合蛋白（C4BP）的胶乳颗粒与待测血浆混合，FPS结合到C4BP胶乳颗粒上，再加入包被有抗人PS单克隆抗体的胶乳颗粒，两种胶乳颗粒在FPS的介导下发生凝集，凝集程度与血浆中FPS的含量呈正相关。

（2）免疫火箭电泳法　聚乙二醇能将血浆中与补体C4结合的PS（C4BP-PS）沉淀，而FPS留在上清液中，用火箭电泳法测定上清液中FPS。直接测定血浆PS可得出血浆总PS（TPS）。

2. 游离蛋白S（free PS，FPS）活性（FPS：A）测定　采取凝固法，在待测血浆中加入组织因子、钙离子、磷脂和活化蛋白C（APC），测定PT。当不加APC时PT会延长，延长程度与血浆FPS：A含量呈正相关，由此计算出待测血浆FPS：A相当于正常血浆的百分率。

【参考区间】　血浆TPS：Ag：96.6%±9.8%；血浆FPS：Ag：101%±11.6%。

【临床意义】

1. 遗传性PS缺陷症　①Ⅰ型：TPS、FPS和PS：A均减低；②Ⅱa型：FPS：Ag、FPS：A均减低，但TPS：Ag正常；③Ⅱb型：FPS：A减低，TPS：Ag和FPS：Ag正常。

2. 获得性PS缺乏　见于各种肝病、维生素K缺乏症、急性呼吸窘迫综合征等，也见于服用抗凝药或避孕药后。

四、血浆组织因子途径抑制物测定

【实验原理】　组织因子途径抑制物（TFPI）抗原（TFPI：Ag）含量测定可采用双抗体夹心ELISA

法；组织因子途径抑制物活性（TFPI：A）。

【参考区间】 ①血浆TFPI：Ag：97.5±26.6μg/L；②血浆TFPI：A：100%±5.0%。

【临床意义】

1. TFPI增高 见于广泛性血管内皮损伤，如各种败血症、尿毒症等。妊娠期和老年人可轻度升高。在生理状况下，TFPI是外源性凝血途径的抑制剂，一旦缺陷将导致血液处于高凝状态。

2. TFPI减低 见于消耗过多所致，如各种原因所致DIC、脓毒血症等。

五、血浆肝素及类肝素物质

【实验原理】

1. TT纠正试验 向TT延长的血浆中加入一定量甲苯胺蓝，TT明显缩短或恢复正常，提示血浆中肝素或类肝素物质增多。

2. 血浆肝素定量测定 发色底物法：在待测血浆中加入过量的抗凝血酶（AT）和FⅩa，普通肝素可与AT形成复合物并灭活FⅩa，剩余的FⅩa水解发色底物释放出发色基团pNA，颜色深浅与血浆中肝素含量呈负相关。用标准曲线求出待测血浆肝素的浓度。

【参考区间】

1. TT纠正试验 加入甲苯胺蓝后TT缩短＞5秒，提示受检血浆中肝素或类肝素样物质增多，TT缩短＜5秒，排除肝素或类肝素样物质的因素。

2. 血浆肝素定量 1～9U/L。

【临床意义】

1. 血液肝素增多 见于治疗用普通肝素，如抗凝治疗及体外循环、血液透析等。

2. 类肝素物质增多 见于严重肝病、系统性红斑狼疮、流行性出血热、过敏性休克等。肾上腺皮质肿瘤、多发性骨髓瘤等肿瘤细胞可分泌肝素样物质。

六、血浆狼疮抗凝物测定

【实验原理】 狼疮抗凝物（lupus anticoagulant，LAC）是一组抗磷脂或磷脂与蛋白复合物的抗体，可以干扰磷脂依赖的止血反应和体外凝血试验。

临床上有筛查试验和确证实验：

1. 筛查试验 向受检血浆中加入钙离子、低浓度磷脂和FⅩ激活剂（如RusseⅡ蛇毒试剂），血浆发生凝固，凝固所需时间称为RusseⅡ蛇毒时间（RVVT）。

2. 确证实验 向RVVT明显延长的受检血浆（凝血因子缺陷或存在LAC）中加入正常血浆后，RVVT仍延长，提示LAC存在（若RVVT缩短或恢复正常，提示凝血因子缺陷），再加入高浓度的磷脂把LAC中和后，延长的RVVT缩短或恢复正常，确认血浆中存在LAC。

3. 标准化LAL比值（NLR） 计算筛查试验RVVT或确证实验RVVT与对照血浆RVVT的比值，得到筛查试验比值（SP）和确认试验比值（CR），用筛查除以确认比值得到NLR，根据NLR的大小，判断待测血浆中有无LAC。

【参考区间】 血浆LAC为阴性。SR＜1.2，NLR＜1.2。

【临床意义】 血浆LAG阳性见于系统性红斑狼疮、骨髓增生性疾病、某些病毒感染等。

七、血浆凝血因子抑制物测定

【实验原理】

1. 抑制物筛选 采用APTT纠正试验，用正常混合血浆（至少20人份健康人血浆）和患者血浆按1:1混合，即刻测定混合后的APTT，并与正常混合血浆和患者血浆的APTT进行比较，若不能纠正应考虑可能存在抑制物。纠正：超过正常混合血浆5秒以内（或延长＜15%）或在实验室正常参考范围内；不纠正：超过正常混合血浆5秒以上（或延长＞15%）或高于实验室正常参考范围（图19-1）。由于FⅧ抑制物有时间依赖性，因此若患者延长的APTT即刻被正常混合血浆纠正，则需要进一步进行孵育后的纠正试验。

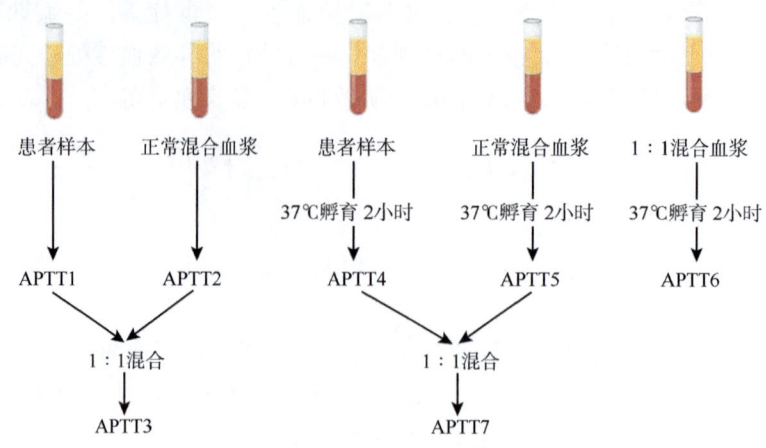

图 19-1 APTT纠正试验

结果解释：①APTT3、APTT6与APTT7均纠正提示凝血因子缺乏，不存在抑制物；②APTT3与APTT7均纠正、APTT6延长，提示抑制物存在且为时间依赖性；③APTT3、APTT6与APTT7均不纠正、APTT6比APTT7延长不超过10%～15%，提示存在抑制物，但抑制作用不存在时间依赖性；若APTT6比APTT7延长超过10%～15%，则抑制作用有时间依赖性；④APTT4、APTT5、APTT6分别为APTT1、APTT2、APTT3的平行对照

2. 抑制物的滴度 确诊抑制物必须测定抑制物滴度。以Bethesda试验为例，将用pH7.4的咪唑缓冲液稀释的不同稀释度（1:1、1:2、1:4等）的患者血浆与正常混合血浆等量混合，37℃孵育2小时后，测定每份混合血浆的FⅧ活性，用该值除以用咪唑缓冲液与正常混合血浆等量混合于37℃孵育2小时后的对照血浆的FⅧ活性，便得到残留的FⅧ活性的百分比，用该值通过抑制物滴度标准表可查得对应的抗体滴度（图19-2）。

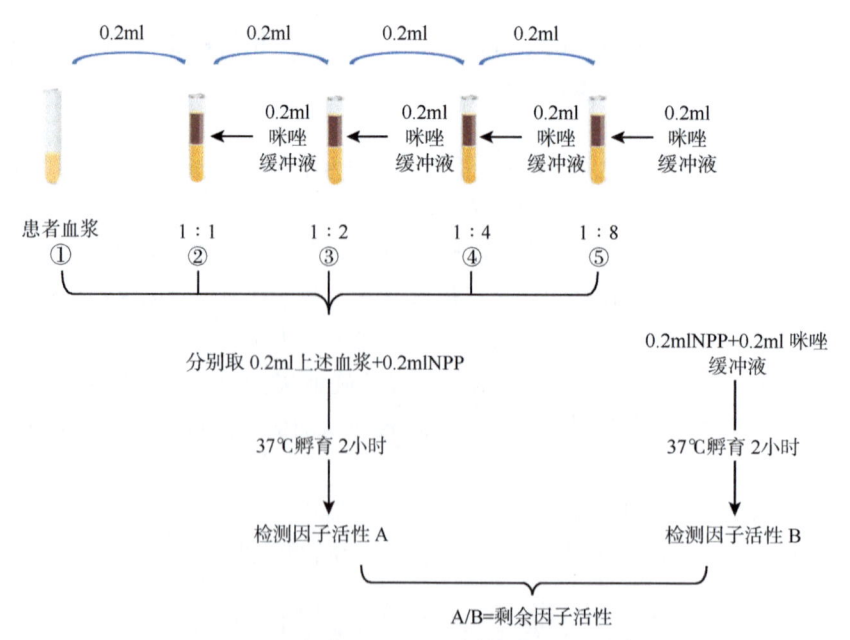

图 19-2 经典Bethesda法检测抑制物滴度

NPP：正常混合血浆；滴度计算：选取最接近50%的剩余因子活性值，由抑制物滴度标准表查得相对应的滴度数，该滴度数值乘以该样本的稀释倍数即为最终抑制物滴度

【**参考区间**】 阴性。

【临床意义】 F Ⅰ是能中和血液各种凝血因子促凝血活性的循环自身抗体，患者的凝血因子与因子抑制物结合后被快速灭活，导致血浆凝血因子水平降低，出血风险增大。临床较常见的是F Ⅷ抑制物，阳性者常见于反复输血、应用F Ⅷ浓缩制剂的血友病患者及某些自身免疫性疾病患者。

第6节 纤溶活性检验

纤维蛋白溶解系统（fibrinolytic system）简称纤溶系统，是指纤溶酶原（plasminogen，PLG）在纤溶酶原激活剂（plasminogen activator，PA）作用下转变为纤溶酶（plasmin，PL），进而由纤溶酶降解纤维蛋白（原）及其他蛋白的系统。纤溶系统是维持人体功能所必需。纤溶活性亢进易发生出血，减低则可导致血栓形成。

一、血浆纤溶酶原测定

【实验原理】
1. 纤溶酶原（plasminogen，PLG）抗原（PLG：Ag）含量测定
（1）ELISA法 将两种抗纤溶酶原抗体分别包被成固相抗体和酶标抗体，用酶标仪作定量检测。
（2）免疫扩散法 把待测血浆加到含抗-PLG抗体血清的琼脂糖扩散板中，自然扩散一定时间后，测定抗原抗体反应沉淀弧的直径，直径与PLG：Ag含量呈正相关。
2. 纤溶酶原活性（PLG：A）测定 采取发色底物法，向待测血浆中加入过量的链激酶（SK）和发色底物，生成PLG-SK复合物并水解发色底物释放出pNA而显色，颜色深浅与纤溶酶含量呈正相关。

【参考区间】 血浆PLG：Ag：30~340mg/L；血浆PLG：A：75%~150%。

【临床意义】
1. PLG减低 见于纤溶活性增强，PLG消耗过多，如原发性和继发性纤溶亢进、溶栓治疗、DIC等；PLG生成减少，如重型肝炎、肝硬化等；先天性纤溶酶原缺乏症。
2. PLG增高 纤溶活性降低，见于血液高凝状态和血栓性疾病等。

二、血浆 α_2- 抗纤溶酶测定

【实验原理】
1. α_2-抗纤溶酶抗原（α_2-antiplasmin antigen，α_2-AP：Ag）测定 可采用ELISA法、凝胶电泳或免疫比浊法测定。
2. α_2-抗纤溶酶活性（α_2-antiplasmin activity，α_2-AP：A）测定 发色底物法：向待检血浆中加入过量的纤溶酶（PL），使之与α_2-抗纤溶酶（α_2-AP）形成复合物，剩余的PL作用于发色底物而显色，颜色深浅与血浆中α_2-AP：A呈负相关。

【参考区间】 血浆α_2-AP：Ag：60~100mg/L；血浆α_2-AP：A：95.6%±12.8%。

【临床意义】
1. α_2-AP增高 见于血栓形成、恶性肿瘤等。
2. α_2-AP减低 见于获得性α_2-AP缺乏，如肝病、DIC、某些细菌感染（白细胞酶水解α_2-AP）、溶栓治疗等；先天性α_2-AP缺乏症；生理变化，如妊娠、分娩后和月经期。

三、血浆组织型纤溶酶原激活物测定

【实验原理】 组织型纤溶酶原激活物抗原（tissue plasminogen activator antigen，t-PA：Ag）测定：一般采用双抗体夹心ELISA法。

组织型纤溶酶原激活物活性（tissue plasminogen activator activity，t-PA：A）测定：向待测血浆中加入过量纤溶酶原和纤维蛋白共价物，t-PA可吸附于纤维蛋白上，使纤溶酶原转变为纤溶酶，后者水

解发色底物并显色，颜色的深浅与t-PA：A呈正相关。

【参考区间】 血浆t-PA：Ag：1～12μg/L；血浆t-PA：A：(0.3～0.6)活化单位/ml。

【临床意义】

1. 纤溶亢进 见于原发性与继发性纤溶亢进症，如DIC等。

2. 纤溶活性减低 见于血栓前状态与血栓性疾病，如深静脉血栓形成、动脉血栓形成、缺血性脑梗死、高脂血症等。

3. 溶栓治疗监测 静脉注射t-PA 20分钟后，血浆t-PA：Ag或t-PA：A达到参考范围上限的2倍有较好疗效。

四、血浆纤溶酶原活化抑制物测定

【实验原理】

1. 纤溶酶原活化抑制物含量（plasminogen activator inhibitor concentration，PAI：C）**测定** 向待测血浆中加入过量的t-PA，使之与血浆中的PAI生成1：1的t-PA-PAI复合物，然后进行聚丙烯酰胺凝胶电泳，同时与已知的PAI标准品比较并确定t-PA-PAI复合物的电泳位置区带，经凝胶电泳密度扫描仪分析可得PAI：C。

2. 纤溶酶原活化抑制物活性（PAI：A）测定 向待测血浆中加入过量的t-PA和PLG，部分t-PA与血浆中的PAI形成1：1的复合物，剩余的t-PA激活PLG转化为PL，PL水解发色底物并释放pNA，颜色深浅与PNA负相关。在405nm波长下测定pNA的吸光度可计算出血浆PAI：A。

【参考区间】 血浆PAI：C：4～43ng/ml；血浆PAI：A：(0.1～1.0)抑制单位/ml。

【临床意义】

1. PAI升高 见于血栓形成或风险增加，如深静脉栓塞、心肌梗死等。

2. PAI减低 提示出血风险增加，见于严重肝病、急性感染、恶性肿瘤及原发性高血压、高脂血症等。

第7节 血栓与止血筛选试验的临床应用

血栓和止血涉及机体的凝血、抗凝、纤维蛋白溶解系统等诸方面的功能，其缺陷可引起出血性或血栓性疾病。血栓与止血的基本检验方法，为血栓性和出血性疾病的诊断和药物治疗的监测提供必要的依据。

一、一期止血缺陷筛选的检验

参与一期止血的有血管内皮细胞、血小板及纤维蛋白原等，其数量和质量的异常均可导致出血。常用的筛选试验是出血时间（BT）和血小板（PLT）计数。出血时间的延长可伴有血小板计数升高、正常或降低，均是出血病的实验室检查表现。血小板计数增高，部分患者患骨髓增殖性肿瘤（myeloproliferative neoplasms，MPN），一些伴有JAK2 V617F突变，表现为出血时间延长，可有出血、血栓或无明显临床症状。血小板计数减少最多见于免疫性血小板减少症（immune thrombocytopenia purpura，ITP）患者，是由各种原因引起的体内产生针对自身血小板的抗体所致。ITP的诊断目前多是排除性诊断。使用流式微球技术检测血小板上的自身抗体具有敏感性高、特异性强的特点。需要注意的是，相当多的患者出血时间延长合并血小板计数正常，此时不能忽视先天性或获得性血小板功能障碍性疾病的存在。前者较多见的是血小板无力症，后者常见于各种抗血小板治疗过程中。筛选试验阳性结果，往往需要进一步的实验室检测进行确诊。①血管性血友病（von Willebrand disease，vWD）相关检测主要有血管性血友病因子抗原（von Willebrand factor antigen，vWF：Ag）、瑞斯托霉素辅因子、凝血因子Ⅷ活性（factor Ⅷ coagulant activity，FⅧ：C）检测及瑞斯托霉素诱导的血小板聚集试验、凝血因子Ⅷ结合试验、胶原结合试验和vWF多聚体分析等。根据上述试验的结果，可以将vWD分成1型、2型和3型。②血小板无力症相关检测，各种诱导剂诱导均无法引起血小板聚集反应；血小板膜表面CD41和CD61流式细胞检测明显降低甚至缺如。基层单位若无法实施上述检测，显微镜下可以观察到血涂片上血小板散在分布，无成簇聚集现象。服用抗血小板药物的患者，不同程度出现血小板聚集功能受抑制的情况。③低/无纤维蛋白原血症或异常纤维蛋白原血症患者可有出血时间延长或血小板聚集功能异常。患者的凝血酶时间（thrombin time，TT）、活化部分凝血活酶时间（activated partial thromboplastin time，APTT）、止血时间（reptilase time，RT）均有不同程度的延长，用Clauss法结合免疫比浊法测定纤维蛋白原含量。

需要指出的是，作为一期止血的筛选试验，出血时间并未被淘汰，而是方法学上推荐使用模板法检测。国际上普遍使用PFA-100检测血小板功能、抗血小板药物的疗效和vWD，具有操作简便、敏感性好和特异性强等特点。近来该款仪器已经升级换代为PFA-200并在国内通过注册。血小板计数检查的影响因素较多，结果误差较大，应多次检查才能确定其结果。出血时间能反映血小板数量和质量和毛细血管的止血功能。BT的测定方法有：Duke法，不可靠，已被废除；IVY法：较可靠；出血时间测定器法（TBT）：可靠、敏感，目前受到推广应用。

1. PLT、BT均正常 多数是由于单纯血管壁通透性和（或）脆性增加所致的血管性紫癜，如过敏性紫癜、遗传性出血性毛细血管扩张症和单纯性紫癜等。这类出血其相关的实验室检查常为阴性或缺乏特异性。

2. PLT减少、BT延长 多数是由于血小板数量减少所引起的血小板减少性紫癜，如原发性和继发性血小板减少性紫癜。此类情况可选血小板寿命测定和血小板表面相关抗体测定，如两者阳性可为特发性血小板减少性紫癜（ITP）；血小板表面相关抗体测定阴性、血小板寿命测定阳性则为DIC、血栓性血小板减少性紫癜（TTP）、溶血性尿毒综合征（HUS）、脾亢等；两者均阴性则为其他继发性血小板减少性紫癜。

3. PLT正常、BT延长 多数是由于血小板功能异常或某些凝血因子缺乏所引起的出血性疾病，如遗传性、获得性血小板功能异常症或血管性血友病（vWD）、低（无）纤维蛋白原血症。血小板黏附试验减低，伴有血小板膜糖蛋白Ⅰb/Ⅸ缺乏者，可诊断为巨大血小板综合征；血小板聚集试验减低伴血小板膜糖蛋白Ⅱb/Ⅲa缺乏者，可诊断为血小板无力症；有明确原发病因者，一般都是获得性血小板功能异常。

4. PLT增多、BT延长 常见于原发性和继发性血小板增多症。

二、二期止血缺陷筛选的检验

二期止血缺陷是指血液凝固和抗凝功能异常所引起的止血功能缺陷，出血时可选择APTT、PT进行分辨。APTT反映内源性凝血系统途径的凝血因子活性。从因子Ⅻ的激活直到纤维蛋白原转变为纤维蛋白的过程，任何一个凝血因子的减少均可引起APTT的延长。PT反映外源性凝血系统因子的活性，本实验应采用ISI接近于1.0的试剂更佳，结果应用INR表示才具有可比性。根据两者同时检测的结果，可以大致对凝血因子缺陷症进行分类。进一步行单个凝血因子的检测，可以对各类凝血因子缺陷性疾病作出诊断和鉴别诊断。临床上最多见的先天性凝血因子缺陷性疾病是血友病A（hemophilia A，HA），绝大多数患者为男性，严重者出生后即可起病，表现为关节、肌肉和内脏反复出血。实验室检测发现APTT延长，PT正常，FⅧ：C降低，其他所有凝血因子活性正常。需要注意的是，由于各种原因引起的获得性血友病A（acquired hemophilia A，AHA）往往也表现为APTT延长和PT正常。一般可以用APTT纠正试验进行鉴别，若是一般的HA，患者延长的APTT可以被等量的正常人混合血浆所纠正，但若是由FⅧ：C抗体导致的APTT延长，APTT无法被等量的正常人混合血浆所纠正，这种异常随着血浆在37℃的孵育更加容易表现出来。

1. APTT、PT均正常 当血栓与止血改变处在正常或代偿阶段，若临床上出现较明显的延迟性出血,则见于遗传性和获得性FⅧ缺乏症。

2. APTT延长、PT正常　多数是由于内源性凝血途径缺陷所引起的出血性疾病,如血友病A、B和FⅪ缺乏症。可进一步做凝血酶原消耗试验和STGT及其纠正试验来判断FⅧ、FⅨ、FⅩ哪个有缺陷,或直接测定FⅧ：C、FⅨ：C、FⅪ：C水平。FⅫ缺乏者可为APTT延长和PT正常,但出血不明显。

3. APTT正常、PT延长　多数是由于外源性凝血途径缺陷所致的出血性疾病,如遗传性和获得性FⅦ缺乏症。可用PT、RVVT联合测定判断是否有FⅦ缺乏,如PT延长,RVVT正常,则为FⅦ缺乏,也可以直接测定血浆FⅦ：C加以判断。

4. APTT、PT均延长　多数是由于共同途径的一个或多个凝血因子缺陷所致的出血性疾病,如遗传性和获得性FⅩ、FⅤ缺乏症、凝血酶原缺乏症和纤维蛋白原缺乏症等。而鉴别它们最可靠的方法是直接测定FⅡ：C、FⅤ：C和FⅩ：C。

应用肝素时,APTT延长,口服抗凝剂时,PT延长,病理性抗凝物质增多时APTT、PT均可异常发现,应加以鉴别。

三、纤溶活性增强的筛选检验

纤溶活性增强指纤维蛋白(原)和某些凝血因子被纤溶酶异常降解所引起的止血功能缺陷,出血时可选用纤维蛋白(原)降解物(FDP)和D-二聚体(D-D)作为筛检试验进行分辨。D-二聚体是纤维蛋白溶解系统的一个重要终产物,其水平的升高代表继发性纤维蛋白溶解活力增强。该试验敏感性强,但特异性非常低。若仅检测到D-二聚体升高就理解为血栓形成,往往会导致临床的误诊。需要指出的是,各种品牌的D-二聚体检测其结果的一致性往往不能令人满意。各种试剂的正常参考范围和排除静脉血栓的医学决定水平各异,并非所有试剂均可以用来排除静脉血栓形成。具有该种能力的试剂,一定需要经过大量阴、阳性标本的能力验证并由权威部门认可。

1. FDP、D-D均阴性　表示纤溶活性正常,出血原因与纤溶活性异常无关。

2. FDP阳性、D-D阴性　纤维蛋白原被降解而纤维蛋白未被降解,即原发性纤溶,可见于肝病、纤溶初期、类风湿等。

3. FDP阴性、D-D阳性　这种情况多数为FDP假阴性。

4. FDP、D-D均阳性　纤维蛋白原和纤维蛋白同时被降解,见于继发性纤溶,如DIC和溶血栓治疗后。

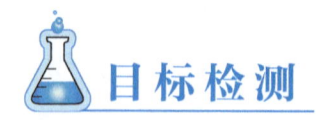

目标检测

A₁/A₂型题

1. 不属于内源性凝血因子的是（　　）
   A. Ⅷ　　B. Ⅸ　　C. Ⅺ
   D. Ⅻ　　E. Ⅶ

2. 不属于外源性凝血因子及共同途径凝血因子的是（　　）
   A. Ⅱ　　B. Ⅷ　　C. Ⅴ
   D. Ⅶ　　E. Ⅹ

3. 血浆中凝血因子活性水平减低见于（　　）
   A. 静脉血栓形成　　B. 血友病A
   C. 肾病综合征　　D. 高凝状态
   E. 恶性肿瘤

4. 生理性抗凝物质不包括（　　）
   A. 抗凝血酶　　B. 组织因子途径抑制物
   C. 血浆蛋白C　　D. 肝素
   E. 血浆蛋白S

5. FⅧ抑制物,阳性者常见于（　　）
   A. 反复输血　　B. 凝血因子大量消耗
   C. 静脉血栓形成　　D. 肾病综合征
   E. 系统性红斑狼疮

6. 下列说法正确的是（　　）
   A. 一期止血缺陷是指血液凝固和抗凝功能异常所引起的止血功能缺陷
   B. 一期止血缺陷是指血管壁和血小板异常所引起的止血功能缺陷
   C. 二期止血缺陷是指血液凝固和血小板异常所引起的止血功能缺陷

D. 二期止血缺陷是指血管壁和抗凝功能异常所引起的止血功能缺陷

E. 二期止血缺陷是指纤维蛋白（原）和某些凝血因子被纤溶酶异常降解所引起的止血功能缺陷

7. 一期止血缺陷常用的筛查试验是（　　）
   A. PLT、PT   B. BT、PT
   C. APTT、PT   D. APTT、CT
   E. PLT、BT

8. 纤溶活性增强的筛选检验是（　　）
   A. PLT、FDP、BT   B. FDP、PT
   C. FDP、D-D   D. BT、D-D
   E. FDP、BT、CT

9. 下列哪项可用于鉴别原发或继发性纤溶亢进（　　）
   A. FDP、D-D   B. TT、3P试验
   C. ELF、FDP   D. TT、ELF
   E. 纤溶酶原、D-D

10. PT、APTT同时延长，说明哪组凝血因子有缺陷（　　）
    A. TF、FⅦ   B. FⅠ、FⅡ、FⅤ、FⅩ
    C. PK、HMWK   D. Ⅷ、Ⅸ、Ⅺ
    E. Ⅸ、Ⅺ、Ⅻ

11. 血小板黏附率增高见于下列哪种疾病（　　）
    A. 巨大血小板综合征   B. 血小板无力症
    C. 血管性血友病   D. 心肌梗死
    E. 低纤维蛋白原血症

12. 血管性血友病是哪种因子缺陷（　　）
    A. FⅧ   B. FⅨ
    C. vWF   D. TM
    E. FⅦ

（吴　俊）

第20章

出血性疾病

> **学习目标**
> 1. 掌握：出血性疾病的分类、临床表现及实验室检查。
> 2. 熟悉：出血性疾病的诊断、鉴别诊断。
> 3. 了解：出血性疾病的治疗。

出血性疾病是以自发性出血或外伤后出血不止为突出临床表现的一类疾病，由止血、凝血、纤溶系统功能等障碍引起。出血性疾病可简单地分为遗传性和获得性两大类，也可根据发病机制进行分类。本章将对出血性疾病的分类、临床表现、诊断及防治作概括阐述。

第1节 出血性疾病的分类

止、凝血功能障碍、抗凝过度、纤溶亢进是引起出血的基本原因，因此，根据病因可把出血性疾病分为五大类，即血管因素所致，血小板因素所致，凝血因子异常所致，抗凝过度或病理性抗凝物质所致，纤溶亢进所致。某些出血为综合因素所致，如DIC。

一、血管因素

1. 先天性或遗传性血管壁或结缔组织异常引起 如遗传性出血性毛细血管扩张症、埃勒斯-当洛斯（Ehlers-Danlos）综合征、弹性假黄瘤、先天性成骨不全等。

2. 获得性血管壁结构受损所引起 此类疾病又称为血管性紫癜，有以下几种。

（1）感染性紫癜 见于①细菌感染，如流行性脑脊髓膜炎、猩红热等；②病毒感染，如肾综合征出血热、麻疹、水痘等；③立克次体病，如斑疹伤寒。

（2）药物性紫癜 如奎宁、磺胺类、某些抗生素等引起的紫癜。

（3）机械性紫癜 毛细血管内压增高所致，如直立性紫癜、阵咳引起的紫癜等。

（4）代谢性紫癜 有类固醇性紫癜、老年性紫癜、维生素C缺乏症引起的紫癜等。

（5）过敏性紫癜 超敏反应所引起紫癜。

（6）其他 皮肤病伴发的紫癜，如Schamberg病；异常蛋白血症伴发的紫癜，如良性高丙球蛋白血症性紫癜、冷球蛋白血症性紫癜、淀粉样变性紫癜；原因不明的血管性紫癜，如单纯紫癜等。

二、血小板因素

1. 血小板数量异常

（1）血小板减少 ①遗传性：地中海血小板减少症伴巨大血小板、慢性单纯性血小板减少伴巨大血小板、Chediak-Higashi综合征、灰色血小板综合征等。②获得性：生成减少，如再障、白血病等；破坏过多，如特发性血小板减少性紫癜、药物性血小板减少性紫癜、血栓性血小板减少性紫癜、周期性血小板减少性紫癜、血管瘤-血小板减少综合征等。

（2）血小板增多 ①原发性：如原发性血小板增多症、其他骨髓增殖性疾病。②继发性：如恶性疾病、炎症性疾病、缺铁性贫血等。

2. 血小板功能异常

（1）遗传性或先天性血小板功能缺陷　如血小板无力症（GT）、巨大血小板（Bernard-Soulier）综合征、先天性血小板膜糖蛋白（GPⅠb、GPⅤ、GPⅣ）缺失、血小板GPⅠa缺乏症、血小板缺乏致密颗粒及致密颗粒分泌物缺乏、灰色血小板综合征、血小板活化缺陷、血小板对TXA_2反应障碍、血小板因子1缺乏症、血小板型血管性血友病。

（2）获得性　由抗血小板药物、感染、尿毒症、异常球蛋白血症等引起。

三、凝血因子异常

1. 遗传性或先天性凝血因子缺乏　如血友病A（FⅧ缺乏或功能缺陷）、血友病B（FⅨ缺乏或功能缺陷）、遗传性Ⅱ、Ⅴ、Ⅶ、Ⅹ、Ⅺ、Ⅻ、ⅩⅢ因子缺乏或异常、纤维蛋白原病如无纤维蛋白原血症和低纤维蛋白原血症及异常纤维蛋白原血症、血管性血友病（vWF量和结构异常）、遗传性高分子量激肽原缺乏症、遗传性激肽释放酶原缺乏症。

2. 获得性凝血因子缺乏　包括①依赖维生素K凝血因子缺乏，如新生儿出血症、阻塞性黄疸、维生素K吸收障碍、食源性维生素K缺乏、应用双香豆素类药、服用抗菌药物引起的肠道灭菌综合征等；②严重肝脏病引起的多种凝血因子缺乏；③因破坏或消耗过多引起的凝血因子缺乏，如DIC；④输入大量库血可引起的FⅤ缺乏；⑤巨球蛋白血症所致凝血因子功能障碍等。

四、抗凝过度或病理性抗凝物质所致

1. 抗凝剂或溶栓药物使用过量

2. 病理性抗凝物质

（1）遗传性抗凝物质　抗胰蛋白酶，具有抗凝血作用，是一种遗传性疾病。

（2）获得性抗凝物质　凝血因子抑制物，此类一般为凝血因子的抗体或纤维蛋白肽A、纤维蛋白单体聚合抑制物及类肝素样抗凝物质等。

五、纤溶亢进所致

1. 遗传性纤溶亢进　有遗传性$α_2$-纤溶酶抑制物缺乏症、先天性纤溶酶原激活剂抑制物（PAI-1）缺乏症。

2. 获得性纤溶亢进

（1）原发性纤溶亢进　各种原因导致大量纤溶酶原激活剂释放入血，如组织受损、注射溶栓剂、急性早幼粒细胞白血病、癌肿转移、体外循环等，或肝病使$α_2$-PI形成减少，PA灭活减少。

（2）继发性纤溶亢进　见于DIC。

考点：出血性疾病的分类

第2节　出血性疾病的临床表现

出血性疾病的临床表现主要为不同部位的出血。

1. 皮肤

（1）瘀点　如针头大小，呈细点状，色红或紫红，压之不褪色，可自行消退，不留痕迹，多分布在四肢及躯干，面部较少。发生原因主要是血小板数量减少或功能障碍，致使毛细血管通透性、脆性增高，造成红细胞渗出于皮下。主要见于各种原因所引起的血小板减少、血小板无力症等血小板功能缺陷性疾病及有些血管因素所致的出血，如肾综合征出血热、药物性血管性紫癜、过敏性紫癜等。某些病灶因伴有血管扩张与血浆渗出，出血疹会隆起并高于皮肤，色暗红，分布在下肢及躯体下垂部位。

（2）瘀斑　大于瘀点，呈小片状，大小不等，紫红色，压之不褪色，不隆起皮肤，消退时，转变为黄褐色再消失，不留痕迹，可分布在四肢或躯干易受压或碰撞的部位。发生机制与瘀点相同，常见于血管性紫癜和严重血小板减少性紫癜或中度以下凝血因子缺乏，若血中出现抗凝物质（如肝素样抗凝物质、肝素用量过大）或纤溶亢进（如原发性或继发性纤溶酶形成过多）时，瘀斑会扩大或融合为大片状皮下淤血。

2. 黏膜　瘀点常出现在口腔黏膜、舌黏膜，可有鼻出血、牙龈出血，一般见于严重的血小板减少性紫癜。

3. 鼻出血　鼻出血是血小板疾病和血管性血友病患者最常见的临床表现，也常见于遗传性出血性毛细血管扩张症患者。注意出血频率、发生时间、是否自发性。单侧出血，常由局部血管异常所致，如损伤、干燥、在暖气房间内生活等。年龄对于鼻出血的影响也要予以重视，有些人在儿童时期发生鼻出血，而随着年龄的增长鼻出血停止。遗传性出血性毛细血管扩张症患者，随着年龄的增长鼻出血发生的概率增加。

4. 肌肉和深部组织血肿　肌肉和深部组织血肿是重型凝血因子缺乏症尤其是重型血友病患者的常见出血表现。

5. 关节　关节出血是血友病的特征性出血表现。患者在出血早期常会感觉关节腔内有"针刺感""蚁走感""烧灼感"等不适，若不及时处理，随后就会发生关节肿胀、疼痛、活动受限制等。一般发生在承重关节，依次为膝、踝、肘、髋、腕、肩关节等。反复关节出血可以导致关节畸形、关节破坏和肌肉萎缩等，最终导致关节功能完全丧失和关节融合。其他遗传性或先天性重型凝血因子缺乏症中也可见关节出血。

6. 消化道、泌尿道　出血较少时仅为大便或小便隐血试验阳性，较多时可见血尿、血便，持续出血者出现贫血表现。出血可发生在各种出血性疾病，如严重的血小板减少症、遗传性和获得性凝血因子缺乏症、血中抗凝物质增多及纤溶亢进。

7. 中枢神经系统出血　可见于血小板严重减少（血小板计数低于 $5\times10^9/L$）的患者及重型凝血因子缺乏的患者。虽然较少发生，但却是出血性疾病患者的常见死亡原因。

8. 月经过多　主要见于血管性血友病和血小板疾病。

9. 损伤后或手术后出血　拔牙后出血不止常见于血友病患者，压迫止血或者其他局部止血药物常常无效，血小板疾病患者也可发生拔牙后出血，压迫和局部止血有效。轻微损伤后出血异常可见于血小板或者血管因素导致的出血性疾病患者。手术后出血可发生于各种出血性疾病。血小板疾病患者可以表现为手术中出血过多，凝血因子缺乏的患者还可以表现为手术后延迟出血。包皮环切术后出血不止主要见于凝血因子缺乏尤其是血友病患者。

10. 伤口愈合延迟　伤口愈合延迟可见于XIII因子缺乏、异常纤维蛋白原血症、埃勒斯-当洛斯综合征和库欣综合征等患者。脐带残端出血不止主要见于XIII因子缺乏的患者，脐带残端延迟出血也可见于血友病患者。

考点：出血性疾病的临床表现

第3节　出血性疾病的诊断

出血性疾病的诊断要根据病史、临床表现和实验室检查结果综合分析。

1. 病史与临床表现　存在下列情况的出血应考虑出血性疾病。

（1）出血常发易发、伤口出血难止、多处出血，没有明确的诱发出血的局部原因。

（2）自幼有出血史和（或）有家族出血史；或原有可引起出血的疾病如肝病、尿毒症、结缔组织病等。

2. 实验室检查　出血检验在临床上作为出血性疾病诊断、鉴别诊断、病情分析、疗效观察、用药监测及预后评估的重要依据，对出血性疾病有重要意义，有关实验室检查的应用已在"血栓与止血检验的基本方法"中详细阐述，此处不再赘述。

第4节 出血性疾病的治疗

主要针对病因进行治疗及对症治疗，包括避免应用肝素，禁用抗血小板功能药物，避免外科手术，肌内注射等。血管因素引起的出血：应用卡巴克络、维生素C等；血小板功能障碍疾病：应用升血小板药，输注血小板；凝血因子缺乏性疾病：输注凝血因子。

第5节 血友病

案例4-20-1

患者，男，17岁，主因"左膝关节肿胀疼痛3天"入院，自幼经常出现活动时或轻微损伤后皮肤血肿，有时伴有关节轻微肿胀，经输血、止血后可以缓解。患者舅舅有类似症状。体格检查：T36.8℃，P94次/分，R20次/分，BP120/80mmHg。一般状况良好，轻度贫血貌，皮肤无出血点，心肺无异常，腹软，肝脾肋下未触及，左膝关节肿胀，无红热，活动受限，余无异常发现。实验室检查：血常规 WBC $7.7×10^9$/L，RBC $4.04×10^{12}$/L，Hb 90g/L，PLT $204×10^9$/L；凝血常规 PT12秒，APTT120秒，TT16秒，Fib 3.25g/L。

问题：1. 患者关节肿胀疼痛的原因是什么？可能诊断是什么？
2. 为了明确诊断，进一步检查有哪些？

一、概述

血友病（hemophilia）是一种X染色体连锁的隐性遗传性出血性疾病，可分为血友病A（hemophilia A，HA）和血友病B（hemophilia B，HB）两种。前者为凝血因子Ⅷ（FⅧ）缺乏，后者为凝血因子Ⅸ（FⅨ）缺乏，分别由相应的凝血因子基因突变所致。血友病的发病率没有种族或地区差异。在男性人群中，HA的发病率约为1/5 000，HB的发病率约为1/25 000。所有血友病患者中，HA占80%～85%，HB占15%～20%。女性血友病患者罕见。

考点：血友病概述

二、遗传方式与发病机制

凝血因子Ⅷ、Ⅸ分别位于Xq28和Xq27，血友病是典型的性染色体（X染色体）隐性遗传性疾病。男性仅有一条X染色体，所以当FⅧ/FⅨ基因发生突变时，基因缺陷不能被掩盖，患者呈表现型。男性患者与健康女性所生女儿均为致病基因携带者，常无出血症状，即女性携带者，所生儿子均为健康人；女性携带者与健康男性所生女儿50%为健康人，50%为携带者，所生儿子50%是患者，50%是健康人；男性患者与女性携带者所生儿子50%是患者，50%为健康人，所生女儿不是携带者就是患者。血友病A有近1/3为散发病例，无明显遗传性家族史，通过基因检测技术发现其家系中有携带者，真正因新基因突变引起的血友病A患者很少，约占5%。

三、临床表现与分型

血友病A和血友病B的临床表现相同，关节、肌肉和深部组织为最常见出血部位，也可有胃肠道、泌尿道、中枢神经系统出血及拔牙后出血不止等。若反复出血，不及时治疗可导致关节畸形和（或）假肿瘤形成，严重者可危及生命。外伤或手术后延迟性出血是本病的特点。

根据患者凝血因子活性水平可将血友病分为轻型、中间型和重型（表20-1）。轻型患者一般很少出血，只有在损伤或手术后才发生；重型患者自幼可有自发性出血（可发生于身体的任何部位）；中间型患者出血的严重程度介于轻型和重型之间。

表20-1 血友病A和血友病B的临床分型

临床分型	因子活性水平（IU/dl）	出血症状
轻型	5～40	大的手术或外伤可致严重出血，罕见自发性出血
中间型	1～5	小手术/外伤后可有严重出血，偶有自发性出血
重型	<1	肌肉或关节自发性出血

考点：血友病临床表现

四、实验室检查

（一）筛查试验

活化部分凝血活酶时间（APTT）为检查血友病的筛查试验。

重型血友病患者APTT延长，轻型血友病患者APTT仅轻度延长或正常。其他凝血筛查试验包括血小板计数、PT、TT、出血时间及血块收缩试验均正常，纤维蛋白原定量正常。

（二）确诊试验

确诊血友病有赖于FⅧ活性（FⅧ:C）、FⅨ活性（FⅨ:C）及血管性血友病因子抗原（vWF:Ag）的测定。血友病A患者FⅧ:C降低或缺乏，vWF:Ag正常，FⅧC/vWF:Ag明显降低。血友病B患者FⅨ:C减低或缺乏。

（三）抑制物检测

1. 抑制物筛选 采用APTT纠正试验，即正常血浆和患者血浆按1:1混合后，于即刻和37℃孵育2小时后分别再测定APTT，并与正常人和患者本身的APTT进行比较，若不能纠正应考虑可能存在抑制物。

2. 抑制物滴度（以FⅧ为例） 确诊抑制物必须测定抑制物滴度。将不同稀释度患者血浆与正常血浆等量混合，孵育2小时，测定残余FⅧ:C。能使正常血浆FⅧ:C减少50%时，则定义为FⅧ抑制物的含量为1个Bethesda单位（BU），此时患者血浆稀释度的倒数即为抑制物滴度，以"BU/ml"表示。如果在1～4周内连续2次用Bethesda法或者Nijmegen法检测发现患者抑制物滴度≥0.6BU/ml，则判定为阳性。若抑制物滴度>5BU/ml，则为高滴度抑制物；若抑制物滴度≤5BU/ml，则为低滴度抑制物。

（四）基因检测

一般可分为直接基因诊断和间接基因诊断。直接基因诊断就是通过PCR或基因测序等方式发现导致疾病的基因缺陷；间接基因诊断是利用检测相应基因内、外特定位点的多态性，结合遗传连锁分析，确定特定的个体是否带有含有致病基因的染色体。直接诊断结合间接诊断可以大大提高检测的阳性率和结果的准确性。建议对患者进行基因检测，以便确定致病基因，为同一家族中的携带者检测和产前诊断提供依据。此外，可以通过基因突变判定患者产生抑制物的风险。

考点：血友病的实验室检查

五、诊断与鉴别诊断

（一）诊断

临床病史结合实验室检查，一旦确定FⅧ:C或FⅨ:C显著减低，而vWF:Ag无明显减低，排除获得性因素，即可诊断血友病 A 或血友病 B。血友病的严重程度通过凝血因子活性来确定。

(二) 鉴别诊断

1. 血管性血友病 (vWD) vWD 患者常见的临床症状为皮肤和黏膜出血，如鼻出血、成年女性患者月经过多等。不同类型 vWD 患者出血的严重程度差异很大。由于 vWD 患者的出血病史和临床症状无特异性，因此确诊 vWD 必须依赖于实验室检查，主要通过 vWF：Ag、瑞斯托霉素辅因子活性、FⅧ：C 和 vWF 多聚体分析等检查来确诊。

2. 获得性血友病 抗 FⅧ 抗体属自身免疫抗体，本病多成年发病，很少有关节畸形，既往无出血史，无阳性家族史，男女均可发病，多继发于恶性肿瘤、自身免疫性疾病、围产期女性等，但半数患者无明显诱因。如果抑制物筛选试验阳性，应进一步检测抑制物滴度。

3. 遗传性凝血因子 XI (FXI) 缺乏症 本病系常染色体隐性遗传性疾病，男女均可发病，自发性出血少见。实验室检查可见 APTT 延长、FXI：C 降低。

4. 其他凝血因子缺乏症 血友病 B 患者应注意与维生素 K 依赖凝血因子缺乏症（遗传性或获得性）鉴别。

六、治 疗

血友病患者应该在血友病中心接受综合关怀团队的诊疗与随访。急性出血时应及早到附近的专业医疗机构接受治疗或者在家庭进行自我注射。早期治疗可以减少疼痛、功能障碍及远期残疾，并显著减少因并发症导致的住院。

血友病患者应避免肌内注射和外伤。原则上禁服阿司匹林或其他非甾体类解热镇痛药及所有可能影响血小板功能的药物。若有出血应及时给予足量的替代治疗，进行手术或者其他创伤性操作时，应进行充分的替代治疗。血友病 A 的替代治疗首选基因重组 FⅧ 制剂或病毒灭活的血源性 FⅧ 制剂，无上述条件时可选用冷沉淀或新鲜冰冻血浆等。血友病 B 的替代治疗首选基因重组 FⅨ 制剂或病毒灭活的血源性凝血酶原复合物 (PCC)，无上述条件时可选用新鲜冰冻血浆等。

> **链接** 艾美赛珠单抗
>
> 非因子类产品的上市彻底改变了血友病 A 替代治疗模式。艾美赛珠单抗是一种双特异性单克隆抗体，通过模拟 FⅧa 的辅因子功能，可同时桥接 FⅨa 和 FX，使 FX 在没有 FⅧ 的情况下得以继续激活，重新恢复天然的凝血通路。该药在国内已获批用于血友病 A 合并 FⅧ 抑制物患者的常规预防治疗。

第 6 节 免疫性血小板减少症

案例 4-20-2

患者，女，34 岁。主因"月经量增多，经期延长 4 个月，全身多发皮下瘀斑 3 天"入院。体格检查：T36.8℃，P84 次/分，R20 次/分，BP120/70mmHg。神志清，浅表淋巴结未触及肿大，上下肢、前胸、腹部、背部可见散在瘀点、紫癜和瘀斑，压之不褪色。皮肤巩膜未见黄染，未见皮疹和蜘蛛痣。肝、脾肋下未触及，无肝掌。胸骨无压痛。下肢关节无肿胀、压痛、无肌肉血肿。实验室检查：血常规示 WBC 4.7×10^9/L，RBC 4.04×10^{12}/L，PLT 4×10^9/L。

问题：1. 患者可能的诊断是什么？需要与哪些疾病进行鉴别诊断？

2. 为明确诊断，应进行哪些检查？

一、概　　述

免疫性血小板减少症（immune thrombocytopenia，ITP）是一种获得性自身免疫性出血性疾病，以无明确诱因的孤立性外周血血小板计数减少为主要特点。ITP是临床上最常见的血小板减少症，目前国内尚无基于人口基数的ITP流行病学数据，国外报道的成人ITP年发病率为（2～10）/10万，60岁以上老年人是高发群体，育龄期女性略高于同年龄组男性。

二、发病机制

ITP是一种免疫介导的血小板过度破坏所致的出血性疾病。以广泛皮肤黏膜及内脏出血、血小板减少、骨髓巨核细胞发育成熟障碍、血小板生存时间缩短及血小板膜糖蛋白特异性自身抗体出现等为特征。ITP的发病机制目前认为是血小板自身抗原免疫耐受性丢失，导致体液和细胞免疫异常活化，共同介导血小板破坏加速及巨核细胞产生血小板不足。

三、临床表现及分型

临床以皮肤黏膜出血为主。临床表现变化较大，无症状血小板减少、皮肤黏膜出血、严重内脏出血、致命性颅内出血均可发生。老年患者致命性出血发生风险明显高于年轻患者。部分患者有乏力、焦虑表现。临床可分为急性型和慢性型。

（一）急性ITP

1. 儿童多发　发病前多有上呼吸道感染史，尤其是病毒感染。起病急骤，常伴发热、寒战等症状。
2. 出血表现
（1）皮肤、黏膜出血　全身皮肤瘀斑、瘀点、紫癜，鼻出血，牙龈出血。口腔黏膜及舌出血常见。
（2）内脏出血　当血小板<20×10^9/L时，可见出现胃肠道、泌尿系出血。严重时出现致死性的颅内出血，表现为剧烈头痛、意识障碍、瘫痪及抽搐。
3. 病程呈自限性，多数病例在6个月可自发缓解。

（二）慢性ITP

1. 成人多见　常无明显诱因，起病隐匿。
2. 出血表现　多较轻，但易反复发生。出血以皮肤、黏膜及月经量过多为主，感染等导致患者病情加重，出现严重的皮肤黏膜出血及内脏出血。女性长期月经过多可导致失血性贫血。
3. 病程长至1到数年，很少有自发缓解。

（三）重症ITP

血小板计数<10×10^9/L伴活动性出血，或出血评分≥5分。

四、实验室检查

（一）血常规及血涂片

血小板计数明显减少，急性常<20×10^9/L，慢性多在（30～80）×10^9/L，血小板平均体积（MPV）正常或增大。白细胞数量正常，如无明显出血，则血红蛋白也正常。

外周血涂片检查有助于排除假性血小板减少症。血小板形态一般无明显异常，可有体积增大、颗粒减少等形态改变。可有不同程度的正细胞或小细胞低色素贫血，少数可有自身免疫性溶血。

（二）骨髓检查

ITP 患者骨髓细胞形态学特点为骨髓巨核细胞增多或正常，伴成熟障碍，急性型尤为明显，表现为巨核细胞体积变小，胞质颗粒减少，嗜碱性增强，幼稚型巨核细胞增加，产板型巨核细胞显著减少（＜30%），胞质内出现空泡、变性。

（三）凝血功能检查

APTT、PT 及 TT 均正常。血小板功能一般正常，但由于血小板数量减少，故出血时间延长，血块收缩不良。

（四）诊断 ITP 的特殊实验室检查

1. 血小板糖蛋白特异性自身抗体 单克隆抗体特异性俘获血小板抗原试验（monoclonal antibody immobilization of platelet antigen assay，MAIPI）对抗体介导的 ITP 有较高的敏感性和特异性，直接用于检测抗血小板抗体 GPⅡb/Ⅲa，GPⅠb/Ⅸ 的特异性抗体，可鉴别免疫性与非免疫性血小板减少，但不能区分原发与继发性免疫性血小板减少。

2. 网织血小板（RP）和血清血小板生成素（TPO）水平测定 有助于 ITP（TPO 水平正常，RP 明显增高）和再障（TPO 水平升高，RP 显著减低）的鉴别诊断。

表 20-2 对疑诊 ITP 患者推荐的基本评估和特殊实验室检查

检查项目	临床意义
基本评估	
外周血细胞计数、网织红细胞计数	网织红细胞计数有助于合并贫血患者的鉴别诊断
外周血涂片	依据血细胞形态及数目可鉴别多种原因所致血小板减少症
HBV、HCV、HIV 血清学检测	鉴别病毒感染所致血小板减少症
血清 IgG、IgA、IgM 水平测定（应用 IVIg 治疗前）	鉴别普通变异型免疫缺陷病（CVID）
骨髓检查（细胞形态学、活检、染色体、流式细胞术）	①鉴别 AA、MDS、各种恶性血液病、肿瘤骨髓浸润等所致血小板减少；②用于常规治疗无效患者及脾切除前疾病重新评估
抗核抗体谱	鉴别继发免疫性血小板减少症
抗磷脂抗体	鉴别抗磷脂抗体综合征
甲状腺功能及抗甲状腺抗体	鉴别甲状腺功能异常相关血小板减少
凝血系列	除外 DIC 等凝血障碍性疾病，指导临床治疗
特殊实验室检查	
血小板糖蛋白特异性自身抗体	①鉴别非免疫性血小板减少；②常规治疗无效患者及脾切除前疾病重新评估；③指导 IVIg 治疗
血清 TPO 水平测定	①鉴别不典型 AA、低增生 MDS；②用于常规治疗无效患者及脾切除前疾病重新评估
幽门螺杆菌测定	适用于幽门螺杆菌高发地区或有明显消化系统症状的患者
直接抗人球蛋白试验	适用于贫血伴网织红细胞增高患者除外 Evans 综合征
细小病毒、EB 病毒、巨细胞病毒核酸定量	适用于常规治疗无效患者疾病重新评估

注：HBV：乙型肝炎病毒；HCV：丙型肝炎病毒；HIV：人类免疫缺陷病毒；IVIg：静脉注射免疫球蛋白；DIC：弥散性血管性凝血；TPO：血小板生成素；AA：再生障碍性贫血；MDS：骨髓增生异常综合征。

五、ITP 的诊断及鉴别诊断

（一）诊断

ITP 的诊断仍基于临床排除法，须除外其他原因所致血小板减少。除详细询问病史及细致体检外，其余诊断要点包括：

1. 至少连续 2 次血常规检查示血小板计数减少，外周血涂片镜检示血细胞形态无明显异常。
2. 脾脏一般不增大。
3. 骨髓检查：ITP 患者骨髓细胞形态学特点为巨核细胞增多或正常，伴成熟障碍。
4. 须排除其他继发性血小板减少症。

（二）鉴别诊断

本病的确诊需排除继发性血小板减少症，如自身免疫性疾病、甲状腺疾病、淋巴系统增殖性疾病、骨髓增生异常综合征（MDS）、再生障碍性贫血（AA）、各种恶性血液病、肿瘤浸润、慢性肝病、脾功能亢进、普通变异型免疫缺陷病（CVID）、感染、疫苗接种等所致继发性血小板减少；血小板消耗性减少；药物所致血小板减少；同种免疫性血小板减少；妊娠期血小板减少；先天性血小板减少及假性血小板减少。

六、ITP 的治疗

ITP 的治疗遵循个体化原则，鼓励患者参与治疗决策，兼顾患者意愿，在治疗不良反应最小化基础上提升血小板计数至安全水平，减少出血事件，关注患者健康相关生活质量（HRQoL）。

对于血小板计数≥$30×10^9$/L、无出血表现且不从事增加出血风险工作、无出血风险因素的 ITP 患者，可予以观察随访。若患者有活动性出血症状，不论血小板减少程度如何，都应给予治疗。

1. 糖皮质激素治疗　一线治疗首选药物。主要作用机制是减少自身抗体生成及减轻抗原抗体反应，减少血小板破坏，刺激骨髓造血及血小板向外周血的释放。

2. 静脉注射免疫球蛋白（IVIg）　主要用于 ITP 患者发生危及生命的出血（如颅内出血）或需要急症手术时；糖皮质激素不耐受或有禁忌证的患者；妊娠或分娩前等情况。

3. 促血小板生成药物　包括 rhTPO、艾曲泊帕等。此类药物于 1～2 周起效，有效率可达 60% 以上，停药后多不能维持疗效，需进行个体化维持治疗。

4. 利妥昔单抗　有效率 50% 左右，长期反应率为 20%～25%。rhTPO 联合利妥昔单抗对糖皮质激素无效或复发患者总有效率为 79.2%，中位起效时间为 7 天，6 个月持续反应率为 67.2%。

5. 脾切除术　适用于糖皮质激素正规治疗无效、泼尼松安全剂量不能维持疗效及存在糖皮质激素应用禁忌证的患者。

> **链接**　伊文思综合征与血栓性血小板减少性紫癜
>
> 伊文思综合征（Evans 综合征），又称免疫性血小板减少症伴自身免疫性溶血性贫血，是一种通过自身免疫机制同时破坏血小板和红细胞，引起血小板减少和溶血性贫血的病症。常伴有 Coomb 试验阳性，溶血性贫血相关检查异常。
>
> 血栓性血小板减少性紫癜（thrombotic thrombocytopenic purpura，TTP）是由遗传性或获得性血管性血友病因子裂解酶（ADAMTS13）量的缺乏或质的缺陷所致的，导致不能正常裂解血管内皮分泌的 vWF 多聚体，导致超大分子的 vWF 多聚体与血小板黏附与聚集，自发形成微血管血小板血栓，从而引起微血管血栓和微血管病性溶血性贫血，会引起中枢神经系统、肾脏和其他脏器的多种损伤。本病多见于 20～50 岁，起病急骤，可表现为典型"五联症"，包括发热、血小板减少、溶血、神经精神症状和肾损害。

第7节 弥散性血管内凝血

案例 4-20-3

患者，女，20岁，学生。不明原因发热1个月，抗感染治疗效果不佳，皮肤出现瘀斑1周，近期月经量增多。体格检查：体温37.7℃，呼吸、脉搏、血压正常，神志清，精神萎靡、右侧臀部大片瘀斑。浅表淋巴结（−），胸骨无压痛。心肺（−），肝脾肋下未扪及。实验室检查：血常规 WBC $1.35×10^9$/L，Hb 64g/L，PLT $6×10^9$/L；凝血功能 PT 16.3秒（参考区间：11.5～14.5秒），PTT24.3秒（参考区间29.0～42.0秒），Fg 3.91g/L，D-二聚体5.1mg/L FEU（参考区间：<0.55mg/LFEU）；外周血涂片：血小板少见，偶见红细胞碎片。入院后PT、APTT进一步延长，Fg显著减低，D-二聚体>35.2mg/L FEU；骨髓细胞学检查结果：骨髓增生极度活跃，可见大量异常早幼粒细胞，分类占80%，红细胞系、巨核细胞系增生受抑，成熟红细胞大小不等，血小板散在少见。

问题： 1. 全血细胞减少的原因是什么？
2. 诊断该病的诊断依据是什么？

一、概　　述

弥散性血管内凝血（disseminated intravascular coagulation，DIC）是指在许多疾病基础上，致病因素损伤微血管体系，导致凝血活化，全身微血管血栓形成、凝血因子和血小板大量消耗并继发纤溶亢进，引起以出血及微循环衰竭为特征的临床综合征。

考点： 弥散性血管内凝血的定义

二、病因和发病机制

DIC本身并不是一种独立的疾病，而是众多疾病复杂病理过程的中间环节。在DIC发生发展的过程中涉及凝血、抗凝、纤溶等多个系统，临床表现也多样化，容易与其他引起出凝血异常疾病相混淆。

1. 病因 主要基础疾病包括严重感染、恶性肿瘤、病理产科、手术及外伤等。

2. 发病机制

（1）组织严重损伤 严重创伤和烧伤、外科手术、产科意外、病变器官组织的大量坏死、癌组织坏死或广泛性转移等，使组织因子大量释放入血，启动外源性凝血途径，导致凝血酶生成。凝血酶又可以正反馈加速FⅤ、FⅧ、FⅨ激活，从而加速凝血酶的生成，并加速凝血反应及血小板活化、聚集过程，在微血管内形成大量微血栓，导致DIC发生。

（2）血管内皮细胞损伤 细菌、病毒、内毒素、抗原抗体复合物、持续性缺氧、酸中毒、颗粒或胶体物质进入体内时，都可以损伤微血管的血管内皮细胞（vascular endothelial cell，VEC）。内皮下胶原纤维暴露激活FⅫ和血小板，启动内源性凝血途径。

（3）血细胞大量破坏，可释出大量活性较高的促凝物质（表达组织因子和释放溶酶体酶）致血管内皮细胞和血管壁损伤；血小板被激活，聚集的血小板进一步引起结构变化；释放的胰蛋白酶能降解和灭活FⅤ、FⅧ、AT-Ⅲ、TFPI和PAI等，引起凝血-抗凝血平衡紊乱，造成DIC发生。

（4）纤溶功能失调

1）DIC时损伤的血管内皮细胞失去了正常的抗凝功能，有利于纤维蛋白在局部沉积和微血栓形成，受损的血管内皮细胞膜上的血栓调节蛋白（TM）表达减少，使其促进蛋白C活化的能力降低，也导致局部抗凝和纤维蛋白溶解功能降低。

2）继发性纤溶功能亢进在促使微血管中微血栓溶解的同时，也加剧了机体止、凝血功能的障碍而引起出血。

3. 病理过程 按DIC的病理变化过程可分为三个时期：高凝血期、消耗性低凝血期和继发性纤溶亢进期。

（1）高凝血期　又称微血栓形成期，以全身弥散的微血栓形成为主。在此阶段，各种致病因素激活凝血，机体处于高凝状态，凝血系统和抗凝系统的动态平衡被破坏，形成血栓，全身各处均可能形成微血栓。此期病理过程较短，易被忽视。

（2）消耗性低凝期　此期微血栓形成仍在进行，由于持续的全身微血栓形成，凝血因子被持续消耗殆尽，不足以维持正常的凝血功能。此时期临床中常常出现严重或多发性出血倾向。

（3）继发性纤溶亢进期　此期微血栓形成已基本停止，继发性纤溶亢进为主要矛盾，出血进一步加重。

三、临床表现

DIC主要临床表现因原发病不同差异较大，呈现多样性，可表现为出血、休克或微循环障碍、微血管血栓和微血管病性溶血性贫血。急性DIC时以前三种症状较为多见。

1. 出血　特点多为自发性、多部位出血，常见于皮肤、黏膜、伤口及穿刺部位，严重者可发生危及生命的出血。

2. 休克或微循环衰竭　DIC诱发休克的特点为不能用原发病解释、顽固、不易纠正，早期即出现肾、肺、大脑等器官功能不全。

3. 微血管栓塞　可发生在浅层皮肤、消化道黏膜的微血管，较少出现局部溃疡。发生于器官的微血栓其临床表现各异，可表现为顽固性的休克、呼吸衰竭、意识障碍、颅内高压和肾衰竭等，严重者可导致多脏器功能衰竭（MODS）。

4. 微血管病性溶血性贫血　较少发生，贫血和出血不成比例，偶见皮肤、巩膜黄染。

考点：弥散性血管内凝血的临床表现

四、实验室检查

DIC病理过程复杂，病情发展快，变化大，实验室检查对DIC的诊断有重要的支撑作用。实验室检查结果必须及时正确，必要时还要反复检查，作动态观察，DIC的实验室检查主要分以下几种。

（一）凝血因子消耗的证据

1. 血小板　$<100×10^9$/L或进行性下降。

2. 凝血酶原时间延长　先缩短后延长，呈进行性延长。

3. 纤维蛋白原　<1.5g/L或进行性下降。

4. 活化部分凝血活酶时间（APTT）　先缩短后延长，呈进行性延长。

（二）纤维蛋白溶解亢进的证据

1. 纤维蛋白（原）降解产物（FDP）　增高。

2. D-二聚体（D-D）　阳性。

3. 凝血酶时间（TT）　进行性延长。

（三）反映微血管病性溶血的检查

异型或破碎红细胞增多，正常<0.2%，DIC时>10%。

五、诊　断

1. 存在易于引起DIC的基础疾病　如感染、恶性肿瘤、病理产科、大型手术及创伤等。

2. 有下列1项以上临床表现 ①多发性出血倾向；②不易以原发病解释的衰竭或休克；③多发性微血管栓塞症状、体征，如皮肤、皮下、黏膜栓塞坏死及早期出现的肾、肺、脑等脏器功能不全。

3. 实验室检查指标同时有以下3项以上异常 ①PLT＜100×10^9/L或进行性下降；②血浆纤维蛋白原＜1.5g/L或呈进行性下降，或＞4.0g/L；③血浆FDP＞20mg/L或D-二聚体水平升高或阳性，或3P试验阳性；④PT缩短或延长3秒以上，或APTT延长10秒以上。

4. DIC诊断的积分系统 国际上一直没有统一的诊断标准，临床上目前常用的DIC评分诊断标准主要3种：国际血栓与止血协会标准（ISTH）、日本急诊医学学会标准（JAAM）、日本卫生福利部标准（JMHW）。

2017年，通过多中心、大样本的回顾性与前瞻性研究，在中华医学会血液学分会血栓与止血学组发布的《弥散性血管内凝血诊断中国专家共识》中提出了中国弥散性血管内凝血诊断积分系统（Chinese DIC scoring system，CDSS）。

表20-3 中国弥散性血管内凝血诊断积分系统（CDSS）

积分项	分数
存在导致DIC的原发病	2
临床表现	
不能用原发病解释的严重或多发出血倾向	1
不能用原发病解释的微循环障碍或休克	1
广泛性皮肤、黏膜栓塞，灶性缺血性坏死、脱落及溃疡形成，不明原因的肺、肾、脑等脏器功能衰竭	1
实验室指标	
血小板计数	
非恶性血液病	
≥100×10^9/L	0
80～＜100×10^9/L	1
＜80×10^9/L	2
24小时内下降≥50%	1
恶性血液病	
＜50×10^9/L	1
24小时内下降≥50%	1
D-二聚体	
＜5mg/L	0
5～＜9mg/L	2
≥9mg/L	3
PT及APTT延长	
PT延长＜3秒且APTT延长＜10秒	0
PT延长≥3秒且APTT延长≥10秒	1
PT延长≥6秒	2
纤维蛋白原	
≥1.0g/L	0
＜1.0g/L	1

注：非恶性血液病：每日计分1次，≥7分时可诊断为DIC；恶性血液病：临床表现第一项不参与评分，每日计分1次，≥6分时可诊断为DIC。

六、治 疗

原则：序贯性、及时性、个体性和动态性。

目前的观点认为原发病的治疗是终止DIC病理过程的最为关键和根本的治疗措施。在某些情况下，凡是病因能迅速去除或控制的DIC患者，凝血功能紊乱往往能自行纠正。但多数情况下，相应的治疗，特别是纠正凝血功能紊乱的治疗是缓解疾病的重要措施。主要治疗措施包括：①治疗基础疾病及去除诱因；②阻断血管内凝血过程；③恢复正常血小板和血浆凝血因子水平；④对症和支持治疗及抗纤溶治疗。

课堂思政 抗疫英雄，"时代楷模"

2020年9月，中共中央宣传部向10个抗疫一线医务人员英雄群体授予"时代楷模"称号。这10个英雄群体包括：国家援鄂抗疫医疗队（北京医院、北京协和医院、中日友好医院、北京大学第一医院、北京大学人民医院、北京大学第三医院），军队支援湖北医疗队，华中科技大学同济医学院附属同济医院"尖刀连"，中部战区总医院战"疫"党员突击队，辽宁、上海、广东支援雷神山医院医疗队，江苏省人民医院援武汉重症医疗队，四川大学华西医院援鄂重症救治医疗队，中国中医科学院国家援鄂抗疫中医医疗队，天津市对口支援恩施州疾控工作队，军事科学院军事医学专家组。

在抗击疫情的严峻斗争面前，广大医务人员逆行出征，用血肉之躯筑起抗击病毒的钢铁长城，挽救了一个又一个垂危生命，用实际行动践行了生命至上、甘于奉献、大爱无疆的伟大精神。

目标检测

A₁/A₂型题

1. 符合血小板无力症患者结果的是（ ）
   A. PT延长　　　　　　B. TT延长
   C. APTT延长　　　　　D. D-二聚体升高
   E. PLT聚集功能减低

2. 不属于先天性血小板功能异常性疾病的是（ ）
   A. 免疫性血小板减少症
   B. 巨大血小板综合征
   C. 血小板无力症
   D. 灰色血小板综合征
   E. 血小板型血管性血友病

3. 血管性血友病是以下哪种因子缺陷（ ）
   A. FⅧ　　　B. FⅨ　　　C. vWF
   D. TM　　　E. FⅦ

4. 以下哪项不是先天性血管因素引起出血的原因（ ）
   A. 遗传性出血性毛细血管扩张症
   B. Ehlers-Danlos综合征
   C. 过敏性紫癜
   D. 弹性假黄瘤
   E. 先天性成骨不全

5. 关节出血最常发生在哪种疾病（ ）
   A. 流行性出血热　　B. 药物性血管性紫癜
   C. 巨大血小板综合征　D. 重型血友病
   E. 先天性成骨不全

6. 继发性纤溶亢进一般见于（ ）
   A. 组织受损　　　　B. 癌肿转移
   C. 体外循环　　　　D. 注射溶栓剂
   E. DIC

7. 血友病A实验室检查中，错误的是（ ）
   A. APPT延长　　　　B. PT延长
   C. 血小板计数正常　D. 血块收缩试验均正常
   E. TT时间正常

8. 血友病患者，FⅧ:C为0.5%（正常对照98%），FⅧ:Ag为3%（正常对照98%），确诊为（ ）
   A. 重型血友病B　　　B. 重型血友病A
   C. 中型血友病A　　　D. 中型血友病B
   E. 轻型血友病B

9. 免疫性血小板减少症患者进行相关的实验室检查时，下列结果哪一项是不符合的（ ）
   A. 出血时间延长　　B. 血小板计数减少
   C. 凝血酶原时间延长　D. 血块收缩不良
   E. 骨髓巨核细胞增生

10. 患者，女，30岁。皮肤出血点及瘀斑、牙龈出血1周。查体：肝脾不大。血常规：Hb110g/L，WBC4.0×10⁹/L，PLT10×10⁹/L。骨髓细胞学检查：巨核细胞95个/2cm×2cm，产板型巨核细胞1个。最可能的诊断是

( )
- A. 急性白血病
- B. 免疫性血小板减少症
- C. 再生障碍性贫血
- D. 骨髓增生异常综合征
- E. 巨幼细胞贫血

11. 免疫性血小板减少症的首选治疗是（ ）
    - A. 输注血小板
    - B. 静脉注射免疫球蛋白
    - C. 应用血小板生成素（TPO）
    - D. 脾切除
    - E. 应用糖皮质激素

12. 不符合免疫性血小板减少症实验室检查特点的是（ ）
    - A. 网织血小板数增多
    - B. 血小板分布宽度可增高
    - C. 骨髓中产板型巨核细胞代偿性增多
    - D. 血小板黏附功能常下降
    - E. 血小板生成素一般无明显增加

13. 下列哪项不是免疫性血小板减少症的诊断要点（ ）
    - A. 出血多以皮肤或黏膜出血点、瘀斑或瘀点为主要表现，常伴内脏出血
    - B. 脾脏无肿大
    - C. 血常规血小板计数减少
    - D. 骨髓象示巨核细胞增多或正常，有成熟障碍
    - E. 血小板相关抗体（PAIg、PAC3）或特异性抗血小板抗体阳性

14. 免疫性血小板减少症骨髓涂片的主要特点，下列叙述不正确的是（ ）
    - A. 骨髓巨核细胞增多或正常，伴成熟障碍
    - B. 急性型以幼稚型巨核细胞增多为主
    - C. 巨核细胞体积增大，胞质颗粒增多，嗜碱性增强
    - D. 产板型巨核细胞显著减少
    - E. 粒系、红系形态无明显异常

15. 不属于DIC常见的临床表现是（ ）
    - A. 出血   B. 卒中
    - C. 休克   D. 微血管病性溶血
    - E. 栓塞

16. 符合DIC的实验室诊断标准的是（ ）
    - A. 血小板 525×10^9/L   B. D-二聚体 25.6mg/L
    - C. PT 14.2秒   D. Fbg 2.6g/L
    - E. APTT 21.3秒

A$_3$/A$_4$型题

（17、18题共用题干）

患者，男，10岁。"右膝关节肿胀2天"入院。自幼经常出现运动或轻微损伤后皮肤血肿，其母系家族有类似患者。

17. 应首先考虑的诊断是（ ）
    - A. 血友病B   B. 血友病A
    - C. 血管性血友病   D. 免疫性血小板减少症
    - E. 骨性关节炎

18. 对明确诊断最有意义的检查结果是（ ）
    - A. APTT延长   B. FⅧ:C活性减低
    - C. 血红蛋白量降低   D. 外周血出现幼稚细胞
    - E. 血小板计数降低

（吴　俊）

第21章

易 栓 症

> **学习目标**
> 1. 掌握：易栓症的定义、易栓症的分型、易栓症的实验室检查。
> 2. 熟悉：易栓症的临床表现、临床诊断与鉴别诊断。
> 3. 了解：易栓症的病因、发病机制及治疗。

案例 4-21-1

胸痛伴发热、咯血3天。体格检查：体温38.0 ℃，脉搏120次/分，呼吸36次/分，血压127/93mmHg（1mmHg=0.133kPa），氧饱和度0.97，体重57.9kg，体重指数21.29kg/m²。三凹征阴性，双肺呼吸音稍低，左下肺可闻及中小水泡音，无呼气相延长，未闻及胸膜摩擦音。实验室检查：血常规示WBC 7.11×10⁹/L（3.50×10⁹～9.50×10⁹/L），中性粒细胞0.71（0.40～0.75），淋巴细胞比率0.19（0.20～0.50），RBC 4.30×10¹²/L（3.80×10¹²～5.10×10¹²/L），Hb 117g/L（120～140g/L），PLT 241×10⁹/L（125×10⁹～350×10⁹/L），C反应蛋白24.03mg/L（0～10.00mg/L），红细胞沉降率49mm/h（0～20mm/h），铁蛋白88.9μg/L（0～170.0μg/L），生化未见异常。凝血酶原时间12.3秒（10.0～15.0秒），国际标准化比值1.04（0.80～1.25），部分凝血活酶时间22.3秒（24.0～38.0秒），凝血酶时间13.7秒（14.0～21.0秒），纤维蛋白原3.7g/L（2.0～4.0g/L），D-二聚体3.28mg/L（0～1.00mg/L）。其他检查：胸部CT血管造影（CT angiography，CTA）示双肺下叶多发肺动脉及其分支血管充盈不佳，管腔内见多发充盈缺损影，左肺下叶肺动脉分支明显减少，符合双肺下叶多发肺动脉栓子形成CT表现。

问题： 1. 该患者胸痛伴发热、咯血的原因是什么？
2. 该病的诊断依据是什么？
3. 需进一步做的实验室检查是什么？

第1节 易栓症概述

易栓症（thrombophilia）不是单一的疾病，而是指机体存在易发生血栓的遗传性或获得性缺陷而具有高血栓形成倾向，系抗凝蛋白、凝血因子、纤溶蛋白等的遗传性或获得性缺陷或存在获得性危险因素所致。遗传性易栓症的特点是有血栓家族史，无明显诱因的反复、多发性的血栓形成，年轻时（＜45岁）发病，对常规抗血栓治疗效果不佳。获得性易栓症可见于肿瘤、抗磷脂综合征、肝脏疾病、肾脏疾病及系统性红斑狼疮等。

一、发病情况

易栓症的遗传背景有着明显的种族差异。抗凝蛋白基因缺陷症是亚洲各国，包括中国（汉族）、日本、韩国、东南亚各国等最常见的遗传性易栓症。据报道，我国汉族健康人群抗凝蛋白缺乏的检出率约为4.5%。欧美白种人群引起易栓症的常见遗传因素为凝血因子Ⅴ基因Leiden（F V Leiden）突变以及凝血酶原基因G20210A（FⅡ G20210A）突变，人群总检出率高达5%，截至目前其在中国（汉族）、日本、韩国、泰国等亚洲国家的检出率几乎为零。

在获得性易栓症中年龄是最大的获得性危险因素。严重的创伤，尤其是头部创伤、脊髓损伤、骨盆骨折、下肢骨折，静脉血栓的危险性高达50%～60%。恶性肿瘤患者静脉血栓形成的发生率为3%～18%。抗磷脂抗体阳性患者发生静脉血栓的危险性比正常人高约10倍。

二、分类与分型

易栓症一般分为遗传性易栓症（inherited thrombophilia）和获得性易栓症（acquired thrombophilia）两类（表21-1）。常见的遗传性易栓症有蛋白C缺陷症、蛋白S缺陷症、抗凝血酶缺陷症、因子V Leiden和凝血酶原G20210A突变等，是基因突变导致相应的蛋白数量减少和（或）质量异常所致，可通过基因分析和（或）蛋白活性水平测定发现。获得性易栓症有些容易引发血栓的疾病，如抗磷脂综合征、肿瘤，还有一些则是易发生血栓的危险状态，如长时间制动、创伤、手术等。

表21-1 易栓症的分类

一、遗传性易栓症	二、获得性易栓症
（一）天然抗凝蛋白缺乏	（一）易栓疾病
1. 遗传性抗凝血酶缺陷	1. 抗磷脂综合征
2. 遗传性蛋白C缺陷症	2. 恶性肿瘤（含隐匿性肿瘤）
3. 遗传性蛋白S缺陷症	3. 获得性凝血因子水平升高
4. 遗传性肝素辅因子-Ⅱ缺陷症	4. 获得性抗凝蛋白缺乏
（二）凝血因子缺陷	5. 糖尿病
1. 遗传性抗活化的蛋白C症：因子V Leiden等	6. 骨髓增殖性肿瘤
2. 凝血酶原G20210A突变	7. 肾病综合征
3. 异常纤维蛋白原血症	8. 阵发性睡眠性血红蛋白尿
4. 凝血因子Ⅶ缺陷症	9. 急性内科疾病
（三）纤溶蛋白缺陷症	10. 炎性肠病
1. 异常纤溶酶原血症	（二）易栓状态
2. 组织型纤溶酶原活化物（t-PA）缺乏	1. 年龄增加
3. 纤溶酶原活化抑制物-1（PAI-1）增多	2. 血栓形成既往史
（四）代谢缺陷	3. 长时间制动
1. 高同型半胱氨酸血症	4. 创伤及围术期
2. 富组氨酸糖蛋白增多症	5. 妊娠和产褥期
3. 高脂蛋白a血症	6. 口服避孕药及激素替代治疗
（五）血型：非O血型	7. 肿瘤放、化疗

考点：易栓症概述

第2节 易栓症临床表现及实验室检查

一、易栓症的临床表现

易栓症的主要临床表现为血栓形成。血栓类型以静脉血栓为主，也可以表现为内脏或脑动静脉血栓或微血栓形成，妊娠中后期流产和重度子痫，这主要取决于由何种易栓症引起。

二、易栓症的实验室检查

1. 遗传性易栓症筛查的检测项目至少应包括凝血四项（PT、APTT、TT和FIB）、AT活性、PC活性、PS活性、空腹同型半胱氨酸水平。也可酌情检测因子Ⅷ、Ⅸ、Ⅺ、Ⅻ活性水平。存在抗凝蛋白活性下降的个体，应进行相关抗原水平的测定。FⅤ Leiden突变和FⅡ G20210突变在中国人群中甚为罕见（高加索血统的少数民族除外），不建议常规筛查。

2. 获得性易栓因素筛查应包括抗磷脂抗体（狼疮抗凝物、抗心磷脂抗体、β2GPI）、D-二聚体、纤维蛋白单体、凝血酶原片段1+2等。国外有学者建议对于特发性静脉血栓或血栓性静脉炎患者进行隐匿性恶性肿瘤筛查。

3. 对于静脉血栓栓塞性疾病（VTE）患者，遗传性抗凝蛋白缺陷症的筛查不宜在血栓急性期和抗凝状态下进行。如果已经开始口服华法林治疗，应在停用华法林至少2周后再进行有关检测。对于非VTE者和非抗凝者，未排除抗凝蛋白活性水平受获得性因素影响出现一过性降低，一般不应仅凭一次实验室检测的结果确诊遗传性抗凝蛋白缺陷症。

考点：易栓症临床表现及筛查项目

第3节 易栓症的诊断及治疗

一、易栓症的诊断

遇到下列情况建议接受遗传性易栓症筛查：

1. 发病年龄较轻（＜50岁）。
2. 有明确VTE家族史。
3. 复发性VTE。
4. 少见部位（如下腔静脉、肠系膜静脉、脑肝肾静脉等）的VTE。
5. 特发性VTE（无诱因VTE）。
6. 女性口服避孕药或绝经后接受雌激素替代治疗的VTE。
7. 复发性不良妊娠（流产、胎儿发育停滞、死胎等）。
8. 口服华法林抗凝治疗中发生香豆素性皮肤坏死。
9. 新生儿暴发性紫癜。

二、易栓症的血栓防治

易栓症预防血栓形成重于血栓治疗。主要是避免可能的诱发因素，如长期制动、外伤、感染、口服避孕药等。对于已经发生血栓的患者治疗措施包括抗凝治疗、溶栓治疗、血栓去除术、静脉滤器等。其中抗凝治疗为主要的治疗方法。

考点：易栓症的诊断

> **链接** 冤家路窄，怀孕碰上"易栓症"
>
> 患易栓症的女性体内因为持续存在高凝状态，会导致胎盘组织出现血栓倾向——引起胎盘绒毛间隙纤维蛋白沉积和胎盘血管小血栓形成，其直接后果就是胎盘灌注量下降，胎儿供血不足，并由此引发怀孕母亲妊娠高血压、胎盘早剥、羊水过少，甚至流产等。一旦确诊为"易栓症"，孕前的女性朋友需经过医生的综合评估，再确定是否适合怀孕，以及孕前积极改善生活方式，处理对血液高凝状态有影响的原发病（高血压、糖尿病和脂质代谢异常）等；已经怀孕的女性朋友则要加强孕期管理，如均衡营养，避免久坐和劳累，积极监测胎儿情况等。

目标检测

A₁/A₂型题

1. 下列不属于遗传性易栓症的是（　　）
   A. 遗传性抗凝血酶缺乏
   B. 抗磷脂综合征
   C. 遗传性蛋白C缺乏
   D. 遗传性蛋白S缺乏
   E. 异常纤维蛋白原血症

2. 易栓症的主要血栓类型是（　　）
   A. 动脉血栓
   B. 以静脉血栓为主，也可有动脉血栓和微血栓形成
   C. 微血栓
   D. 静脉血栓
   E. 以上都不对

3. 中国汉族人群最主要的遗传性易栓症是（　　）
   A. 抗凝蛋白缺乏
   B. FⅤ Leiden突变
   C. FⅡ G20210突变
   D. 组织型纤溶酶原活化物（t-PA）缺乏

   E. 高同型半胱氨酸血症

4. 以下不能被抗凝血酶灭活的凝血因子是（　　）
   A. Ⅱ因子　　　　　B. Ⅲ因子
   C. Ⅸ因子　　　　　D. Ⅹ因子
   E. Ⅺ因子

5. 易栓症的发病机制包括（　　）
   A. 抗凝蛋白的遗传性/获得性缺陷
   B. 凝血因子的遗传性/获得性缺陷
   C. 纤溶蛋白的遗传性/获得性缺陷
   D. 代谢缺陷疾病
   E. 以上都是

6. 不属于维生素K依赖的凝血因子是（　　）
   A. 因子Ⅱ　　　　　B. 因子Ⅶ
   C. 因子Ⅸ　　　　　D. 因子FⅩ
   E. PC、PS

7. 激活蛋白C使其成为活化蛋白C的是（　　）
   A. TM　　　B. AT　　　C. PS
   D. t-PA　　　E. PAI-1

（吴　俊）

参考文献

葛均波，徐永健，王辰，2018. 内科学. 9版. 北京：人民卫生出版社

侯振江，杨晓斌，2018. 血液学检验. 2版. 北京：人民卫生出版社.

侯振江，尹利华，唐吉斌，2013. 血液学检验技术. 武汉：华中科技大学出版社.

卢恒，覃茜，陆晓生，等，2021. 广西百色地区地中海贫血的基因诊断回顾分析. 中国实验血液学杂志，2（3）：865-868.

彭明婷，2017. 临床血液与体液检验. 2版. 北京：人民卫生出版社.

尚红，王毓三，申子瑜，2015. 全国临床检验操作规程. 4版. 北京：人民卫生出版社.

沈悌，赵永强，2019. 血液病诊断及疗效标准. 4版. 北京：科学出版社.

王建中，2012. 临床检验诊断学图谱. 北京：人民卫生出版社

王雪锋，吴竞生，胡豫，等，2018. 临床出血与血栓性疾病. 北京：人民卫生出版社

夏薇，陈婷梅，2015. 临床血液学检验技术. 北京：人民卫生出版社.

中国医师协会血液科医师分会，中华医学会血液学分会，中国医师协会多发性骨髓瘤专业委员会，2020. 中国多发性骨髓瘤诊治指南（2020年修订）. 中华内科杂志，59（5）：341-346.

中华医学会血液学分会血栓与止血学组，中国血友病协作组，2017. 血友病诊断与治疗中国专家共识（2017年版）. 中华血液学杂志，38（5）：364-370.

中华医学会血液学分会血栓与止血学组，中国血友病协作组，2020. 血友病治疗中国指南（2020年版）. 中华血液学杂志，41（4）：265-271.

中华医学会血液学分会血栓与止血学组，2012. 易栓症诊断中国专家共识（2012年版）. 中华血液学杂志，33（11）：982.

中华医学会血液学分会血栓与止血学组，2017. 弥散性血管内凝血诊断中国专家共识（2017年版）. 中华血液学杂志，38（5）：361-363.

中华医学会血液学分会血栓与止血学组，2020. 成人原发免疫性血小板减少症诊断与治疗中国指南（2020年版）. 中华血液学杂志，41（8）：617-623.

中华医学会血液学分会血栓与止血学组，中国血友病协作组，2018. 凝血因子Ⅷ/Ⅸ抑制物诊断与治疗中国指南（2018年版）. 中华血液学杂志，39（10）：793-799.

参考答案

第1篇 造血基础与理论

第1章 造血检验基础理论
1. D 2. C 3. D 4. D 5. D 6. A 7. D 8. A
9. E 10. A 11. C 12. A 13. C 14. A

第2章 骨髓细胞形态学
1. A 2. A 3. D 4. C 5. B 6. B 7. B 8. B
9. C 10. D 11. B 12. A 13. D 14. D 15. D
16. B 17. C 18. A 19. D 20. C

第3章 血细胞化学染色检验
1. B 2. D 3. A 4. B 5. C 6. D 7. A 8. D
9. A 10. C 11. D 12. E

第2篇 红细胞检查

第4章 贫血概述
1. C 2. D 3. C 4. D 5. C

第5章 缺铁性贫血
1. B 2. D 3. B 4. D 5. C 6. D 7. A 8. C
9. A 10. A 11. D

第6章 巨幼细胞贫血
1. D 2. A 3. C 4. B 5. E 6. B 7. C 8. E
9. A 10. B 11. B

第7章 再生障碍性贫血
1. A 2. E 3. B 4. C 5. D 6. B 7. E 8. B
9. E 10. A

第8章 铁粒幼细胞贫血
1. C 2. B 3. B 4. B 5. B 6. B 7. B

第9章 溶血性贫血
1. C 2. A 3. A 4. C 5. A 6. D 7. B 8. B
9. A 10. C

第10章 继发性贫血
1. D 2. B 3. C 4. C 5. C 6. B 7. A

第3篇 白细胞检验临床应用

第11章 急性白血病
1. B 2. B 3. A 4. B 5. E 6. E 7. B 8. C
9. E 10. C 11. D 12. B 13. A 14. E 15. B
16. B

第12章 慢性髓细胞性白血病
1. C 2. D 3. C 4. D 5. D 6. D 7. D 8. D
9. C 10. B 11. D 12. B 13. B 14. A 15. ABCD

第13章 慢性淋巴细胞白血病
1. C 2. E 3. C 4. A 5. E 6. A 7. D 8. D
9. B 10. C 11. E 12. C 13. C 14. E

第14章 淋巴瘤
1. B 2. A 3. D 4. D 5. B 6. B 7. E 8. B
9. B 10. A 11. C

第15章 骨髓增生异常综合征
1. A 2. B 3. D 4. B 5. D 6. E 7. B 8. A
9. D 10. C 11. D 12. A 13. C 14. E 15. C
16. A 17. D 18. E 19. D

第16章 浆细胞病
1. C 2. E 3. E 4. B 5. C 6. B 7. B 8. B
9. C 10. E 11. B 12. C 13. D 14. C 15. D
16. B 17. E 18. E 19. B 20. C

第17章 其他白细胞疾病与检验
1. E 2. D 3. B 4. D 5. B 6. B 7. C 8. B
9. D 10. C 11. B 12. C 13. D 14. A 15. C
16. C 17. B 18. C 19. E 20. C 21. E 22. B

第4篇 血栓与止血及其检验

第18章 血栓与止血机理
1. A 2. B 3. D 4. D 5. A 6. B 7. D 8. C
9. C 10. D 11. B

第19章 血栓与止血检验的基本方法
1. E 2. B 3. B 4. E 5. B 6. D 7. E 8. B
9. A 10. B 11. D 12. C

第20章 出血性疾病
1. E 2. A 3. C 4. C 5. D 6. E 7. B 8. B
9. C 10. B 11. E 12. B 13. E 14. C 15. B
16. B 17. B 18. B

第21章 易栓症
1. B 2. B 3. A 4. B 5. E 6. D 7. A